JM233585

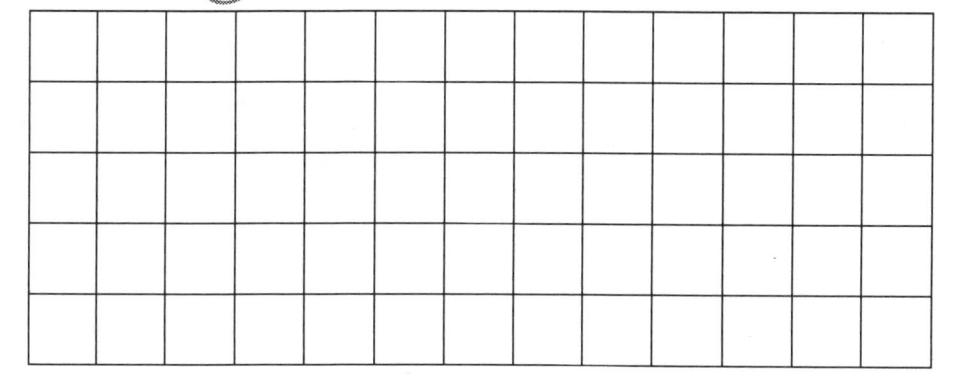

Sociolgical Study of the Sufferers from Niigata Minamata Disease:
Processes of Accepting and Overcoming the Problem

新潟水俣病問題の受容と克服

堀田恭子

Niigata Minamata

東信堂

新潟水俣病問題の受容と克服／目次

凡　例（vi）
図表一覧（vii）
阿賀野川流域図（x）

序　主題と方法……………………………………………… 3

　　注（12）

第1章　阿賀野川と地域社会……………………………… 15

　第1節　阿賀野川という自然……………………………… 15
　第2節　阿賀野川上流域…………………………………… 17
　第3節　阿賀野川中流域…………………………………… 20
　第4節　阿賀野川下流域…………………………………… 23
　第5節　全流域における生活環境と阿賀野川…………… 25
　第6節　人々における阿賀野川の意味変化……………… 30
　　注（33）

第2章　高度経済成長期の阿賀野川流域
　　　　──第一の変容過程── ……………………………… 35

　第1節　高度経済成長とは何か…………………………… 35
　第2節　新潟県における高度経済成長：
　　　　一地方における経済成長──**中央との関係**── …… 37
　第3節　新潟県における昭和電工の存在………………… 41
　　(1)　化学工業の変遷…………………………………… 41
　　(2)　昭和電工の変遷…………………………………… 44

第 4 節　阿賀野川流域への影響………………………………… 47
　(1)　高度経済成長以前の阿賀野川の汚染……………………… 47
　(2)　高度経済成長以後の阿賀野川………………………………49
　注 (51)

第 3 章　新潟水俣病問題の概要
　　　──第二の変容過程──……………………………………53

第 1 節　新潟水俣病公表以前 (─1965 年 6 月) ……………………53
第 2 節　新潟水俣病公表から第一次訴訟提訴まで
　　　　(1965 年 6 月─1967 年 6 月) ………………………………54
第 3 節　第一次訴訟提訴から判決まで
　　　　(1967 年 6 月─1971 年 9 月) ………………………………58
第 4 節　第一次訴訟判決から補償交渉をへて
　　　　補償協定締結まで (1971 年 9 月─1973 年 6 月) …………63
第 5 節　補償協定締結以後から第二次訴訟提訴まで
　　　　(1973 年 6 月─1982 年 6 月) ………………………………64
第 6 節　第二次訴訟提訴から第一陣分離判決まで
　　　　(1982 年 6 月─1992 年 3 月) ………………………………69
第 7 節　一陣判決から和解まで
　　　　(1992 年 3 月─1995 年 12 月) ………………………………73
　注 (77)

第 4 章　認定患者と未認定患者……………………………………79

第 1 節　認定と未認定が意味するもの………………………………79
第 2 節　認定患者と未認定患者の被害の実態 ……………………83
　　　　──**統計調査から**──
　(1)　対象者の基礎的属性…………………………………………84
　(2)　日常生活と社会諸関係 (家族関係を含む)……………… 88

(3) 経済的状況……………………………………………………92
(4) 川魚の入手と水俣病診断……………………………………98
(5) 認定申請と認定年・棄却年………………………………… 104
(6) 水俣病に関わる精神的側面………………………………… 108
(7) 両者の相違──**統計調査の比較考察**─…………………… 113
注 (115)

第5章　認定患者の生活世界の変容とその再構築過程──**受容─克服過程を中心に**─………119

第1節　概念定義──**受容・克服・解決 (受諾)**──………… 119

第2節　事例とその考察 ………………………………………… 121

　事例 1　問題発生時(1)………………………………………… 121
　事例 2　問題発生時(2)………………………………………… 123
　考察 1　問題発生時…………………………………………… 125
　事例 3　初期認定(1)…………………………………………… 127
　事例 4　初期認定(2)…………………………………………… 131
　考察 2　初期認定……………………………………………… 133
　事例 5　中期認定(1)…………………………………………… 135
　事例 6　中期認定(2)…………………………………………… 139
　事例 7　中期認定(3)…………………………………………… 140
　考察 3　中期認定……………………………………………… 142
　事例 8　後期認定(1)…………………………………………… 144
　事例 9　後期認定(2)…………………………………………… 147
　事例10　後期認定(3)…………………………………………… 148
　考察 4　後期認定……………………………………………… 149

第3節　認定患者の受容、克服、解決 (受諾) ………………… 152

注 (155)

第6章 未認定患者の生活世界の変容とその再構築過程——受容—克服過程を中心に—— …… 157

第1節 事例とその考察 …………………………………………… 157
 事例1 上流域 ……………………………………… 157
 考察1 上流域 ……………………………………… 161
 事例2 中流域(1) …………………………………… 163
 事例3 中流域(2) …………………………………… 166
 事例4 中流域(3) …………………………………… 170
 考察2 中流域 ……………………………………… 175
 事例5 下流域(1) …………………………………… 177
 事例6 下流域(2) …………………………………… 181
 事例7 下流域(3) …………………………………… 185
 考察3 下流域 ……………………………………… 189
第2節 未認定患者の受容、克服、解決(受諾) ………………… 191
 注 (194)

第7章 新潟水俣病問題と受容—克服過程 ………… 195

第1節 克服過程の規定要因 ……………………………………… 195
第2節 新潟水俣病患者の克服行為 ……………………………… 197
   ——二つの訴訟と被害者運動——
 (1) 新潟水俣病第一次訴訟 …………………………… 197
 (2) 新潟水俣病第二次訴訟 …………………………… 199
 (3) 二つの訴訟と諸個人における被害者運動の位置づけ … 202
第3節 被害者運動の豊穣性 ……………………………………… 205
第4節 公害被害者の存在と「わたくしたち」 …………………… 208
第5節 新潟水俣病問題における「解決」の意味 ………………… 211
 注 (219)

結　び	221

参考・引用文献………………………………………………… 227

資　料…………………………………………………………… 241
　資料1　新潟水俣病簡略年表………………………………… 242
　資料2　調査表ならびに単純集計結果……………………… 244
　資料3　新潟水俣病問題に関する協定書(1973年補償協定書)…… 276
　資料4　協定書(1995年解決協定書)………………………… 284

あとがき………………………………………………………… 291

索　引…………………………………………………………… 297

凡　例

- 参考文献、引用文献の出典は結びのあとにまとめた。
- 参考文献、引用文献は、本文中、編著者名、発行年、引用頁をもって示してある。
- 注はそれぞれの章末に記載した。
- 第4章の統計データ、第5章、第6章の聞き取り調査のデータの取り扱いに関してはすべて筆者の責任に帰す。
- 事例に挙げられた個人はすべてプライバシー保護のため、アルファベットにした。
- 巻末資料として年表、調査票ならびに単純集計結果および二つの協定書を提示した。

図表一覧

阿賀野川流域図（x）

図2-1　チッソ水俣工場・昭和電工鹿瀬工場 年次別アセトアルデヒド生産量の推移（43）

表3-1　行政指導の内容（1965年6月－1967年6月）（56）
表3-2　水俣病と新潟水俣病に対する政府見解（抜粋）（60）
表3-3　行政指導の内容（1967年6月－1971年9月）（61）
表3-4　行政指導の内容（1971年12月－1973年6月）（63）
図3-1　新潟水俣病認定申請状況（66）
表3-5　行政指導の内容（1973年6月－1982年6月）（67）
表3-6　水俣病問題首相談話（1995年12月15日）（74）

図4-1　水俣病認定事務の流れ（80）
図4-2　現在の家族構成（認定患者；N＝43）（85）
図4-3　現在の家族構成（未認定患者；N＝90）（85）
図4-4　1965年当時の家族人数（85）
図4-5　調査時の家族人数（86）
表4-1　1965年以前の健康状態（88）
図4-6　現在の生活状態（89）
表4-2　日常生活での不自由（複数回答）（90）
表4-3　日常の不自由さの個数（90）
図4-7　夫婦関係の変化（悪化）（90）
図4-8　夫婦関係の変化（良好）（91）
表4-4a　水俣病の認知の有無（親戚）（91）
表4-4b　水俣病の認知の有無（近隣）（91）
表4-4c　水俣病の認知の有無（友人）（91）
表4-5a　付き合いの変化（親戚）（92）
表4-5b　付き合いの変化（近隣）（92）

表4-5c	付き合いの変化(友人)(92)
表4-6	調査時点の主たる職業(92)
表4-7	1964年当時の主たる職業(93)
表4-8	職業・仕事の変更(93)
表4-9	職業変更による経済面の変化(93)
表4-10	生活保護の受給(認定患者のみ)(94)
表4-11	職業・職場変更の理由(複数回答)(94)
表4-12	職場での人間関係(複数回答)(94)
図4-9	仕事をする上での身体の不自由(95)
表4-13	現在の医療費(1回平均)(96)
表4-14	1カ月における治療回数(96)
表4-15	治療内容(複数回答)(認定のみ；N=50)(97)
表4-16	身体の自覚時期(99)
表4-17	水俣病診断の契機(複数回答)(99)
表4-18	初めて水俣病と診断した医師(100)
図4-10	水俣病の疑いの有無(100)
表4-19a	水俣病と思った契機(複数回答)(認定患者)(101)
表4-19b	水俣病と思った契機(複数回答)(未認定患者)(101)
表4-20a	水俣病と思わなかった理由(複数回答)(認定患者)(102)
表4-20b	水俣病と思わなかった理由(複数回答)(未認定患者)(102)
図4-11	派生的健康障害の有無(102)
表4-21	集団検診受診と認知(103)
表4-22	最初に申請したきっかけ(複数回答)(104)
図4-12	事情が許せば申請を早くしていたか(105)
表4-23	認定申請が遅れた理由(複数回答)(105)
表4-24	大学病院でのいやな体験(106)
表4-25	大学病院でのいやな思い(複数回答)(106)
表4-26	認定申請年(延べ回数に対応)(未認定患者のみ)(107)
表4-27	一次訴訟原告認定年(108)
表4-28	水俣病に関連したいやな思い(複数回答)(108)
表4-29	認定された時の気持ち(110)

表4-30	認定の意味(複数回答)(110)
表4-31	補償金の意味(複数回答)(111)
表4-32	補償金の評価(一時金)(111)
表4-33	補償金の評価(年金)(111)
表4-34	補償金の評価(医療費)(111)
表4-35	本人以外の健康被害者がいる家族数(認定患者)(112)
表4-36	本人以外の健康被害者がいる家族数(未認定患者)(112)
表4-37	家族内の認定年(延べ人数)(112)
表4-38	認定年別の健康被害者(認定患者がいる)(113)
表4-39	認定年別の健康被害者(一次訴訟原告がいる)(113)

水俣病患者家系例図(第5章注15)(156)

図7-1	新潟水俣病問題における行為・意識・制度の相互関連図(196)
表7-1	新潟水俣病第一次訴訟 日程記録(198)
表7-2	新潟水俣病第二次訴訟 日程記録(200・201)
図7-2	運動主体の変遷と当事者たちの顕在化(208)

x

阿賀野川流域図

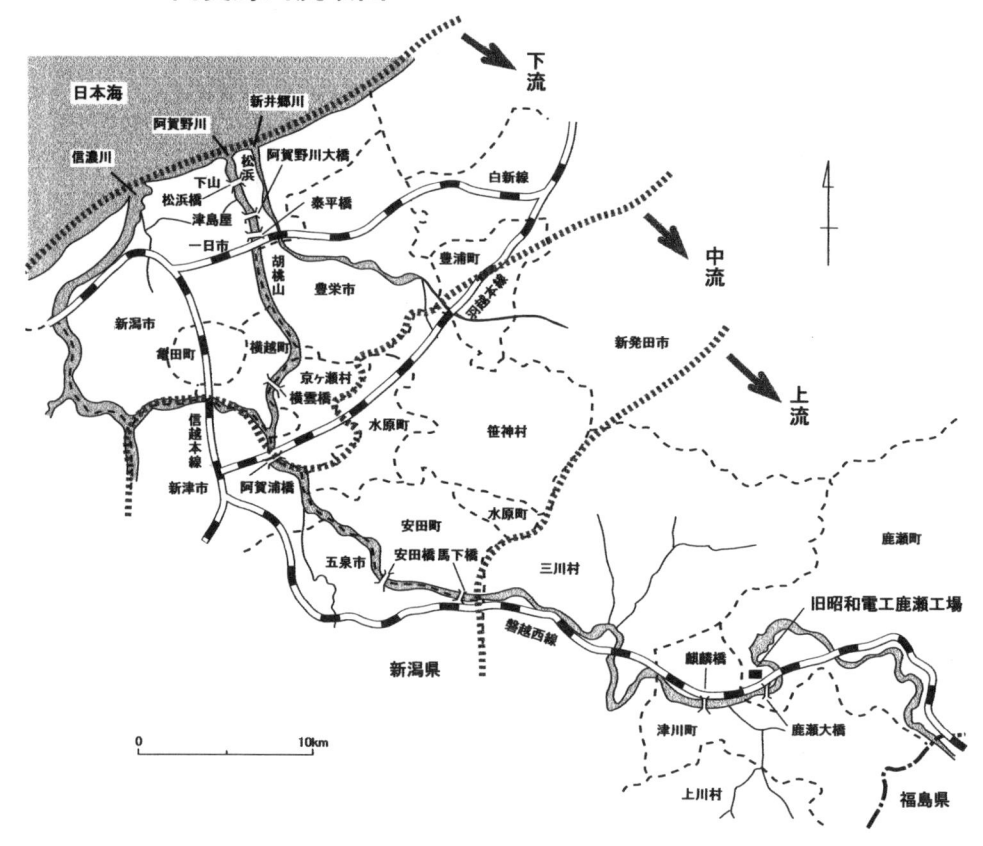

出典）本図は、新潟水俣病共闘会議編、1990年『新潟水俣病ガイドブック 阿賀の流れに』所収地図を加筆・修正したものである。

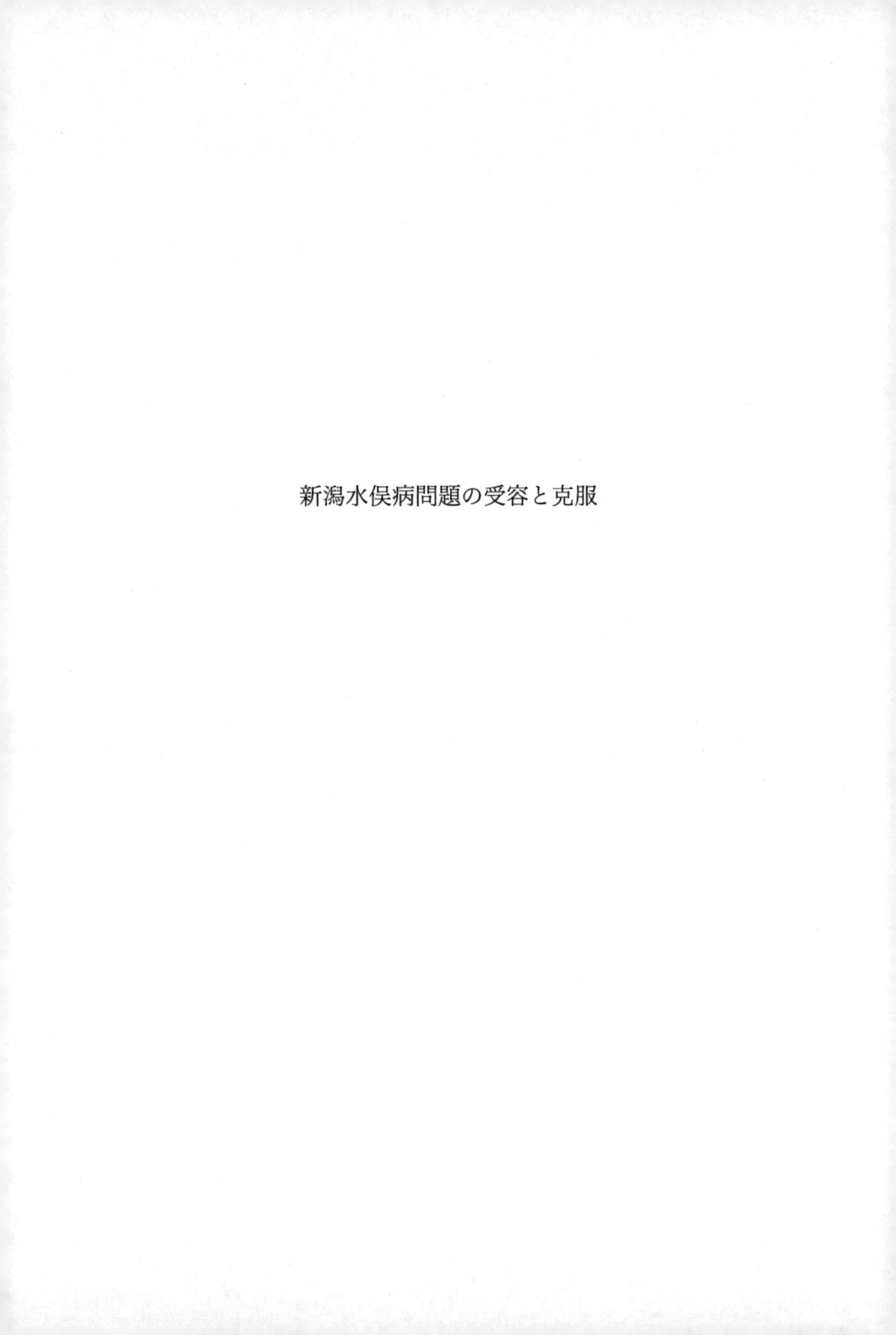

新潟水俣病問題の受容と克服

序　主題と方法

　本書は新潟県阿賀野川流域で起きた第二の水俣病である新潟水俣病被害者の生活経験を軸に、問題に対する受容とその克服について社会学的に考察するものである。対象とした時期は、政治的決着により被害者と原因企業である昭和電工が解決協定を結んだ1995年12月までである。公害被害者の生活世界は水俣病問題という危機的出来事によってどのように変容していったのか。また公害被害者はその危機的出来事をどのように乗り越えようとしてきたのか。ここでいう生活世界とは、阿賀野川という自然環境と人々の創り出す社会環境との相互作用の中で生まれてくる世界のことであり、人々が生きる日常生活の場であるとともに、そこにおいて人々が多様な経験を重ねながら創り出していく一つの意味ある世界でもある。つまり、本書は公害被害者の生活世界の変容とその再構築過程を社会学的に考察するものである。

　足尾銅山鉱毒事件を戦前の公害問題の原点とするならば、水俣病問題はまさに戦後の公害問題の原点である。熊本水俣病は、1956年5月1日に発見され、新潟水俣病は1965年6月12日に公式発表された。熊本県1,774名、鹿児島県488名、新潟県690名、合計2,952名の水俣病認定患者は、公的機関である認定審査会で水俣病に認定された人たちである（1997年現在）。他方、申請したものの認定審査会に水俣病ではないと棄却された未認定患者は、熊本県1万1,221名、鹿児島県3,394名、新潟県1,311名、

合計1万5,926名にものぼる(1997年現在)[1]。この未認定患者の約1割以上がつらい身体に不安を抱きながら、「同じ食生活で何故他の家族が認定されて自分が棄却されたのか」「水俣病でないなら自分の病名はいったい何か」という思いを掲げ、数々の水俣病訴訟を担ってきた。水俣病は同じ食生活によって発病するため地域集積性が高く、発病の可能性をもつ人々は約10万人という説もある(原田、1985)。

　1995年に新潟水俣病は「和解」という解決を迎え、他の熊本水俣病関係者も96年5月に「和解」という解決を迎えた。しかし、熊本水俣病の関西訴訟は現在も最高裁で継続されており(2001年現在)、問題発生から30年、40年たった今でも終わることのない問題となっている。たとえ訴訟は取り下げられ「終結」したとしても、地域社会の真の意味での復興、再生の問題など根本的な問題は残り続けている。公害問題の原点とされる水俣病問題を取り上げることは、形式上「終わった」とされている今こそ意義あることであろう。

　また、一連の和解の動きの中で、関西訴訟原告を除いて熊本のあるいは鹿児島のそして新潟の人々は何故「苦渋の選択」をしなければならなかったのか。一方的に被害を受けた人々が何故「和解」をしなければならなかったのか。当事者、すなわち公害被害者を主体にして水俣病問題の持つ意味をとらえなおすことも必要な作業となってくる。有機水銀中毒という身体的被害が時間的、そして空間的に派生し、地域社会にさまざまな中傷・差別構造を生み出してきた[2]。この複雑な構造をもつ問題を個人主体の視点から社会学的に解きあかすことは充分意味のあることである。

　本書では特に新潟水俣病問題を取り上げるが、その理由は以下にある。水俣病問題は熊本水俣病問題によってほとんどが代表され、第二の水俣病である新潟水俣病問題は陰にかくれてしまっている[3]。そのことを自覚した上で、新潟水俣病を含めた水俣病問題全体を照射しなおすための一つの試みとして新潟水俣病問題を取り上げた。新潟水俣病研究は熊本

水俣病研究と違って、その蓄積が少なく、社会科学的研究は非常に少ない。社会科学的研究の具体例をあげるならば、1980年代の政治経済学的視点をもった深井の研究(深井、1985、1999)や、同じく1980年代の飯島の社会学的研究(飯島、1984)、1990年代に入って筆者も参加した飯島・舩橋両研究室の社会学的視点からの研究に尽くされているといっても過言ではない(飯島、1994、1995；飯島・舩橋編、1993、1999；舩橋・渡辺、1995；関、1994；田所(現姓、堀田)、1994、1995、1996、2001)。他方、熊本水俣病は医学を始めとして多様な視点から研究され、かつその研究は膨大な蓄積量を誇っている(巻末の参考・引用文献、ならびに、飯島・舩橋編、1999：243を参照)。

　新潟水俣病問題の研究蓄積数は少なく、かつ社会科学全体としても少ないのが実態であり、さらに社会学的研究はいくつかの積み重ねがあるに過ぎない。なぜ、社会科学、特に社会学の領域で、これほどまでに重要な問題の研究が長年にわたって、されてこなかったのか、この問いに対する答えが新潟水俣病問題を取り上げる理由の一つともなっている。

　熊本水俣病と同様に新潟の場合も問題が起こった当初は、水俣病患者およびその家族に対する中傷や差別などが激しかった。平和に暮らしていた小さな村が水銀を含んだ魚を食すことで激変した。川魚をあげたりもらったりという地域社会の潤滑油となっていた「川魚」が人間関係をいっぺんに崩壊させるものに変わった。地域社会の人間関係の崩壊は例えば子どもの結婚問題にひびき、自らの仕事にもひびいた。離婚話や転職なども実際に起きた。さらに裁判が提訴されることで金銭がらみの中傷・差別も増幅された。現在でも「水俣病であること」は決して人前で言うべきことではなく、問題発生から30年以上たっても言いたくない、隠しておきたいこととなっている。このような問題の重さに関わるプライバシーの問題が、研究者がフィールドとして選ぶ場合の困難を生じさせた。社会的に重要な問題でありながら、特に当事者たちに関する調査は困難であった。しかし、調査の困難さにもかかわらず、1990年代になって現実に調査が可能となった。この調査の実現過程に関しては1999年に

出版された飯島・舩橋編の「あとがき」に詳しい。また1990年代において水俣病問題は未認定患者問題が主だったが、認定患者への調査も可能となり、問題全体を総合的に研究することも可能となった。この調査の実施過程に関しては、本書の第4章と「あとがき」を参照されたい。

　それでは、この深刻な問題に対し、どのような社会学的視点が有効であろうか。

　本書では公害被害者の、問題に対する受容と克服のプロセスを明らかにするために、社会学の三つの潮流に依拠する。まず一つめは当事者を主体にした被害構造論である。公害被害者は公害病に罹病することでさまざまな被害を被る。身体的被害から始まり、日常生活の機能の低下や喪失、家族関係の変容、医療費その他の支出の増大、生活設計の変更などを余儀なくされる。その被害の範囲は家族や地域社会にも及び、当事者たちは社会的疎外、差別、周囲の無理解など精神的被害や社会的諸関係の被害も被ってきた (飯島、1984)。

　田中正造は「被害民には自ら被害の実況を隠蔽せざるを得ざりし可悲事情の存するあり」(田中正造全集編纂会編、1978：676) という言葉を残している。被害の実態を語れる人々は被害者しかいない。しかし、被害者は被害を訴えることでさまざまな迫害状態におちいる。被害の増幅が生じるため、被害を語れる存在でありながらその被害を隠さざるをえない。被害の増幅回避のために、人々は被害者でありながら「被害を隠す」のである。そこには被害を増幅してもたらす被害構造が存在している。

　被害構造とは被害のいくつかのレベルとそれに関わる社会的要因が存在して構成される。生命・健康、生活、人格それぞれのレベルにおいて被害は存在し、それらの主体は個人と家族である。また地域環境、地域社会での被害も存在する。それぞれの被害に関して、その被害度を規定する内的要因は「健康被害の度合い」「当事者の家庭内での役割・地位」「当事者家族の社会的位置・階層」「各個人・家族の所属集団」などであり、また加害側の状況が外的規定要因として作用する。そのようにして

多様な被害構造が作り出される。

　この被害構造を1980年代半ばに明らかにした飯島は、公害問題に関する政府刊行物は「患者やその家族、死亡した患者の遺族が、生活にいかなる影響を受け、それが患者や遺族の家庭の将来をどう規定することになっているのか」などを明らかにしていない（飯島、1984：77）という前提にたち、まず被害の実態、被害の本質の把握を重視した。

　身体障害発生がそれだけにとどまらず、経済的側面、精神的側面、さらに人間関係の側面にまで及ぼすとして、その要因連関図を提示する飯島の研究は、被害の本質を被害構造という視点から明らかにした。そして被害構造を打破する力として公害反対運動である住民運動に着目した。しかし、構造に対抗する力として運動そのものをみており、担い手である諸個人における運動の意味まではとらえていない。

　そのため運動論を二つめの社会学的潮流とする。公害反対運動を含む運動論は今まで類型的考察や制度との関連、運動の社会に対する意味などを論じてきた。例えば初期にはスメルサーの集合行動論にみられるように社会心理学的要素から運動がとらえられていた（Smelser, 1963=1973）。その後、アメリカでは社会心理学的要素を排除し、運動を組織的現象とみて、不満から運動に至るまでの要因を探求する資源動員論が展開された（塩原編、1989；片桐、1995）。それに対し、ヨーロッパから資源動員論を批判する形で提示されたのが新しい社会運動論であった（片桐、1995：5-9）。この新しい社会運動論は組織ではなく価値観の変化に着目した。「いかにして人々は運動に参加するのか」という資源動員論に対し、「何故人々は新しいタイプの運動を起こすのか」という命題を内にもつのが新しい社会運動論である。

　スメルサーの集合行動論も新しい社会運動論も、社会運動を社会構造の中でどのように位置づけるのかを把握することを目的とする。しかし、資源動員論は組織が対象であり、マクロというよりは中範囲の理論をめざした（Merton, 1949=1961）。資源動員論は現在では、政治的条件に注目し

政治的機会がひらかれていればいるほど運動は生じやすいという政治的機会構造論を提出している (片桐、1995：35)。

　他方、社会運動の組織論的展開を試みた塩原は「運動エージェンシーの側からみた個人の主体性の形成過程」を問題として自我過程と組織過程に注目した。運動の「目標達成」と個人の「欲求満足」を相互規定的な関係におき、その達成率と満足率を高めるためにパーソナリティを位置づけ、個人の自我過程と運動の組織過程を重ね合わせた。そのため、集団におけるリーダーシップの個人に対する働きかけを重視し、運動の組織過程において諸個人の自我過程をどのように変えていくべきか、主体性造りの可能性を運動にみた。つまり、塩原は運動と主体の問題を運動の組織過程からみており、運動の組織過程においてどのように主体性を変革していくかをみた (塩原、1976：155-202)。

　本書では塩原の運動と主体の関係性を参考にしながら、「どのようにして人々は運動を起こしていくのか」を社会レベルでとらえるのではなく、個人レベルでとらえる。その意味では中範囲の理論の範疇にある。さらに運動の担い手である諸個人にとって運動とはどのような意味をもっているのか、その相互性 (運動と諸個人の生) から何を読みとることができるのかという点にも着目する。塩原のように組織論的に運動をみるのではなく、また社会変動の一環として運動を位置づけるのではなく、運動の潜在的機能に注目しつつ危機的出来事に直面した主体と運動の関係をとらえる。

　つまり、本書では運動の中に諸個人が位置づけられるのではなく、運動を諸個人の中に位置づける。そのとき、運動主体としての諸個人に着目するのではなく、生活主体としての諸個人に着目する。生活主体である公害被害者が、自らの危機的出来事を克服するために一つの手段として運動の担い手となったとみる。運動は諸個人の生活史の中でどのように意味づけられているのか。危機に対して被害を乗り越えて生きようとする際、運動は諸個人に何をもたらしたのか。運動によって諸個人は何

を得て、何を失ったのか。そして、同時代に生きるわたくしたちを含む社会にとってそのような運動は何を意味しているのか。それらを明らかにすることで運動と主体の相互規定的関係性を考察する。

　生活主体としての諸個人に着目するため、三つめの潮流として生活と時間の概念をいれた生活史の手法をとる。危機的出来事に直面した人々の生活史研究とは、時間の概念をいれた限界状況と主体性の社会学とでもいうべきものである。水俣病に限らず、生活史研究は中野(1977)の仕事に代表されるように、個人がたどってきた歴史を「語り」によって作成していく。本書でもそのような手法を用いつつ、特に原爆(石田編、1973；石田、1986a、1986b)や障害(大江他、1990)、死の受容(Kubler-Ross, 1969=1971)、そして慢性疾患(Woog eds., 1992=1994；Strauss et al., 1984=1987; Glaser & Strauss, 1965=1988)など身体に関わる危機的出来事に直面した人々に対する研究を先行研究とし、危機に対して人々はどのように乗り越えようとしているのか、あるいは危機とともに人々はどのように生きていこうとしているのかを明らかにする。これは根底でスティグマの理論とも結びついている(Goffman, 1963=1987)。ここでは被害そのものを全面に出すのではなく人々の「生活」の中に「問題」を位置づけることを意図する。

　水俣病問題研究で言えば、生活史的手法をとった宗像は当事者と生活に着眼し、生活世界の基底にある「世界観」＝「住民の潜在的な共同主観」(宗像、1983：19)を明らかにするため、共有される価値観について具体的に水俣市茂道の漁民の世界観をあらわした。また鶴見は水俣市をフィールドにして「個人史をとおして、内発的発展の担い手たちの人間像を描くこと」(鶴見、1983：158)を主として、地域社会に目を向けた。宗像も鶴見もどちらも当事者たちを中心として、それぞれの被害から展開される研究を行ったが、宗像は諸個人からたちあがる「価値観」「世界観」を主題とし、鶴見は地域社会の発展を主題とした。また熊本水俣病の当事者を親に持つ第二世代の生活史研究(原田、1997)や、当事者を取り囲む人々の意識に関する研究もある(山中、1995)。本書は生活史的手法をと

りながらも、被害を受けた当事者たちに焦点をあて被害の受容とその克服に着目する。被害と対概念である加害構造の研究（深井、1977、1985、1999；舩橋、1995、1996、1997、2000）もあるが、加害の面に関しても個人という主体をとおしてその存在をみていく。

　本書は以上のように三つの社会学的潮流に依拠するが、ここでこれら三つの関係性を述べると、危機的出来事に直面した人々の生活史を媒介にして被害構造論と運動論が結びつけられるという図式になる。この展開によって新たに克服過程論とでもいうべき分析枠組みの提示を試みたい。被害構造の中で、公害被害者が被害状況を乗り越えようとしていくとき、克服行為が遂行される。克服行為が積み重なる克服過程において被害構造は変革される可能性をもつ。また公害被害者は運動によって被害の状況を乗り越えようともする。運動はその克服過程の中で遂行され、公害被害者の生活史の中で重要な位置を占める。この外的内的に被害の行き詰まり状態を突破していく克服過程をとらえることが、環境社会学における被害構造論と運動論とを結びつける。被害構造を打破するために被害者は運動を展開するが、現在までの環境社会学では被害構造論と運動論は個別に語られてきており、被害の行き詰まり状態の中で被害者たちがどのようにたちあがり、運動主体となっていくのかが論じられてこなかった。克服過程そのものは生活世界の再構築過程、すなわち人々の生活史に位置づけられ、個人としての克服過程を意味するが、被害構造論と運動論を媒介するものとしてとらえるとき、それは運動そのものが示す克服過程ともなる。

　最後に本書の構成を述べておこう。第1章は主に新潟水俣病問題が起きる前の阿賀野川と人々の豊かな関係性を述べる。人々はどのように阿賀野川とともに暮らしてきたのか、阿賀野川という自然環境、そこで展開される生活環境などを人々の語りから明らかにしよう。

　第2章は、新潟水俣病をもたらした高度経済成長について述べた章である。高度経済成長は人々の暮らしを一変させた。高度経済成長とは何

だったのか、特に一地方である新潟県において高度経済成長はどのような様相をみせていたのかをとらえる。確かに高度経済成長は阿賀野川流域の人々の生活世界を変容させた。しかし、それは阿賀野川流域のみだけではなく全国的にみられた高度経済成長の第一の変容過程でもあった。

第3章は、高度経済成長の第二の変容過程として新潟水俣病問題の歴史を概観する。主に、行政(国、新潟県、市町村)、当事者(支援者を含む)、企業の三つの主体別に七つの時期にわけてとらえる。(1)新潟水俣病公表前における熊本と新潟の動向から始め、(2)公表から四大公害裁判の先陣をきったとされる第一次訴訟提訴まで、(3)追い風にのった第一次訴訟提訴から第一次訴訟判決まで、(4)第一次訴訟判決から補償交渉をへて補償協定締結まで、(5)補償協定締結からのち未認定患者問題が創出され第二次訴訟提訴に至るまで、(6)第二次訴訟提訴から第一陣分離判決まで、最後に(7)一陣分離判決から和解までを概観したい。

続く第4章では、「認定」「未認定」をキーワードに「認定患者」と「未認定患者」の全体像を明らかにする。社会的に認定と未認定が意味するものは何か、また認定患者と未認定患者の被害の実態を限られたデータではあるが、統計調査によって明らかにする[4]。

第5章では、公害被害者の生活世界の変容過程をとらえる際に必要な「受容」「克服」「解決」「受諾」という言葉の概念定義を行う。次に前章で導き出された初期認定、中期認定、後期認定という認定患者の類型とさらに問題発生時の場合を加え、危機的出来事に対する認定患者の受容—克服過程を10の事例をあげて展開する。最後に認定患者という個人主体、認定患者を中心とした被災者の会という集団主体の側面から、受容—克服—解決(受諾)という一連の変容過程をまとめる。

第6章では、後期未認定患者でもある未認定患者の事例を上流域、中流域、下流域に分け5章と同じ分析枠組みを使い、七つの事例をあげる。そして未認定患者という個人主体と被害者の会という集団主体の受容—克服—解決(受諾)という一連の変容過程をまとめる。

第7章では認定患者・未認定患者を公害被害者全体としてとらえ、一つの克服行為としての裁判活動に着目し、一次訴訟と二次訴訟の比較考察をする。また裁判提訴に関わる社会運動の意義は公害被害者の生活世界の変容過程においてどのようにとらえられるべきかについても述べる。そして公害被害者の克服過程の規定要因とは何かを整理し、その過程の中で重要な要素となった被害者運動の意味を考察しよう。

　最後に結びとして、分析枠組みとして展開されてきた克服過程論において論点をあらためて析出しよう。さらにこの克服過程論は現在の環境社会学の中でどう位置づけられるのか、三つの社会学的潮流との関係性に言及する。そして環境社会学という一領域の中で、克服過程論の将来的展望を述べ、まとめとしたい。

　　注
1) 棄却されたのであれば、棄却患者もしくは非認定患者と呼ぶべきであるが、後述するように棄却患者の数々の訴訟行動や、社会制度的状況（ある時期から棄却患者が急増するなど）、そして実際の調査で両者（認定患者と棄却患者）に接すると、明らかに非認定ではなく、「未認定」の患者であるといえる。ゆえに本書は一貫して「未認定」という言葉を採用する。
2) 1995年の聞き取りによると新潟では、問題発生から30年たち時代が昭和から平成へと変わった時期に、マスコミによってある人が第二次訴訟原告だということがわかると、大の大人が職場で「みな、みな」と陰口を言い、あげくのはてに会社の慰安旅行でのけ者にするという差別的な出来事が起きた。何故、1990年代に入ってもこのようなことが起きるのか、1990年代でのこの出来事はいったい何を意味しているのか、しっかりと考えなくてはいけない。
3) 例えば、1996年に東京の品川で開催された水俣・東京展にしても数あるブースの中で新潟のそれは一つであった。冊子にしてもその年表に新潟水俣病の記事はない。確かに被害の規模からみると熊本の方が大規模であろう。しかし、当事者の被害の重さはそれぞれに比較しようのないものである。新潟の場合、何よりも「第二の」というところに着目し、もしかして防げたかもしれないことが起こったということを、もっと重視すべきではないだろうか。

4) 統計調査の実施時期は未認定患者は1992年8月、認定患者は1995年1月から3月であった。どちらも社会学的調査としては唯一のものである。

　この二つの調査そのものに関する批評はいろいろあるが、まずは数量のもつ危険性を充分承知しながら、公表することに意義を求めたい。

　しかしながら、この統計調査をもってして析出されたその像は、新潟水俣病に関する当事者たちのある一面であることは常に認識しておかねばならない。

第1章　阿賀野川と地域社会

　本章では、高度経済成長前の阿賀野川と深く関わってきた人々の暮らしをみていこう。阿賀野川は、流域に住む人々にとってどのような存在だったのか、上流域、中流域、下流域と分けて考察していく。

第1節　阿賀野川という自然

　阿賀野川は信濃川とともに豊かな穀倉地帯である越後平野を形成している。多くの河川や潟湖に蒲が生い茂ったことから蒲原平野とも呼ばれるこの平野は、南北の長さ100km、幅10～25kmもあり、面積にして2,070km²もある。その広さは関東平野に次ぐ全国第二位である。この豊かな平野の一部を造る阿賀野川は、福島県と栃木県の県境にある荒海山(標高1,580.4m)を水源に大川となって北流し、猪苗代湖を水源とする日橋川と合流、福島県の会津坂下の北東から阿賀川となって西へ向きを変える。そして尾瀬沼を水源にもつ只見川を合わせて新潟県に入り県境で阿賀野川と名前を変える。いくつもの支流をもちながら全長にして210km、全流域面積7,710km²もあり、新潟県内の阿賀野川は全長92.7kmである。三市五町三村を通り抜け日本海に注いでいる。流量は豊かで、信濃川、石狩川に次いで三番目の流量をもつ(古今書院地理統計編、1995：3)。生息する淡水魚の種類も信濃川に次いで二番目に多く、約50種を数える(環境庁編、

1989：95-103)。阿賀野川の水は多くの生物を育み、その流れは多くの地形を生み出してきた。

　新潟県内における阿賀野川は越後山脈を越え津川盆地を抜け谷口にあたる馬下(まおろし)付近に出る(以下、阿賀野川流域図を参照)。谷口では阿賀野川の流れによる侵食・運搬作用が大きく働くため、河川は天井川となりやすく網状流となり、扇状地堆積を進める。この中流の河床は河川の侵食・運搬作用により石や砂礫層で形成され、建築骨材に最適な上質の砂利として砂利採取業を可能にさせた。その後、河床の傾斜は徐々に緩やかになり、川は土砂を下流へ運ぶ。河道は分流や蛇行を繰り返しながら早出(はいで)川と合流して複合扇状地を造り越後平野に流れ出す。横雲橋(おううんばし)がある横越(よこごし)町(まち)あたりまでくると侵食作用が衰え、運搬・堆積作用が強まり、砂礫堆である自然堤防と呼ばれる微高地や、その背後にある後背湿地といわれる湿地帯を形成し、稲作地帯を造り出す。

　下流では海岸線の前面にある新潟砂丘のため堆積作用が促進され流末をさまたげられ、入り江の埋め残しともいわれる大小の潟湖がいくつも造られる。のち干拓でその姿は消えたが、現在でも残っている福島潟や福島潟の唯一の排水河川である新井郷川(にいごうがわ)付近の高さは0.3〜0.5mであり、水害を受けやすい低湿地帯となっている。河跡湖も見られることから、いかに阿賀野川が荒れ川であり、侵食作用もさることながら広い範囲において運搬堆積作用も大きかったことがわかる。

　海岸にまで至ると傾斜はほとんどなくなり、地形のもたらす働きも堆積作用がさらに強まり、砂礫層だった構成物質も軽い粘土(シルト)などの砂泥層となる。肥沃な土壌がもたらされ、広大な三角州平野である越後平野が造られる。流域に住む人々は長い間にわたって、この阿賀野川がもたらすさまざまな地形に働きかけ、その生業を営んできた。流域ごとに多少の違いをみせながら、人々は川との密着した、ある意味で豊かな生活を築いてきた。次に各流域をみていこう。

第2節　阿賀野川上流域

　阿賀野川は昔から重要な交通路であり、多くの物を運んだ。近世には会津と新潟を結ぶ津川船道が発達し、津川の町は水陸中継港として、多くの船持、船頭などの船方仲間や問屋でにぎわった。船は会津の米や特産品を積み荷として新潟まで下り、上りは西塩を搬入して戻った。全盛期には150艘〜250艘前後の船が行き来していたという。しかし、明治に入り年貢米の下り荷が終わりを告げ、積み荷の内容も越後山脈を背景にした木材や木炭、薪などに変わった。大正初期には磐越西線が開通(1914年)したが、鉄道から遠いところでは、やはり船による運搬は重要だった。木炭や薪を積んで下り、塩、米、魚などを上り荷として戻る川船の船乗りたちと、木材を只見川上流や常浪川から津川に運び、そこからまた下流に運ぶ筏乗りたちが、津川町を中心にその生業を営んでいた。

　筏流しには木材を買う卸元の筏問屋すなわち山師と、実際に筏を動かす筏師がいて、船乗りたちと共存していた。運ぶ木材の用途は下駄から橋などの建築物までさまざまであった。筏乗りたちは8月の減水期を除いては一年中筏を流していた。減水期にはふだん水面にもぐっている岩が顔を出し、筏が流せなくなる。そこで筏師たちは川魚をとりながら、筏を流せる時期を待っていたという。

　同じように船乗りたちも各集落へ物資を運ぶ運搬業をしながら、川魚をとることが日常茶飯事の生活だった。上流の東蒲原郡に住むLさんの父と弟は祖父の代から川船業を営んでいた。古くは草倉銅山の銅も運んだが、その後自分の住んでいる集落より上流から津川町へ木炭や薪を運び、帰りに各集落へ米や塩、醤油を持ってくるようになった。川船業は村で一軒だったので、栄えたときは船を3〜4艘持ち、人を使っていたこともあった。

　「孫じいさん(注、祖父のこと)の時代からこの船仕事をしていた。毎日仕事をしていた。船の先に網をつけといてね。だから毎日魚をとっ

ていたんですよ。けども揚川に発電所ができて(1963年)大きな魚はいっさいとれなくなった、サケ、マス、ヤツメ(はとれなくなった)。ナマズ、フナ、コイというのは変わりないんだけどね。……水俣病の問題が世間で騒がれるちょっと前くらいにやめたんでないかな、父も弟も。やめてから世間で騒がれ始めたんだ。」(上流、男性、60代)[1]

上流では昭和初期、1928年に鹿瀬ダム、1929年に豊美ダムができたが、インクラインという筏道がダムに作られたので、筏師たちはまだ木材を流すことができた。戦後になってもまだ筏が木材輸送の中心であった。しかし、1955年以降、昭和30年代に入り只見川上流に筏道のないダムができ始めると、木材はおりなくなった。そのころから林道の開発も進み、自動車の時代になると筏輸送の必要性がなくなり、1963年に揚川ダムができると実質筏輸送は終わりを告げた[2]。

また炭焼きが行われたことが上流の特徴でもあった。Sさん(80代)の住む三川村では戦前、多い時で40人くらいの炭焼きがいたという。冬は雪も深く急な坂のため、せいぜい4月から11月までしかできなかった。できた炭は津川町にある問屋に売り、仲買人に買ってもらう仕組みになっていた。Sさんは戦後、炭焼きの仕事をやめて川船業を始めた。

Sさんは中流に近い上流に住んでいたので、先ほどのLさんと違って、中流で盛んな産業となった砂利を主に運んだ。Sさんは田畑もやったが、川船業の収入の占める割合はいちばん高かったという。川船運送にも運賃船(運賃をもらって荷物を運ぶ)と商い船(玉石、庭石、薪、炭などを買い取って津川の方から新潟に運び自分で売る)の二種類があり、商い船の方が自分の力次第で運賃船より稼げた。商い船中心だったSさんは主に庭石や玉石をとり、津川町から積んで新潟に運んだ。荷も自分でとった方が稼げるため、移動しながら4〜5日かけて船の荷を庭石や玉石でいっぱいにした。発動機船を使う前はだいたい1週間から10日くらいで行って帰ってきたという。

積み荷を集め、新潟まで運びまた戻ってくるまで家にはいっさい帰ら

ず船の上で寝泊まりをした。そのため船に寝具や米、味噌すべてを持って魚をとりながら生活する「魚と同じ、川での生活」だった。だいたい夜間に川魚をとりおかずにしていたという。

　Sさんの船は最初、帆掛け舟だったが、1950年頃発動機船に変え、1963年頃には15トンぐらいの大きさに変えたという。往復の時間は確かに短縮されたが、より多く積めることもあり、余計日数がかかったという。積み荷集めも天秤でかついで運んでいたが、発動機船になると機械で運ぶようになった。ただ体力的につらい仕事であったため、Sさんは1948年から始めた川船運搬業を1967年にやめた。しかし、川漁は1985年まで続けたという。

　上流では1968年に国道が整備されるまで海魚がまったく入らず、川魚は唯一の貴重なタンパク源だった。サケ・マスは換金用だが、それ以外の自家消費用の川魚を人々は毎日のようにとった。季節的には夏から秋がいちばん「魚の騒ぐ時期」で最も多くとれたという。この時期にとってきた魚は焼いたり煮たり、あるいは冬のための保存食にもなった。冬でも全然とらないことはなく、大雪の場合は無理だが、川に行けそうであれば、清水のところには魚がよってくるのでとりにいったという。

　上流域の人々は阿賀野川で運搬業と川漁と同時に田畑も耕した。どの仕事も公平に重要だった。

　　「ここらあたりは農業、林業、漁業、みんなやるけれど、生活主体は農業である、とみているんです。でもね、それはあくまで計算上の問題ですよ。実際にやっている私達にすれば、この三本のどれがだめになっても、年越せないんです。どんな時間的な差異があろうとも、全部専業なんですよ」

とSさんは語っている（佐藤・星野、1991：49）。

　背後にある森林や遡上魚の産卵場、そして川の急激な流れは上流域に独特な自然と人々の仕事の場を生み出した。また川船業といっても次節にみる中流の砂利運搬業とは違い、古くは草倉銅山の銅から始まり、日

常生活の物資も運び林業を背景にした材木や炭を運ぶことも意味した。農業もされなかったわけではなく、他の生業の方が明らかに稼げたことと土地の関係から大規模にできず自家消費的意味合いが濃かったことが特徴的である。しかし、生きていく上ではどれか一つ欠けても暮らしが成り立たないという状況だった。

第3節　阿賀野川中流域

　中流では良質の砂利が阿賀野川から産出されたため、砂利採取業は重要な産業となっていた。その砂利は新潟県内の建築の90％をまかなっていたこともあった。砂利採取そのものは明治初年より始まり、1883年(明治16年)に県庁が、1886年(明治19年)には万代橋がたてられたが、どちらも阿賀野川の砂利を使ったという。戦前は砂利は主に軍事施設に使われたが、戦後になると1955年(昭和30年)の新潟大火や1964年(昭和39年)の新潟地震で、復興のための砂利が大量に必要となった。しかし、機械船など大規模化される前は素手で砂利をとる時期が続いた。

　「ロープも機械もねかったし、小さいものなら、手で持ち上げたもんだ。軍手さえねかったから、どんなに寒いときでも素手でやっこらしょと持ち上げるわけだ。もちろん20貫目のはり石(護岸に使う大きな石)になるととても一人じゃ持ち上げられねえ……大きなはり石をとるときには大勢で行くことになるね。」(中流、男性、60代)(杉山、1990：52)

　時期的には1年のうちだいたい12月頃まで砂利の仕事はあった。1月、2月は川に氷が流れてくるので、雪が融けてからまた仕事が始まった。

　「いちばん、つらかったのは春先の雪代水(ゆきしろみず)が出る頃だったね。雪代水が砂を大量に流すもんだから、その砂で石が洗われて石の表面に着いている『なめ』がとれてしもうて、ざらざらすんさね。手が痛くてね。真っ赤になってしまう。」(中流、同上)

砂利の採取量が急増するにつれ、運ぶ船も大型になった。大型砂利採取船が使われるようになるのは1955年以降、昭和30年代である。その後、中流では砂利採取業の最盛期を迎えた。砂利に関する産業が大規模化されるにつれ、砂利採取業者と砂利運搬業者の分業体制になった。

　中流の安田町の男性は、1944年（昭和19年）から小舟（木船）に乗り始めて、1953年（昭和28年）に中古の機械船を買い、その後4回くらい買い換えたという。1963年（昭和38年）には砂利をすくう機械もつけた鉄船の新造船を造るために借金をしたが、砂利採取の最盛期のため思ったより早く借金が返せたという（星野、1990：12-31）。

　「あの頃は船でねえば、駄目な時代だったすけ、船に乗ってれば、仕事ねえ（ない）なんて心配なかったもんね。何運んでも銭になるんだ。昭和39年（1964年）の新潟地震の後、仕事が増えて、3年かかると思ってた借金も一年休みなく働いたら返すことができたね。」（中流、男性、70代）

とその男性は語った。砂利運搬船に乗る人も当然魚をとった。

　「自分の船に石を積み込む順番が回ってこない。その待っている時間に魚をとったもんだ。あの頃はまだ魚がいっぱいいたからねえ。4月はフナ、アカハラ、6月はナマズ、ヤツメ、10月はアユ、12月はサケ、といった具合にいくらでもとれたもんだ。それでとった魚をおかずにして、船の上で煮炊きをする。かまは一斗缶をくりぬいて、燃料は川木（注、流木のこと）を拾って、米、味噌、野菜と必要なものは全部持ち込んでな。川の水でといだ米はいっちゃんうまいんだよ。水もきれいだったしねえ。」（中流、男性、60代）（杉山、1990：56）

　中流は地形的に扇状地の先端部分のため農業にもかなり適している。上流よりは農業に重きをおく人々は多い。しかし、農業を専業にしながらも男たちは魚とりをした。実家が材木業を営み、田んぼが3町ほどある農家に嫁いだ女性は家族で農業に従事していたが、夫と義父は農作業のあいまに魚をとった。実家も仕事のかたわら魚をとっていたこともあ

り、歩いてすぐの実家にも魚をよくもらっていたという。そして田畑に作業をしに行くときのお弁当のおかずは必ず魚だった。農業は砂利採取業のように川が直接の仕事場ではない。しかし、野菜は畑から、魚は川からというように、家族の誰かが仕事の合間に川に出かけ魚をとることは日常であり、かつ、それが農業という仕事を支える食のエネルギー源ともなっていた。

　酪農をしながら川と関わってきた男性の父も毎日、阿賀野川へ魚をとりに行った。

　「うちの父親丈夫なときね、毎日のようにって、まあおおげさだかもしれんども、朝とか夕方とか、一日川へ行けば、すぐその日のうちに食べるぐらいは簡単にとってきましたからね。その頃ほに、冷蔵庫なんてもなかったし、……よそから売り来るなんてこともあんまりのおて、うちかえりゃ何でも自家生産自家製のものだけやってる時代だったね。……冷蔵庫普及したのはいつ頃でしょうかね、(昭和)40年くらいでしょうかね、だいたいその頃までは川行けばさ、簡単に魚とれたもんだ。1時間かそこらでね、そして自家用の焚き火たいて、そこにやいて……囲炉裏の火ついた上の方にぶらさげて、そで焼いた魚、串にさしたまんま、こう貯蔵しとくわけ。雨降ってね、川が(の)漁に行かんねえとき、それ、今度食べるという。貯蔵、そういう貯蔵法、今の冷蔵庫ないからね。……父親、昭和35年に亡くなりましたからね。そいでその後は私(が川に)行ってました。」(中流、男性、60代)

　農業が中心の世帯であっても決して川との付き合いが希薄ではなかったのである。

　中流の最大の特徴は地形の特質から来る砂利採取業であろう。船で運搬するため、川魚との関係も強かった。農業にしても人々は農閑期や仕事のあいま、朝に晩に川漁に出かけた。阿賀野川は食を支えた場としても重要な川であった。

第4節　阿賀野川下流域

　下流域では漁業が生活の中で重要な位置を占めた。松浜地区では内水面(阿賀野川)と海区(日本海)の両方の漁業組合に入っている人が多く、内水面ではサケ、マス、ヤツメやイトヨ、シジミ、カニをとっていた。シジミは現在では本格的に養殖をやるようになったが、それ以前は売りに行くにしてもせいぜい小遣い稼ぎか自家消費用だった。

　「シジミというのはそれこそ船着き場のくるぶしのあるところから2mくらいの間をとっていたんだけれども、それを生業にしている人はいなかったんです。それでわたしたちがこづかいとりで行って、素潜りでもぐって、そしてとったシジミをかあちゃんは行商やってるもんだから、魚売りに行くとき、自分のとったシジミ、売りに出させて、……そしてかあちゃんと半分ばかずつの金とっていたったからね。小遣い不自由しなかったですよ。シジミだけでも。」(下流、男性、60代)

　漁師の妻たちは夫のとってくる魚の行商、通称ボテフリをしていた。先の男性の母も、

　「朝にね、折り畳み式のアコーディオンみたいな提灯ありますよね。あの提灯に火をつけて、雪がぼそぼそ降ってるのに、それこそ雪がふんじゃけた道のところを……歩くとこ以外は雪はまだつもっているでしょ。それに天秤かついで提灯つけて、雪のところをざるでしびいてさ、ざるさすってる後がついている。そいうのをね、それこそあれですよ。岡方、豊栄(市)ね、あっちの方まで天秤担いで(行商していた)。」(下流、同上)

　その後、行商は徒歩から自転車に代わった。

　「遠いところには新発田の際の方まで行きますよ。そいから水原とか五泉(市)……上流の方は五泉あたりかな。それから下流の方へ行くとね、中蒲原ですからね。自転車でだいたい1時間くらいかかってうんでかったでからね(注、運んでいったからね)……松浜のあたりの今は

くたびれたども、昔の漁師のかあちゃんなんて50kgくらい平気だったんですよ。……自転車とはかりあれば商売できるとすれば本当にいい商売だったと思いますよ。」(下流、同上)

　同じ松浜に住む、夫が漁師でやはり自ら行商に出かけた女性は朝の3時か4時に起きて自転車の後ろに箱を三つか四つつけて(魚一箱だいたい10kg入る)、お昼過ぎの2時か3時まで水原、新津、亀田あたりまでまわったという。その日のものはその日のうちに処分することが原則で、魚が出ない日でも市場へ行って魚を買ってほとんど毎日のように行商にでかけたという。

　「休むってことは滅多になかったんですよね。祭日だから休むの、休日だから休むのなんてことはね。……全部お金もらってこなくてもお米と交換してきたり、野菜と交換してきたり果物と交換してきたり、そういう物々交換みたいなね。お金もらってくるという日もあるけれど、全然お金ないで、そういうお米ととっかえてきたり、野菜ととっかえてきたりして、それでもね結構ね、生活がまあ楽でないことはないけれども、当時としてみれば今みたいに、こせこせしていなくてね、気楽な生活が(あった)。」(下流、女性、50代)

　専業漁業ではなく、農業をやりながら漁に出る人々も多かった。

　「春の田植え終えて、雪代水の終わる5月の10日頃から梅雨の前の一月半ほどはマス漁、夏はシジミ貝、秋は稲刈りの終わった10月の半ばから12月いっぱいまでサケ漁、それが終わると寒ヤツメ、早稲の稲植えて作付けを漁に合わせておくんだけど、その年によって魚も早よう来たりすることがあるすけ、その時は田植えや稲刈り、人に頼んで漁にでるんさ。……たんぼ一町しながら、ずっと漁師してきたんだ。」

(下流、男性、60代) (星野・弦巻、1991：68)

　この男性は船主の一人で漁協の組合長も務めながら半農半漁に従事してきた人である。船主でなくとも人々は農作業の合間をぬって川魚をとり、農閑期になると船主のサケ漁の手伝いをして、生計をたてていた。

農閑期にあたる冬は特に魚が動かず、サケ漁に限らず、よくとれたという。

　仕事勤めでも、朝や夕方、または休みになると魚をとりに行った人々も多かった。魚をとりに行かなくてももらったり買ったりして魚を食べている人々もいた。川魚がよけいにとれたときは近所や親戚に分けられたからであった。このことは下流域に限らず、全流域にいえることであった。川魚は地域社会の潤滑油の役目も果たしていたのである。換金魚でない川魚は「畑にとりにいく野菜」と同じで、しかも栄養価の高いおかずだった。

　下流域は広大な新潟平野に支えられて農業をする人も多かったが、海に近いため漁業を専業とする人々も多かった。ここが中上流と違うところである。特に海の魚は川の魚と違って売れたため大きな収入源だった。しかし、川と違って海は天候に左右されやすく、漁に出られる季節も限られており、人々は川漁と海漁の両方を行っていた。川魚もまったく売れなかったわけではなく、行商し、料理屋や仕出し屋にも出したという。川は畑変わりで、常に安定している食糧源だった。漁は常に網の様子と自分の勘が求められる職業で、かつ船を操るという高度な技術を必要としたため、男性にとって「名誉ある」仕事でもあった。

　阿賀野川は生業という視点からも、いかに人々の暮らしにとって大切な存在であったかよくわかる。しかし、阿賀野川はいつも穏やかな顔をしていたわけではなかった。川をめぐる自然災害も過去には起きていた。次に川をめぐる自然災害や暮らしの視点から、人々と阿賀野川との関わりをみていこう。

第5節　全流域における生活環境と阿賀野川

　荒れ川である阿賀野川はその荒れ川ゆえに河道をどう固定していくかという問題が常にあった。それは川辺に住む人々の死活問題でもあり、

土地利用と用水（農業・上水・工業）の取水、そして船の運路の安定を意味するものでもあった。

　春には雪が融ける雪代水や梅雨、そして夏の終わりから秋口にかけて台風をともなう増水によって、人々は多くの水害を経験した[3]。水害も流域によって様相も異なった。上流では土砂礫を運ぶ土石流が起きやすいが、中流では扇状地のため砂礫が堆積し、河床が上昇しやすく田畑が埋没しやすい。また下流では砂泥層で低湿地帯のため全体にわたって湛水しやすく、内側にたまった水を外に流し、また外から来る水を防ぐための排水路網の整備が特になされてきた。全般的に水害防止のための河川改修が常に行われてきた。どこにおいても堤防が切れそうになると集落が協力して防いだ。

　「一軒のうちから、俵に（砂を）詰めて出してくれって言うの、（回覧板で）まわりましたわ。うちなんか農家でないから、俵とかないから、砂袋に家の土とか砂入れてリヤカーに運んだっていう思い出はありますね。一軒のうち、一つでも二つでもとにかく出してくれって」（下流、女性、50代）

と下流に住む女性は語った。

　また雨の量がそれほどひどくないときは流れてくる木を燃料としてみんなが拾いに出たという。増水は山から流れてくる木を拾う大事な仕事であった。

　「（大水は）一年のうちのだあいじな燃料（確保）になるんですよね。水害だなんてそんな気分じゃなくて。」（中流、女性、50代）

　「川から帰ってくるときは何も持たずに帰ってくるな、川に出たら必ず何か持って帰ってこい」と小さい頃、父に教えられた中流の60代の男性は船に乗ることはとてもスリルがあって一人前の男とみなされたと語る。特に大水が出たときは、まさに命がけで川木を拾いに出た。一度父と二人で川木拾いに行き、積みすぎたこともあって、船がひっくり返ってしまった。もぐって船を起こして、もう一回積みなおして帰ってきた

が、船が水面すれすれになり、大事な川木を積んで命綱のかいぼうをうまく操作して戻ってくると実に気持ちよかったと語る。まるで山の頂上にのぼったときのように感じたとその男性は語った。

大水で田畑が湛水する心配も当然あったが、思わぬおみやげもあった。

「田んぼの中へね、魚が入るんですよ。……阿賀野川の水が入って……田んぼなれば周りが大きい畔になってるから、今度は（魚が）出られないわけ。だんだん水が少なくなって、そうすると、今度ね（魚がとれる）。」（中流、女性、50代）

確かに川の流れは、人々に恩恵を与える地形を造る一方で、時には水害など自然災害をもたらした。しかし、流域の人々は上手に災害ともつきあってきたのである。それでは日々の暮らしの中での川との関係はどのようなものだったのだろうか。

川水はおいしい飲み水でもあった。上流では1940年頃はまだ川水は飲めたという。それ以降は発電所のゴミや油など不純物が流れてくるようになった。そのため、井戸水を掘って地下水を利用したり、沢の水を引っ張って独自の簡易水道を通したところもあった。上流では山深いせいか、水の質の悪さはそれほど話に出なかった。

中・下流域になると井戸水はあったが、「かなけ（鉄分）」のためやはり「川水はいちばん（最高の水）」だった。炭や阿賀野川の砂利で濾して飲むこともあったという。しかし、「三寸流れれば水清し」と、みんな川水を飲んでいたと中流の人は語る。昔は遠浅で静かだったし、流れる水はとてもきれいだった。特に「寒の水」はいちばんおいしく何カ月もくさらなかった。「寒の水」を汲むときは川の沖（川の真ん中）に行って汲んできた。そこがいちばんきれいだからだ。また水道が入っても、

「（水道の水は）カルキ臭いとかなんとかいうて、お茶の水だけは阿賀野川から、こんな大きなやかんを持ってって汲んできました。お船に乗って。……冬なんかわざわざやかん持ってって（汲みました）。で病人がいると、その阿賀野川の水が飲みたいと言うんですわ。汲んできて

おくんです。阿賀野川の水を末期の水っていってね、井戸水なんか絶対飲ませなかった昔は。」(下流、女性、50代)
やはり井戸水がかなけを含むさらに下流の所でも、
「死ぬ間際になると水がまずいって言うて、阿賀野川の水をわざわざ夜でも汲み行ったんだわ。それがまあ習慣みたいだったんね。『ああ、あそこの人は阿賀野川の水飲んだすけ、あれはなげえことないんだぜな』と。だいたい1週間位するとたいがい死んでしもうんだわ。……俺の親父もそうだし、孫じいさん、ばあさんねえ、死ぬときなるとさ、末期の水って阿賀野川の水を汲んできて飲ませたもんなんさ。」(下流、男性、60代)

末期の水は中流でも阿賀野川の水だった。井戸水はその家によってくせがあるが、阿賀野川の水はくせもなくきれいな水で、それこそ阿賀野川で人生をしめくくる意味深い水、聖なる水であった。

風呂水も川からあるいは田んぼに流すための堀から水を汲み、沸かしていたところもあった。井戸水を風呂水にすると、鉄分から「まっか」になったためである。風呂を沸かす時の燃料のまきも阿賀野川の川木だった。

洗濯は下流に限らず、中上流でも阿賀野川を利用した。岸は遠浅で広かったため、大きいものでもよく洗え、そのまま河原にほしたという。川で洗うと真っ白になったが、井戸水で洗うと黄色のような色がついた。もんぺなど、とにかくたくさん持って川に行った。そうすると篭を持ってお嫁さんたちがやってきた。下流から14kmさかのぼった横雲橋付近では1965年頃まで子どものおしめを洗いに川に、あるいは堀に行っていたという[4]。また食器、お米とぎ、野菜洗いも川で行われた。

中流の農業を専業にしている人は近所のお嫁さんたちが野菜から洗濯までいっせいに川の岸に横並びに話しをしながら楽しくやっていたときのことを語る。

「野菜類なんかはね、畑からとってくるでしょ。それを必ず川へ行っ

て洗ったんですよね。……川の淵に出て、女の人たち、大勢で並んでね、洗い物したんですよ。……一日も洗わないなんてなかったですね。(井戸水は?) 井戸水はあったけども、川で洗えばほら、大きいとこで洗うからきれいに洗われるでしょ。川はきれいに流れてるから。それでね、川へ行ったんですよ。……洗濯機なんかなかったでしょ。だからね、みいんな朝洗うんですよ。……ちゃんと洗濯用の篭を……ちょうどお嫁さんの調度品みたいにもらってくるんですよね。そういう篭にね、……今みたいに粉石鹸ないから、固形のあったでしょ。あれ持ってね、そして行って並んで洗ってるんですよね。……朝行くとね、まずほんね1時間から2時間も洗う、手だから(時間がかかる)。みんな、話しながら楽しくやってたわけ。あの頃。」(中流、女性、50代)

　阿賀野川で父は生業を営み、母は食器洗い、米とぎ、野菜洗い、洗濯などをした。子どもたちは泳ぐのはもちろん、遊びながら魚とりをし、川木拾いをし、また時には食器洗いの手伝いや、水くみをした。泳ぐ時期はだいたい、6月から9月くらいまでであった。川との付き合いは子どもの頃からであった。泳ぎながら時には魚をとり、時には川木をとった。

　「泳ぎにいくと沖まで行って、砂こう掘るとね、川木が出てくるんですわ。そういうのいっぱい掘って、島が所々にあるからこう掘っては島へおいて(注、州のこと)……こっちの陸（おか）へあげてまた泳ぎに行って、そうやって毎日夏、ためたんです。」(下流、女性、50代)

　日常生活において、川の水、川の砂利、そして流れてくる川木は、洗濯、洗い物、飲料、燃料に役立った。人々に共有される阿賀野川が一つの要として生活をそして地域社会を作り上げていった。川は全流域において実にさまざまな形で日々の暮らしに組み込まれ、なくてはならない存在となっていた。

　阿賀野川は時空間的にみても人々の生活世界を形作る重要な構成要素であった。生まれたときの産湯から死を迎える末期の水まで人々は阿賀野川とともに生きてきた。小さい頃の泳ぐ場所だった阿賀野川が船に乗

ることでその範囲を広げ、網を使い、砂利をとってと、その関わり方も多様化する。小さい頃の手伝いの場所だった小さな川(範囲)も、自らの生活のために衣類を洗い、食器を洗い、そしてひととき自分の家族から離れ、他の同じ立場同士での憩いの場へと変わっていったのである。

　時間とともに諸個人にとって、場としての阿賀野川はその範囲を広げ、人と川との関係はますます密になっていった。その場からもたらされる多くの恵みは小さいときから変わらず豊かであり続けた。地域社会の潤滑油としての「川魚」、食としての「川魚」「川水」、燃料としての「川木」、商品としての「川魚」「砂利」、そして道としての「川」。全流域の人々は多少の違いはありながらもほぼ共通してその恵みを受け取っていたのである。

第6節　人々における阿賀野川の意味変化

　阿賀野川の存在は、長い間、川とともに生きてきた流域の人々にとって、現在どのようにイメージされているのだろうか。それは人々の生活世界を支えている根源的存在となっているのだろうか。水俣病問題が起こったことで、阿賀野川の存在がどう変化したのかについて人々に聞き取りをしたので本章を結ぶにあたっていくつかあげて考察しよう[5]。

　確かに単純に考えれば、阿賀野川が人々に与えるその意味は水俣病問題によってプラスからマイナスへ変化したと予測できよう。しかし、それほど単純ではなく、人々の思いは一様ではなかった。

　新潟水俣病問題が起きる前の阿賀野川は「生活の一部」(下流、男性、60代)であり、「あって当たり前」(下流、女性、50代)の存在であった。「小さい頃からともに生きてきた」(下流、男性、60代)ために、まさに生を支える川でもあった。また「恵みの川」(下流、男性、60代)であるとともに、「日が昇る時の阿賀野川はとても気持ちがよく」(下流、女性、60代)、「堤防に昇れば海と山と川の三つが見え、すばらしい景色」(下流、男性、60代)の中で

人々は育った。小学生の頃の作文で教室から阿賀野川が見えたので「すがすがしいような空気、景色、日本一の阿賀野川、日本一の大和小」と書き、戦時中の慰問にもその作文が読まれ、そのことはいつまでも心に残っている(中流、女性、50代)人もいた。川水を飲んでいたためか「きれいな」イメージをもっている人も多かった。

　そのような水の質の高さを口にしつつも、川がもたらす自然災害のこわさを口にする人々もいた。「阿賀野川というと洪水がいちばんこわい」(下流、男性、70代)と語った人は、水俣病という人為的なものとは違うマイナスのイメージをもっていた。そのような「こわい」ということをあげれば「川でおぼれて死ぬ」という別の意味でのこわさをあげる人もいた。「死にたかったら阿賀野川に身を投げればいいという話は昔からありました。夜はもう助かりません。特に砂利をとったところは深くてうずまいている」(下流、女性、50代)。そのため、遺体はすぐにあがってこない。

　しかし、阿賀野川は「母なる川であり、父なる川だ。恐ろしい川だけど上手に対応すれば」、ともに生きてこられたのであり(上流、男性、80代)、人々は自然のもつこわさを充分に熟知しつつ恵みを受けてきた。

　川の護岸が整備され、河川が改修されることによって洪水という自然災害がなくなり、そのもつこわさもなくなってきた。しかし、「有機水銀」という目に見えないものによって再び阿賀野川は「こわい」存在になった。

　水俣病問題が起きたあとの阿賀野川、つまり今の阿賀野川は人々にどのように受けとめられているのだろうか。かなりの人が口にしたのが「死の川」「死んだ川」という表現であった。この「死」という言葉にはさまざまな意味がこめられている。「親や兄弟が水俣病で亡くなった」という怒りに通じる死、生業である川漁ができなくなった無念さに通じる死、川そのものが死んでしまったという自然の死、などである。今までしてきたことができなくなるというせつなさにも通じる死である。認定患者で「川そのものを見たくもなかった」(下流、女性、60代)と嫌悪感を示す人

や「子どもの頃はほんとにいい思い出になっているのに(死者を出した川に)変わってしまい、とても恐ろしい」(下流、女性、50代)と思っている人のように、「こわさ」「恐ろしさ」をあげた人はかなりいた。「おっかない水銀のイメージ」を川に付与している人や「一変して恐ろしい川になった」と感じている人もいる。「水銀汚染」というイメージは強く「人の命をとった川」(下流、男性、50代)と言った人もいる。

他方で、昔はこわかったが、今は元のきれいなイメージに戻っていると言う人もいた。また「死に水をとるくらいのいい水(川)が、なぜ同じ川で人が死ななければならないのか」(下流、女性、70代)という、死の癒しの水から生を奪ってしまったというどうしようもない無念さ、「それなのに」という思い、まさに川に対する強い思いゆえに出てくる気持ちもあった。川のもつ生活機能が一つずつなくなっていくにつれ、人と川の関係も希薄になり、「自分の感覚の中に」阿賀野川の存在が「ぴんとこなくなった」と言う人もいた(下流、男性、70代)。

具体的な距離の遠さが抽象的なそして精神的にも阿賀野川を遠い存在にした。しかし、必ずしもマイナスのイメージを抱いている人ばかりではなかった。景色に関してはやはりそのすばらしさを変わらずあげている人もいた。「水銀はあるけれど、阿賀野川を見ていると澄んでいる気持ちになる」(女性、50代、下流)と言う人も少ないがいたのである。

阿賀野川はほとんどの人々の中で有機水銀によってプラスからマイナスにその意味が変わった。しかし、単純に変化したわけではなかった。それほど深く川が人々の「生」そのものに関わってきたことがわかる。

本章は阿賀野川の高度経済成長以前を中心に自然環境からもたらされる社会環境、そして生活環境を述べてきた。人々における内在的な阿賀野川の意味もとらえた。人々は阿賀野川を愛し、そして憎しみを向けつつも、やはりいまでもともに生きている。その憎しみを向ける原因が同じ人間であること、つまり人間の技術という派生物によるものであることに、いっそうの「無念さ」「くやしさ」をもっている。それだけ、阿賀野

川という存在は流域に住む人々にとって今でもその生活世界において基底的存在あるいは根源的存在とみなしてよいのではないだろうか。

中流に住む60代の男性は以下のように語っている。

「本当、舟に乗ってのどかだったさね。……それで仕事ちゃんとして生きていかれたんだがね。……夕方になると、おまえさん、網うってさ、魚とってきて、おい、これ焼けや。そんなのどかな生活あっかね。……スーパー行っておかず買ってくるのとさ、「おい、これ焼けや」といって、一杯飲むのと全然違うだろう。そういうことができねえんだ。」(寺尾、1990：48)

魚をとって仕事を終えて焼きながら一杯それでやるということを可能にしたのは現実に存在する阿賀野川である。しかし、「全然違うだろう」というこの言葉の意味は、それだけにとどまらず、長い間現前する自然との間に培ってきた積み重ねからもたらされる行為の豊かさをも意味する。その自然が創り出す生活世界、そこから得られる多くのものが諸個人の中に内化されていく。この内化された自然、人間の内的自然が具体的に存在する自然に働きかけ、独自の生活世界を人々はダイナミックに創造してきた。

次章では、「そういうことができねえんだ」と言わせる原因となった「高度経済成長」と「新潟水俣病」のうち、まず「高度経済成長」についてみていこう。

注
1) 以下の聞き取りは1991年から1995年にかけて行われた。年齢は聞き取り時。
2) 阿賀野川は利水も行われている。包蔵水力として325万8千kW、最大出力224万6千kWをもち、日本においては木曽川、信濃川に次いで、3番目の水力をもつ(古今書院、1995)。阿賀野川水系は50以上の発電所をもち、取水量では上水道で6.9㎥/秒、鉱工業で4.3㎥/秒、灌漑で226.8㎥/秒である。ダムは洪水調整と灌漑と発電の三つの機能をもっている。
3) 古くは1913年(大正2年)の大洪水から、1958年(昭和33年)の台風21号に

よる大洪水、1966年（昭和41年）の7・17水害（被害総額334億円）、1967年（昭和42年）の8・28羽越水害（死者、行方不明者、130人、被害総額980億円）などがあげられる。

4) 琵琶湖に流れ込む全長4kmあまりの前川ではおしめなど「シモのもの」は洗わないという規範があったことを考えると、自然に即した地域性というものがあったことがわかる。それだけ阿賀野川は大きく流れが速かったともいえよう（鳥越皓之・嘉田由紀子編、1991）。

5) 調査では「阿賀野川といえばどのようなことを連想するか」という質問を主に認定患者に、そして未認定患者には「阿賀野川への思い」を聞いた。その他、多くの聞き取りの中で、阿賀野川に言及している時の感情的な表現に着目した。そのため過去を振り返りつつ現在の「思い」なので、変化の過程をみることができる。

　筆者は流域に住む人々を下流から上流まで70名くらいに会って話を聞いたが、本節の分析をもってして人々における阿賀野川の意味の変化が代表されるわけではない。むしろその思いは複雑化し、かつ多様化しているということをあらわすに過ぎない。人々の阿賀野川への思いは時間によって変化している。その時間の中には高度経済成長、そして水俣病という出来事が含まれている。多くの出来事によって人々の阿賀野川に対する距離も変化していることが推測できる。

第2章　高度経済成長期の阿賀野川流域
――第一の変容過程――

　本章では新潟水俣病という公害をもたらした大きな前提的出来事である高度経済成長をとらえる。高度経済成長によって阿賀野川流域の産業や暮らしはどう変わったのか。確かに利便性という観点から人々は高度経済成長という大きな変容を主体的に受け入れた。そこにまず阿賀野川流域の第一の変容過程がある。

第1節　高度経済成長とは何か

　日本の高度経済成長は1950年代後半に始まった。1955年に経済企画庁が発足し、翌年から「経済自立五カ年計画」が打ち出された。その年の経済白書は「もはや戦後ではない」とうたわれ、戦後の復興が一段落した。1960年代に入ると、当初は「黄金の60年代」と呼ばれ、政府は1970年をめどに国民所得倍増政策を打ち出した。1962年には全国総合開発計画による新産業都市建設促進法が施行され、拠点開発が行われた。
　高度経済成長は農業から工業への移行も意味した。政策的に農業人口の4割が他産業に振り替えられようとしていた。1961年には国全体の農林業従事者が3割をきった。のちに兼業農家が激増し「三ちゃん農業」という言葉がはやりだし、1967年に全国の農林業従事者はついに2割をきった。

一方、暮らしの面からみると、住様式では地方からの流入人口を支えるため、1955年7月に日本住宅公団が設立され翌年初めて入居者を募集した。これを契機に団地ブームが始まった。家電製品も住様式の変化に合わせる形で普及し始めた。全国平均で1957年に洗濯機が10世帯に1台、ラジオは30世帯に1台の割合で普及した。三種の神器として冷蔵庫、洗濯機、掃除機（のちテレビ）が一般家庭に普及し始めた。また電気釜も発売され、これも含めて三種の神器は家事の時間を短縮させた。スーパーマーケットが誕生したのもこの頃であった。

　高速道路、新幹線、地下鉄等、都市を中心に社会資本の整備も始まった。さまざまな工事のため砂利トラックが急増し、交通事故も多発するようになった。1950年代後半からのマイカー時代と重なり、徐々に交通戦争が始まった。このような状況の中、1963年の経済白書は「先進国への道」と題され、翌年日本はOECD（経済協力開発機構）に加盟し、先進資本主義諸国の仲間入りを果たした。秋には名神高速道路や東海道新幹線も完成し、オリンピックが始まった。急速に風景が変わり、交通網の整備は農村から都市への移動を容易にし、都市部への人口流出が起こり過疎という言葉が使われ始めるようになった。

　オリンピックを一つの頂点として一気にかけのぼった高度経済成長の限界を超えると、そこにあったのは深刻な公害問題であり交通戦争であった。高速道路網が全通していく1970年代を迎えると、公害反対運動や住民運動が徐々に高まりをみせ始め、法制度も高度経済成長のマイナスの部分を意識したものに変わった。自治体レベルでの地方公害白書も発表されるようになった。そして1971年7月に環境庁が発足した。環境行政に関しては1973年に医療費のみならず生活補償まで含めた「公害健康被害の補償等に関する法律」が公布され翌年に施行された。

　環境庁発足の翌月にドルショックが起こり、経済情勢は変動為替相場制になり輸入産業などに新たな問題が生じた。経済成長のかげりが徐々に色濃くなり、1972年には日本列島改造論により、地方の地価が高騰し

土地ブームが起こった。1973年にオイルショックが起こり、生活物資が値上がり、翌年、経済企画庁は「GNPはマイナス成長に入った」と高度経済成長の終わりを告げた[1]。

高度経済成長は短期間にさまざまな面において大きな変容をうながした。農業から工業への産業構造の転換、家電製品の普及による家事労働の短縮、高速交通網の発展による移動の拡大など急速に社会に変化がもたらされた。生活様式も変わり、三種の神器が普及し終わる頃には便利さが日常となり、今までの自然と人間との関係も一変した。自然の前にはほぼ無力でしかなかった人間と自然との関係から、科学・技術をもった人間が、自然をある程度統御していく関係へと変わっていった。

しかし、自然は完全に人間に統御されるべき存在ではない。人間が自然に多大に働きかけ経済成長を急激に遂行した結果、自然と人間との均衡関係がくずれ、ひずみがあらわれた。そのひずみがまっさきに生じたところが、人間と自然との豊かな関係が存在しつつも「工業(場)」と共存している(中央ではなく)「地方」であった。次節では新潟県という一地方は高度経済成長をどのように受けとめたのか、やはり産業構造と人々の生活からとらえていくことにしよう。

第2節　新潟県における高度経済成長：一地方における経済成長——中央との関係——

新潟県(以下、県)では1951年に工場誘致条例が決議され、国全体の高度経済成長が始まったとされる1955年に「地方財政再建促進特別措置法」の適用を国に申請した。これは財政再建計画として当初9カ年の予定であったが、おりしも高度経済成長期に入ったため2年早く1962年に完了した。1955年以降は化学工業、金属機械工業を中心として実質出荷額が急激にのびた一方で、地下水汲み上げによる地盤沈下の問題や原料ガス不足の問題(資源枯渇の問題)などが起こり、1960年に公害防止条例

が県で制定された。国の公害対策基本法に先立つこと7年早い制定であった。これにより、中央に即した本格的な経済成長に入る前、県内ではいったん工場進出が鈍化した。県で本格的な高度経済成長が始まるのは財政再建計画が完了する1960年代初めのことであった。

　1962年の政府の全国総合開発計画に基づき、県は1963年、新潟県総合開発計画を作成し、政府の新産業都市の指定をめざした。翌年には全国13都市のうちの一つとして県は正式に指定を獲得した。新産業都市に指定された新潟地区(新潟市を中心とする当時の四市六町一村にまたがる地域)は、工業発展のため既存の化学、機械、石油、金属など各種工業の発展をめざしたが、指定を受けた4カ月後の新潟地震により、かなりの打撃を受けてしまう。また公害問題が起きたことから、化学工業の進出は停滞した。しかし、アルミニウムなどの他の産業がのび、全般的に県の経済は成長した。当時、工場誘致条例をもっていた市町村は県内20たらずだったが、1965年には49の自治体がもつまでになった。

　県は「県の財政の総力を傾注して」国の高度経済政策に追従する形で地域開発計画に取り組んだ。しかし、1965年頃、公害もさることながら新たな問題として過疎・過密問題が深刻化し、また財政再建計画時代から続いてきた工場誘致至上主義に対する疑問も県内で起き始めていた。1966年には、そのような動きを反映するかのように、亀田町議会で公害のため工場誘致条例の廃止決議が県内で初めてなされた。1967年には国の公害対策基本法制定に合わせる形で、県レベルで工場誘致条例の一部改正が行われ、企業にとって厳しい内容となった。

　新潟県の高度経済成長は財政再建計画から県総合開発計画へと移行する形で二次産業の比率をのばし、工業化を進めた。しかし、新潟県は農業県でもある。県内の農業はこの時期、どのような状況だったのだろうか。

　農業県でもある新潟県にとって、工業化政策と同じくらい農政も重視された。工業化政策との関連で言えば、高度経済成長は農山漁村労働力

を二次産業に流出させ、戦後の農村の二、三男問題を一気に解消させた。だが他方で、高度経済成長期の中盤、一次産業における後継者不足の問題が生じたのである。

　国は農業基本法を制定し農業労働力の低減化をめざし、県内でもそれに応じる形で田んぼの構造改善が行われた。1969年頃までに一応は完了したが、結果的に機械化貧乏、過剰投資の弊害の原因となり農業従事者たちに農政不信をもたらした。また農業所得向上のため、全国的に米の増産運動が始まり、県でも米の百万トン達成運動を行った。構造改善の関係もあって、1967年から1969年は全国的に大豊作となった。県内では1966年と67年に2年続けて水害に見舞われるが、その翌年以後は百万トンに近づく勢いで豊作となった。しかし、それ以前に、米の消費量は全国的に頭打ちとなっていたことや、増産運動に基づき米作依存度が大きかったこと、さらに豊作が続いたことなどが影響し、政府はかえって米作政策の転換を余儀なくされた。

　政府の米作転換政策は、食糧増産対策中心だった戦後農政の行き詰まりを意味した。1970年には米の生産調整が全国的に行われた。県には生産調整対策室が設置され「米百万トン運動」から「うまい米運動」へと政策が転換された。生産調整すなわち減反政策によって、農民の生産意欲は失われた。さらに日本列島改造論による土地ブームの地価高騰が農地の規模拡大をはばみ、また過疎化の問題も深刻化していった。

　農業の問題は工業化に比重をおきつつも、県政にとって無視できない問題であった。化学肥料や機械化といった生産性の合理化の面でも工業化とは深い結びつきをもち、また用地のことも含めて決して無関係ではなかった。例えば牛や馬で耕していたのが耕耘機に変わり、農産物の運搬として牛馬車がオート三輪に変わった。単純に農業から工業への転換がされたのではなく、工業化に力を注ぎながらも農業県として農業の合理化を試みたのが新潟県の経済成長だった。この合理化の結果、工業、農業ともに諸問題が表出したこともまた一つの帰結であった。

以上のような産業構造のもと、人々の暮らしはどのように変わったのだろうか。1965年頃にはスーパーマーケットが県内にも進出し、人々の消費行動もまた食生活も変わった。同じ頃、テレビ、洗濯機、冷蔵庫もほぼいきわたった。1970年代に入ると新三種の神器（カラーテレビ、カー、クーラー）もいきわたった。所得が急増し生活水準が上昇するとモータリゼーションも急展開した。車は1955年頃には県内に2万台だったのが、1965年には11万台となり、経済成長が終わった段階の1975年頃には2世帯に1台の割合となった。これを支えたのは北陸自動車道などの高速交通体系だった。

　新潟県における高度経済成長をまとめておこう。県独自の経済成長の初期は1955年に打ち出された「財政再建計画」であった。これが約7年かけて終了したが、県総合開発計画へと引き継がれた。財政再建計画により新潟県は初期に開発のもつマイナスの面も独自に体験し、それへの対応も国より早い段階で行った。しかし、次に控えている県をも飲み込む全国規模の経済成長にとって、以上の経験は小さな逆流でしかなかった。経済成長に対する抵抗が存在しても、経済成長は中央から大きな勢いをもって地方を飲み込んでいった。

　このような二段階の経済成長の流れをもつ新潟県の場合、その経済成長は単純に農業から工業への転換ではなかったことがもう一つの特質である。完全な工業県へ移行したわけではなく、全国の中でも特に恵まれた自然環境をもつ農業県でもあるため、農業の合理化の問題もさしせまった問題であった。それは用地の地域開発のための転用など常に工業化の政策と抱き合わせの関係にあり、工業政策と農業政策をともに重視しない限り、必ずどちらかにひずみが出てくるものであった。

　二段階の経験は小さな逆流をまき起こしたが、その小さな逆流は決して無意味だったわけではない。県の財政歳出の比率をみると、1965年から1969年までは公共施設、道路建設を含む産業基盤整備が高いが、1970年代に入ると生活関連社会資本の整備に変わり、オイルショック後は

「自然と人間と産業の調和のとれた県政福祉策をめざす」として社会福祉の充実にその比率が移った。オイルショックの年には県に生活緊急安定対策本部が発足し、県衛生部から生活環境部を独立させたこと(1973年)もそのあらわれとしてとらえることができる。しかしながら、二段階の経済成長とその負の出来事は、多少は行政の施策に影響を与えながら、やはり中央の波に飲み込まれる形で進められた。それが新潟県の経済成長であった。

第3節　新潟県における昭和電工の存在

(1)　化学工業の変遷

　本節では高度経済成長の牽引車ともなり、また負の帰結の大きな原因ともなった化学工業にまず焦点をあて、化学工業がどのような歴史をたどってきたのか、戦後の復興期からオイルショックまでを考察する。化学工業そのものは昭和初期の電気化学から始まり、経済成長期までは石炭化学、そして経済成長期は石油化学に変化するという歴史をもっていた。

　戦後の復興期は食糧増産政策がとられ、政府の優遇措置のもと、傾斜生産方式により化学肥料の生産が奨励された。この時期の化学肥料工業はほとんどが電力利用によって石灰石からカーバイドを造るという石灰窒素のカーバイド系の肥料であった。そのため昭和初期からの電気化学工業は原料の関係と電力供給の関係から山間地に立地する工場が多く、空襲など戦争被害の少なかったことも幸いして戦後の復興に大きく役立った。その後、食料生産も緩和され、カーバイド系肥料中心の化学工業から、有機合成用カーバイドへと製品の多角化が模索されるようになった。1950年にはカーバイドの統制が廃止され、カーバイドから肥料を造ることからの転換が本格的に始まった。従来の工業の合理化として

カーバイドからアセチレンを造り、他の生産物に切り替えるという有機合成カーバイドに転換していったのである。

　高度経済成長期は化学工業の構造的な転換が起こった時期でもあった。それは石炭から石油への転換だが、細かくみると二段階の転換が行われた。政府の政策と無関係ではなく、1955年に通産省(当時)は「石油化学工業育成対策」を決定した。これは通産省の石油化学技術懇談会提出議題の検討結果報告として、石油化学そのものの工業化技術についての報告を受けて決定されたものである。その後、財閥系を中心として第一期石油化学計画(以下、第一期計画)が始まった。1955年の三井化学と住友化学を出発点として、1957年の日本合成ゴムの設立でほぼ出そろい、日本合成ゴムは1960年4月に石油化学製品の生産を開始した。ここにおいて第一期計画が完了した。

　カーバイド業界自身は、石油化学計画によって大きく打撃は受けなかった。というのも、政府は1955年に第一期計画に対応する形で「カーバイド工業・タール工業育成対策」を決定し、カーバイド工業の振興をはかっていた。1956年以後、肥料系カーバイドである石灰窒素用カーバイドは減少し、代わりに有機合成用カーバイドが急増し、1956年に石灰窒素の生産量を越した。有機合成用カーバイドの生産は化学工業全体で3割から4割へと上昇した。この時期はカーバイドの生産量増加からもわかるように、化学工業のごく一部のみ石油化学化が行われただけで、石油化学化は業界において徹底されず不完全なものであった。しかし、水面下では石油化学工業の第二期計画の準備がなされていた。

　この第二期計画は第一期を上回る計画となった。第二期計画はすでに1957年、1958年から関係各社の石油計画が政府に提出され、1959年に通産省が「石油化学工業企業化計画の処理方針について」と、翌年の1960年に同じく通産省が「当面の石油化学企業化計画の処理について」を発表し、各社の石油計画を認可し始め、1961年頃から1965年頃にかけて第二期石油計画が遂行された。おりしも岩戸景気、所得倍増計画の頃で、こ

の計画によって化学工業界では完全に石油への転換が行われたのであった。

具体的には水銀を触媒とする既存法のカーバイド法から石油法のエチレンによってアセチレン、アセトアルデヒドを造る工程への転換であった。原料コストの低廉化が石油法採用のいちばん大きな要因であった。この既存法から石油法への転換は、短期間のスクラップアンドビルド政策により遂行され、結果的に急激にカーバイド法によるアセトアルデヒドの生産量を増加させ(図2-1参照)、その触媒である水銀を原因とした二つの水俣病問題を起こしたのである。1969年に、カーバイド法によるアセトアルデヒドの生産は皆無になるが、熊本水俣病の原因企業である

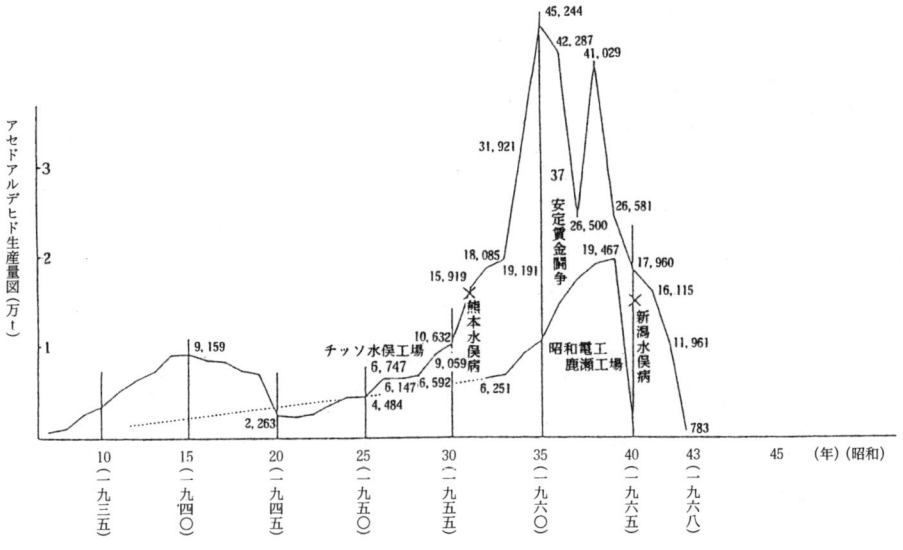

図2-1 チッソ水俣工場・昭和電工鹿瀬工場 年次別アセトアルデヒド生産量の推移

注)(I)チッソ水俣工場のアセトアルデヒドの生産量は有馬澄雄『水俣病20年の研究と今日の課題』(青林舎)による。
　　(II)昭和電工鹿瀬工場の生産量は新潟水俣病第一次裁判資料による。点線部分は河辺広男の工場周辺杉年輪中の水銀量からの推定生産量である。
出典)新潟水俣病共闘会議、1990、『阿賀の流れに』
　　(昭和61年11月、坂東克彦弁護士作成)

チッソは最後までカーバイド法によってアセトアルデヒドを造っていた[2]。

その後、完全に石油法が浸透して、各社の石油計画が完遂された時点で石油化学製品の生産は増加した。しかし、生産過剰による不況期に入り、1973年のオイルショックや公害を含む環境汚染も問題になり、化学工業は厳しい時代を迎えた。この第二期計画によって、化学工業の構造転換は完了したが、その余波は水俣病問題にみられるようにあまりにも大きい問題を社会にもたらした。次に、昭和電工(以下、昭電)は第二期石油化学計画の急先鋒として、どのような変遷をたどったのかをみていこう。

(2) 昭和電工の変遷

ここでは、昭電の変遷を五つの時期に分けてとらえよう。
①1908年から1927年まで　昭電は1908年に「総房水産」として設立され、その歴史が始まった。主にヨードや海産物の取り扱いが中心であった。のちに化学工業に力を入れた先見の明がある森矗昶(のぶてる)は当時営業部長であった。1912年になると「総房水産」は徐々に肥料の販売を始めた。

「総房水産」が設立された年に、現チッソの日本電気肥料が曽木電気と日本カーバイド商会と合併して名前を改称したのもこの時期であった。一方、昭電の関連会社として、1917年に電気化学工業会社の「東信電気」が設立された。東信電気は1919年に総房水産を吸収合併し、先の営業部長の森が水産部長となった。この頃アメリカで初めて石油化学製品が工業化されたが、日本はまだ電気化学が主流で、石油化学に行き着くまでには多くの時間を必要とした。
②1928年から1938年まで　1928年には昭和肥料が設立され、専務取締役として先の水産部長であった森が就任した。同じ年に東信電気は新潟県阿賀野川上流域の鹿瀬町に鹿瀬発電所を完成させた。昭電と阿賀野川の関わりがこの年に始まったことになる。当時工業界では電気化学が主

流だったため、石灰石があり電力が豊富な場所に工場が立地された。阿賀野川上流にある鹿瀬町はそうした工場の立地条件を満たしており、工場が立地された翌1929年に昭和肥料鹿瀬工場は石灰生産を開始した。また電炉を使ってカーバイドの生産も始めた。この年、東信電気は鹿瀬よりもさらに上流に位置する豊実にも発電所を完成させた。鹿瀬工場は10月に生産を始めたカーバイドを2カ月後の12月に初出荷し、1930年には石灰窒素という最も古い化学肥料も初出荷した。

　4年後の1934年に森が取締役社長に就任するが、徐々に戦時体制に入っていく時期でもあった。この時期は昭電設立のための準備期間としてとらえることができる。

③**1939年から1955年まで**　　1939年に昭和肥料と日本電気工業の二社が合併し、昭電が設立された。資本金は1億1,000万円であった。戦争が終わった翌年の1946年には、鹿瀬を含む昭電の各工場がGHQの覚え書きにより「窒素肥料製造」を許可された。1951年には肥料を商標として初登録し、さらに鹿瀬工場では初めて台湾に向けて石灰窒素を輸出するほどに復興した。依然として化学肥料は電気化学をもとにした石灰窒素であった。また食糧増産政策のもと昭電は化学肥料製造の優遇措置も受けていた。政府が第一期計画の決定をした頃でも昭電鹿瀬工場では配合肥料の生産を開始したばかりであったが、業界全体はすでに石油化学へと移っており昭電もその準備は進めていた。

④**1956年から1965年まで**　　政府の石油化計画が始まると、昭電もまっさきに石油化学進出の計画を発表した。1957年には昭和油化を設立させ、その一方で、従来方式の工業の合理化として化学肥料カーバイドから有機合成用カーバイドへとその生産形態を変更すべく、1957年に、昭和合成化学工業鹿瀬工場を合併し、昭電鹿瀬工場に編入させた。昭電は有機生産部を新設したばかりであった。この頃第一期計画が実施中であり、鹿瀬工場が化学肥料の石灰窒素の生産を中止した頃にほぼ完了している。化学工業全体においては第二期計画が始まりを告げていた。

その始まりを告げた1959年、昭電鹿瀬工場で石灰窒素の生産を停止する約半年前の1月に工場裏で、カーバイド残渣場（通称、ボタ山）が雨で決壊し、阿賀野川の魚が全流域にわたって浮いたことがあった。既存法の合理化および石油への転換がなされようとした狭間の出来事であった。

　1960年にはカーバイド法ではなく石油法による技術を導入することに昭電は政府の認可を得て、原料の関係により山間地ではなく港に近い徳山石油化学を設立した。第二期計画は昭電において鹿瀬工場ではない別の場所で始まった。

　1965年1月には鹿瀬工場のアセトアルデヒド、酢酸および酢酸エチルの生産が停止された。これはすべて水銀を触媒として生産された従来方式だが、これらは石油法にとって代わり、鹿瀬工場で造られていたそれらのものは徳山石油化学へと移管された。そのため、従来方式の工場を「スクラップ」して、新しい設備を「ビルド」するため、急激にカーバイド法のアセトアルデヒドが量産された（図2-1参照）。石油に転換する時点で既存工場のスクラップ化と、そこにビルドするのではなく、他の場所にビルドしつつ元の工場を縮小する形で昭電は経営手腕を発揮した。鹿瀬町においてはスクラップするのみでビルドはなされなかったのである。

　1965年、昭電鹿瀬工場は「鹿瀬電工」として縮小し、資本金2,500万円でスタートした。工場から60km下流に水俣病患者が出たと公式発表されたのはアセトアルデヒドの生産を停止した半年後のことであった。

⑤1966年以降　その後の鹿瀬電工はさらに規模を縮小し、細々と化学製品を造っている。高度経済成長の折り返し地点で名前を変えた鹿瀬電工は1968年に解散し、「新潟昭和」と名前を変え、往年の勢いをなくし地元鹿瀬は過疎化が進行している状態である。

　最後にまとめておこう。第一期計画で、財閥ではなかった昭電は石油化学計画に乗り遅れた形であったが、おりからの好景気と政府の国民所得倍増計画により、一期の計画をしのぐ形で二期計画において急成長した。それを支えたのがスクラップアンドビルドという政策であった。同時に

このことが新潟水俣病を引き起こす要因ともなった。石油化学工場の立地条件としては輸送あるいは輸入に便利な港湾の近くが選ばれる。昭電は戦略的に条件外の鹿瀬工場を縮小し、他の新たな会社（徳山石油化学、昭和油化など）を作ることで高度経済成長をのりきったのである。

次節では昭電の存在も含めて高度経済成長は具体的に阿賀野川流域に住む人々の暮らしをどのように変えたのか、下流から上流に分けて考察していこう。

第4節　阿賀野川流域への影響

(1) 高度経済成長以前の阿賀野川の汚染

ここでは高度経済成長以前の直接的な阿賀野川の汚染について述べる。全流域において新潟水俣病問題以前に起きた汚染に関わる大きな出来事は前述のとおり、1959年1月2日の昭電鹿瀬工場のカーバイド残渣場決壊事件であった。しかし、これ以前にも阿賀野川は数度にわたり汚染の事実があった。わかっている範囲では1946年の戦後すぐに赤い水が川に流れた。

1946年から新潟市津島屋地先でサケの夜網をやり始めたTさんはサケ漁が始まる秋に赤いレンガを粉にして川一面にまいたような水を目の当たりにした。Tさんは夜網のため、朝帰ったが、昼間に網をやっている人から「赤い水がきてサケが入らなかった」と言われた。Tさん自身も赤い水を晩に見て、結局その夜の12時頃までやるが一本も入らず帰ったという。その後赤い水は1日で自然に消えたが、4、5年の間は秋のサケ漁のとききまって年1回から3回くらいは赤水が出て、サケが上がらない時期が続いたという。その赤い水は1日で消えるときもあれば長くて3日くらいかかるときもあった。上流にあるのは鹿瀬工場だけなので「昭電の赤水」と言われていたという。当時サケは1日に150本から200本ひ

いていたが、この赤水が出ると1本もとれなかった。この赤い水や次に述べる白い水についてはTさんだけではなく、新潟市一日市（ひといち）や豊栄市胡桃山（くるみやま）でも同じ証言が得られている。

　その後1950、1951年頃まで続いた赤い水が米のとぎ汁のような白い水に変わった。白い濁りが筋になって流れ、魚はのぼらず、やはりこの白い水も年に2、3回はあった。9月から12月までのサケ漁、12月から3月までヤツメ漁の時期に起きた出来事であった。結果的に補償問題となり、1953年に昭電から50万円の漁業被害補償が漁協へ支払われた。1957年には昭電と県で「残滓汚水は被害の恐れ無きよう適切に処理する」旨覚え書きまで交わされた。白水は1964年の新潟地震の前まで、ときどき流れてきたが、新潟地震後は流れていない。

　前述したカーバイドの残渣場が崩れた事件は赤水や白水よりも流域の人々に強い印象を与え、全流域にわたって「川が魚でふたをした」と人々に言わせた。この出来事はやはり補償問題に発展し1月27日から漁協と昭電との補償交渉が始まった。被害状況は激しく、被害魚にして663トンで、川に浮いた魚のうち拾得した魚が61.8トンだった。補償交渉は県が仲介に入り2,400万円で妥結し、組合員1人1万円に落ちついた。人々はとにかく見たことのないような魚が流されるのを見て、たくさん拾ったという。下流に住む人はラジオで鹿瀬町のカーバイド残渣場の崩れが原因と聞き、「びちゃった（捨てた）」ものの、「はらわたを出せば食べてもいい」ということを再びラジオや宣伝カーで聞き、お正月という事もあって食べたという。

　1959年の事件は阿賀野川に住む魚にとってかなりの打撃を与え、その後1、2年は魚がとれなかった。しかし、1962年にはかつてない豊漁を迎え1965年の新潟水俣病問題が起きるまでは、かなりの漁獲量となった。しかし、手掴みでとれる魚やたち泳ぎしている魚も増え、昔から魚をとっていなかった人も簡単にとれたため、この時期に大量に集中的に魚をとって食べた人もいた。

(2) 高度経済成長以後の阿賀野川

　それでは、高度経済成長による阿賀野川流域の変化はどのようなものだったのだろうか。下流からみていきたい。下流域はもともとの農業地域として化学肥料や農作業の機械化など、うまく農業を工業の波に合わせて共存してきた。ダムや灌漑用水の設備などにより、農業の合理化も進められた。しかし、化学工場の進出は一方で河川や地下水等の水質汚濁、大気汚染などをもたらした。直接的に川漁にも打撃を与えた。また海漁に関しては大型巻き網漁船の登場によって漁獲量に影響が出た。

　下流域は平野であり都市に近いこともあって、水害からの防備など都市的な問題は噴出していたものの、生業そのものが消滅することはなかった。それでも川漁には高度経済成長の大きな影響があったことは事実である。そして下流域にとって、まったく関係ないと言っていいくらい遠い存在であった上流域での化学工場が、有機水銀を含む川魚を媒介にして大きく下流域に関与した。

　次に中流域だが、ここでは良質の砂利がとれ、また扇状地性の地形をもつため農業にも恵まれていたところである。農業は機械化され生産性をあげた。また木から石への需要増のため、砂利採取業が高度経済成長期に全盛期を迎えた。砂利採取業は運搬業を分業させ、プラント建設など産業形態を大規模化した。しかし、1966年に阿賀野川は一級河川となり、国の管理するところとなった。同時に砂利採取の規制も厳しくなった[3]。砂利船も1975年以降、昭和50年代に入ると陸砂利への転換、トラック輸送への転換をせまられ、1981年、砂利運搬船の共同廃棄が行われ砂利船は半減した。現在、砂利産業は急激に衰退することはなく、川砂利から陸砂利への移行や砂の需要増を迎えるなど、当時の勢いはないものの安定した産業となっている。

　最後に上流域だが、ここではその自然環境を生かして林業と川の流れを利用した運搬業を主に生業としていた。しかし、燃料源としての薪や

木炭がガスやコンロに変わり、またダムの建設により川の水量が減少し流れが分断されると、筏や川船による運搬業がまず打撃を受けた。林道の建設も始まり、鉄道も発達した。流れを利用した運搬業もその流れが開発によって変化することで、機能を果たさなくなったのである。そして豊富な電力を背景にした化学工場、すなわち昭電が経済成長の新たな代名詞となり、流域の人々の暮らしを大きく変えていった。地元の鹿瀬町だけではなく、東蒲原郡といわれている鹿瀬町を含む二町二村の労働力も吸収していった。

　上流の河川環境は、ダム建設によって大きく変化した。特に1957年に特定多目的ダム法が施行され、1962年に揚川ダムができると完全に流れが分断される形になり、筏はくだることが不可能となり魚ものぼらなくなった。上流の自然環境に関する生業は完全に二次産業の化学工業へと移行した。しかし、石炭化学から石油化学へと二次産業の内容が変わっていくと、工場立地の条件に合わなくなりスクラップがなされ、急速に上流の産業は衰退していった。上流域ほど高度経済成長に翻弄されたところはないであろう。

　さて簡単にではあるが、最後に日々の暮らしの点から述べておこう。飲料水だった川水も、そして風呂水、お茶の水も上水道が入ることで人々は川から遠のいた。洗濯機という家電製品が入り、お嫁さんたちの憩いの場も消滅した。川の水を飲む、そして洗うという行為もなくなり、そこにあった関係性もなくなった。何よりも川水が汚れていった。当然、末期の水も「今は昔」となった。大水が出ても川からの恵みとして拾ってきた川木もガスや石油が使えるようになり、まったく意味をなさないものになった。

　川に唯一残されたのは川魚という食の機能であった。水俣病問題が起きなければ重要な暮らしの一部を占めていたものである。しかし、水俣病問題が起こったことによって川魚も人々にとって、おそらく川の水よりもずっと遠い存在に変わった。

共有される大きな出来事であった高度経済成長は新潟県において、中央とのズレをともないつつ、独自の経済復興から始まり中央の流れに沿う形で発展を遂げた。しかし、その変容の過程においてさまざまな問題が生じた。その多様性をみるために、さらに阿賀野川を下流から上流まで分けてとらえた。上流においては前節で述べた昭電の影響のもとにあるが、その昭電の存在が水俣病問題によって間接的に大きな影響を与えた場所が、下流域、そして中流域であった。

　熊本県水俣市で水俣病が発見された1956年は、高度経済成長の上り坂であり、逆に新潟水俣病が公式発表された1965年は高度経済成長の下り坂の時期であった。熊本水俣病問題は勢いづいていた高度経済成長期初期において軽視され、その時代に飲み込まれてしまった重大な危機的出来事であった。それに対し高度経済成長が勢いを失い、そのひずみが顕在化しつつあった時期に発見された新潟水俣病とでは、その背後にもつ歴史的状況が大きく異なり、社会的な意味も違っていることをここで確認しなければならない。

　新潟水俣病は第二の水俣病として最初からその重大性が社会に受け入れられていた。イタイイタイ病（以下、イ病）や四日市公害など他の公害問題も顕在化した時期であった。四大公害裁判といわれるものはすべて東京オリンピック以後に提訴され、ほとんどがオイルショックを迎える前、つまり、高度経済成長が終息を迎える前に原告勝訴の判決を勝ち取った。高度経済成長期とは実に多くの複雑な面を内包していたのである。

　注
1) 1971年の段階ですでに高度経済成長は終わりとする見方もある。産業界のレベルでは確かにドルショックにより打撃を受けたが、人々の生活レベルも含めるとやはり1973年のオイルショックで終わりとみてよいであろう。
2) 1968年にチッソはアセトアルデヒドの生産をやめている。この年、政府は二つの水俣病を公害病と認定した。

3) 河床の低下という問題を引き起こしたが、それは、必ずしも砂利採取だけが原因ではなく、ダム建設による堆砂などにも原因が求められている。

第3章　新潟水俣病問題の概要
──第二の変容過程──

　本章では阿賀野川流域における第二の変容過程として新潟水俣病問題の歴史をとらえる。便宜上七つの時期に分けた。紙幅の都合上、被害者運動を中心に問題に関連する主体を、行政（政府、県、市町村）、当事者（家族、支援者を含む）、企業（昭和電工）の三つに分け、その関係性を時間軸に沿ってとらえ全体像を把握する[1]。

第1節　新潟水俣病公表以前（―1965年6月）

　1956年5月1日、新日本窒素（以下、チッソ）付属病院長の細川一が中枢神経疾患の患者が発生したことを水俣保健所に報告した。水俣病という公害病の歴史の始まりであった（斎藤、1996：21）。熊本県水俣市という小さな漁村で起きたこの病は伝染病や奇病扱いされ、多くの人々をもがき苦しめ、死に至らしめた。この一連の出来事は不知火海の平和で穏やかな人々の暮らしを一変させた。その後、原因解明の段階に移り、公式発表（1956年）から3年たってようやく有機水銀が原因だと発表された（1959年11月）。その年の暮れにはチッソと患者互助会との間で見舞金契約が結ばれた（石牟礼、1972：326）。今後、原因がたとえチッソにあってもチッソは二度と責任は負わないという意味の一方的な「見舞金」契約であった。この見舞金契約で水俣病問題が闇に葬り去られようとしていた約1年前、

新潟では川と魚と人にその前兆があらわれていた。昭電鹿瀬工場のカーバイド残渣場が雨のため決壊し、全流域、「川が魚でふたをした」状態になったのは前述のとおりである。その後、阿賀野川は不漁が続いたが、1962年頃からは豊漁となり時には手づかみでとれるほどになった。

　この豊漁の時期の1963年、阿賀野川下流域で水俣病のような症状で、原因もわからず多くの病院をたらい回しにされ、翌年の秋に死亡した男性がいた(斎藤、1996：186-191)。この男性は新潟水俣病患者第一号とされ1971年の新潟水俣病第一次訴訟の判決で死後、水俣病と認定された。

　また同じ地区に住む30代の男性も1964年の11月に原因不明の病気となり、新潟大学(以下、新大)の脳神経科に入院した。その後、対岸に住む半農半漁に従事する20代の男性が暴れ、もがきながら亡くなり、さらに10代の男性、50代の男性も同様な死を迎えた。いずれも半年の間にたて続けに起こった出来事だった。阿賀野川下流域を中心に患者が多発すると新大は原因を確かめるため水銀定量検査を東大に依頼した。その結果、患者は有機水銀中毒症と断定された。5月31日に新大は新潟県(以下、県)衛生部に患者の存在を報告するに至った。

　県衛生部は水銀使用工場を調べ、新大と新潟市と協力して対策を練るものの公式発表はしなかった。しかし、6月12日の午前中、赤旗の記者の取材申し込みがきっかけとなり、その午後に県は「阿賀野川流域に有機水銀中毒患者7人発生、2人死亡」と正式に記者発表をした。

　新潟水俣病公式発表はこの時点で二つの意味をもっていた。6年前に終わったとされた水俣病がまったく違った環境(河川環境)でしかも水俣市から約1,000km も離れたところで起きたこと、そしてそのことが9年前に起きた水俣病を、もう一度照射し直したことであった。

第2節　新潟水俣病公表から第一次訴訟提訴まで
(1965年6月—1967年6月)

当初の行政の動きはどうだったのだろうか。9年前の熊本水俣病の経験があったこと、そして県衛生部長の迅速な決断と対応により、初期の県の対応はすばやかった。県はまず対策本部を設置し、新大医学部と協力して問題発生地区を中心に住民検診を行った。また胎児性水俣病の恐れから妊娠規制や乳児検診も行った。その年の9月には「水銀中毒患者及び水銀保有者に対する特別措置要項」を決定し、医療手当や見舞金などの援護措置もとった(10月1日施行)。さらに補正予算として水銀中毒対策費を計上し、近隣の市町村(当事者をかかえた新潟市、豊栄町、横越村＝いずれも当時)とともに生業資金、生活保護、そしてリハビリ等、医療の面と生活の側面から対策を立てた。

1965年末に県は有機水銀中毒診査会を設置して、さらに患者の発掘を行った。公式発表の約1年後には報告書を出すまでに至った[2]。また、県は漁協に対しても川漁のみならず海漁にも影響があったとして公表の2カ月後に見舞金を贈っている。翌1966年4月には漁業そのものが成り立たなくなったとして転業対策事業費の捻出を試み、漁業転換事業計画をまとめ助成金約190万円の交付を9月に決定した。と同時に行政指導も漁獲規制に始まり、食用規制などを行った。この時期に出された行政指導は表3-1のとおりである。

県内への対応はもとより、県は積極的に上級官庁である経企庁、厚生省、農水省、大蔵省(いずれも当時)などに調査の依頼や陳情等を行った。厚生省は新潟水俣病問題のために特別研究班(試験班、疫学班、臨床班)を結成し、精力的に原因追及を行った。1965年9月には特別研究班の報告により昭電鹿瀬工場が原因にしぼられた。さらに1966年の3月に特別研究班のうち疫学班が「原因は鹿瀬工場廃水中のメチル水銀」と主張した。最終的に1967年4月には、「昭電の工場廃水が原因」という特別研究班の報告書が出された。この結果を受けて、県は原因追究の対策から患者への援護対策に比重を移していった。

県を代表とする行政側の積極的な施策はある程度評価できるが、その

表3-1 行政指導の内容(1965年6月-1967年6月)

年月日	発信者	あて先	標題	概要
1965.6.28	新潟県農林部長	各漁業協同組合	阿賀野川下流水域における魚介類採捕の禁止について	阿賀野川下流域(横雲橋から河口までの間)の魚介類について、昭和40年8月31日迄の間、採捕しないような自主的な措置をとること。
1965.7.12	新潟県衛生部長	各保健所長、新潟市長、新潟県鮮魚商組合長、魚介類市場組合長、阿賀野川地区各漁業協同組合長	阿賀野川下流域で漁獲される魚介類の取り扱いについて	水銀汚染の魚介類を販売すると食品衛生法第4条の違反となる恐れがあるので関係者への指導を行うこと。(1)魚介類から水銀の検出されている地域(横雲橋より河口までの間14km、(2)水銀が大量に検出されている魚種、ニゴイ、ウグイ、フナ、オイカワ、ボラ。
1965.8.30	新潟県水銀中毒対策本部長	公表	阿賀野川下流水域における魚介類の採捕禁止指導について	総合的に判断した結果、サケ、マス、アユ等の遡河性魚介類は食用に供して差しつかえないという結論から採捕禁止の行政指導は継続しない。その他の魚種については当分の間、食用に供することは好ましくない。
1965.9.1	新潟県衛生部長	各保健所長、新潟市長、各漁業協同組合長	阿賀野川流域における魚介類の採捕禁止指導を継続しないことについて	昭和40年8月30日の新潟県水銀中毒対策本部の発表のとおり、採捕禁止の行政指導は継続させない。ニゴイ、ウグイ等の一部に水銀の保有量が相当認められるので、これら水銀の高い魚種について連続して多量に摂取しないこと。
1966.4.11	新潟県水銀中毒対策本部長	関係保健所長、関係市町村長、各漁業協同組合長	阿賀野川流域における魚介類に対する行政指導の強化について	水銀保有量の多い魚介類の食用抑制の行政指導を行ってきたが、その後の検査結果から、ニゴイ、ウグイ等の水銀保有量は逐次減少傾向をみせているものの、未だ相当に高いものも認められるので、サケ、マス、アユ、カワヤツメを除く魚介類は食用に供しないこと。
1967.6.10	新潟県水銀中毒対策本部長	関係保健所長、関係市町村長、各漁業協同組合長	阿賀野川流域における魚介類の食用抑制の一部解除について	水銀保有量の検査結果及び習性等を総合的に検討した結果、ハゼ、ボラについて食用抑制を解除する。

(県庁から入手した資料より筆者が引用・作成)

ような施策を導き出したのは、実は支援団体に支えられた患者の動きであった。打ち出された施策の前に必ず当事者たちの市交渉、県交渉が行

われた(飯島・舩橋編、1999および巻末の**資料1「年表」**参照)。以下、患者の動きを1965年にさかのぼってみていきたい。

　劇症型水俣病で亡くなった患者家族を中心に1965年末に「新潟水俣病被災者の会」(以下、被災者の会)が結成されたが、背後に民主団体水俣病対策会議(以下、民水対)という支援団体の存在があった[3]。民水対は患者が発生した下流域の集落に入り込み、水俣病に関する学習会、映写会などを行った。さらに懇談会を開き、患者たちの結集をはかりつつ、県や市に対して生活援護、医療援護の交渉も行った。この交渉過程で患者自らも加わるようになり、正式に患者の会、先の被災者の会が結成されたのである。被災者の会は民水対に加盟することとなった。

　もう一方の被害者である漁協はどのような対応をしていたのだろうか。いちばん被害の大きかった単協の松浜漁協は県に陳情し、阿賀野川漁業連合会も県に要望書を提出したが、「人と魚は別」として被災者の会とは別に活動をした。漁協関係者は昭電本社を訪ね、補償交渉を試み政府にも陳情を行った。人と魚の動きは別としても当事者たちは生業資金、世帯更生資金、生活援護、そして漁業の転業事業費などを結果的に獲得していった。

　しかしながら、原因企業とされた昭電は自らの非を認めようとしない、かたくなな態度を持ち続けた。昭電は、問題が発生した翌月には、町の広報紙を使って「当社は水俣病に関係なし、ご安心ください」という知らせを出している[4]。同年9月には先の厚生省の報告に対して当時の工場長が「有機水銀使用せず」と県衛生部に抗議をした。翌1966年4月にも工場長は「水銀は絶対ない」と言った。1966年6月からは本格的に昭電の反論が始まった。昭電は「阿賀野川下流域中毒事件に対する見解」を発表し、頑強に農薬説を主張し、県にまでその調査の協力を依頼した。その後、昭電の反論書は直接厚生省に提出された。その間、昭電に対して、鹿瀬町は企業城下町のため援護措置をとった。鹿瀬町と隣の津川町の町議会では「阿賀野川下流域有機水銀病に関する意見書」採択を県に提出し、昭

電犯人否定を表明した(鹿瀬町は9月、津川町は10月)。昭電は、1967年1月までに5回にわたる意見書等を提出し、2月には「国の結論が出ても従わない」という発言が昭電の重役によってされた[5]。1967年4月の特別研究班の報告書に対し昭電はまたしても意見書を提出し反論した。

　上記の昭電の動きを予測するかのように、企業交渉ではらちがあかないと1966年の4月には民水対の中に訴訟小委員会が設置され、弁護士が法律学的検討を始めた。被災者の会はあくまでも交渉で原因追究、補償獲得を望んでいた。しかし、昭電の非を認めない態度や厚生省の原因を明らかにする報告や弁護団の提案を受け、被災者の会は「相手がはっきりしたから裁判をうつ」と決心した。当時、保守色が強い流域市町村にとって裁判をすることは人々に「新発田の与茂七」の義民話を想起させた[6]。しかし、被災者の会会長は「(支援者の立場が)どんな色だろうとも区別はしない」(朝日ジャーナル、1967, 7/9 : 89-94)と語ったように、当事者たちは、自分の生きる場所、生きてきた場所、生活そのものを壊された、奪われたという思いから弁護団の提案を受け入れ訴訟に踏み切った。まさに先祖代々の「田地田畑売り払う」という悲壮な覚悟のもとに1967年6月12日、新潟水俣病第一次訴訟(以下、一次訴訟)が提訴された。

　一次訴訟は個人が原告というより家族すなわち生活共同体が原告となった。最初に提訴した人々は劇症型で亡くなった身内を含む3家族13人であった。あとの会員はその3家族13人を援護しつつ、原告には加わらずに様子をみようということになった。被災者の会にとって提訴は多少なりとも昭電の態度を変え、交渉の場につかせることを意味した。しかし、厚生省の結論である水銀説に反論する昭電の姿勢に、さらに原告数は増え結果的に被災者の会全員の77名が原告となったのである。

第3節　第一次訴訟提訴から判決まで
　　　　(1967年6月—1971年9月)

一次訴訟が提訴された翌月に公害対策基本法が制定された。社会的に公害問題が認知されたことのあらわれであった。水俣病問題においては1967年の8月に厚生省の食品衛生調査会[7]が新潟の水俣病は「昭電の工場廃水が基盤」と答申しこれを厚生省の見解とした。科技庁(当時)がまとめ役となり農林省も経企庁も厚生省の結論に「異論なし」と返答したが、翌年通産省が「そう結論するには資料不十分」と反対した。
　科技庁が通産省の見解を受けて新たに案を出し、そのことで厚生省は反発したが、最終的に1968年9月26日に熊本の水俣病と同時に政府見解が出された。新潟水俣病は熊本水俣病とともに初めて国の公害病の認定を受けた。熊本水俣病が公式に発見されてから12年後のことであった。原因に関して熊本水俣病はチッソの流す廃液と断定されたのに対し、新潟水俣病は昭和電工のそれと明確に断定されなかった(表3-2)。
　政府見解ののち、公害対策基本法に基づき、1969年末に同日公布施行の「公害に係る健康被害の救済に関する特別措置法」(以下、救済法)が制定された。これは公害病患者に対し公害医療手帳を交付し、医療費、医療手当、介護手当が支給される制度であった。公害医療手帳の交付のための、つまり公害被害者かどうかを決める認定審査会が、この法とともに制定され、この時から「認定あるいは棄却」という事実が生み出された。認定制度の始まりであった。
　1971年には環境庁が発足され二代目環境庁長官大石武一の命により「当該指定地域にかかる水質汚濁の影響によるものであることを否定し得ない場合においては、その者の水俣病は、当該影響によるものであると認め、すみやかに認定を行うこと」という疫学を重視した事務次官通知が出された。
　一方、県は行政指導を行うとともに(表3-3)、患者、保有者に対する第2回の追跡検診、在宅や温泉のリハビリとその説明会などの健康管理と、生業資金貸付等の経済援護を行った。また漁協組合員の健康調査も行った。

表3-2　水俣病と新潟水俣病に対する政府見解（抜粋）

「水俣病に関する見解と今後の措置（抜粋）」（昭和43.9.26.　厚生省）

水俣病の本態とその原因
　水俣病は、水俣湾産の魚介類を長期かつ大量に摂取したことによって起こった中毒性中枢神経疾患である。その原因物質は、メチル水銀化合物であり、新日本窒素水俣工場のアセトアルデヒド酢酸設備内で生成されたメチル水銀化合物が工場廃水に含まれて提出され、水俣湾内の魚介類を汚染し、その体内で濃縮されたメチル水銀化合物を保有する魚介類を地域住民が摂食することによって生じたものと認められる。水俣病患者の発生は昭和35年を最後として、終息しているが、これは昭和32年に水俣湾産の魚介類の摂食が禁止されたことや、工場の廃水処理施設が昭和35年1月以降整備されたことによるものと考えられる。なお、アセトアルデヒド酢酸設備の工程は本年より操業を停止した。

昭和40年度科学技術庁特別研究促進調整費による
「新潟水銀中毒に関する特別研究」についての技術的見解（抜粋）（昭和43.9.26.　科学技術庁）

本特別研究に関する技術的見解
　本中毒発生の原因となった事象は極めて複雑であり、またそれらを再現することは困難であったが、本特別研究によって明らかにされた諸事項から、本中毒発生の態様を検討した結果は次のとおりである。
① 本中毒患者は、阿賀野川がメチル水銀化合物によって汚染された結果、メチル水銀化合物が阿賀野川の川魚に直接あるいは食餌を介して蓄積し、かかる川魚（特に底棲性のニゴイなど）を常にその食習慣から多食したため発生したものである。
② 中毒が阿賀野川のいかなる汚染の形態のもとに発生したかについては、次の二とおりの可能性が考えられる。すなわち、
　(イ) 阿賀野川が長期にわたって継続的に汚染された結果、中毒が発生したという可能性と、
　(ロ) 阿賀野川が長期にわたる継続的な汚染に加えて比較的短期間に相当濃厚に汚染された結果、中毒が発生した可能性、とである。
　　この場合、本中毒が阿賀野川の前記(イ)または(ロ)のいずれの汚染の形態のもとに発生したものかを判断するために必要な資料は満たされていないので、本中毒発生が(イ)または(ロ)のいずれかによったものかは断定し難い。しかし、長期汚染は本中毒発生に関与しており、寄与の程度は明らかではないが、本中毒発生の基礎をなしたものと考えられる。
③ 前記②(イ)に述べた長期汚染の原因としては、阿賀野川に汚染を及ぼす水銀取扱工場からの排水を考えることができる。水銀取扱工場としては昭和電工㈱鹿瀬工場があり、同工場のアセトアルデヒド製造工程中に副生されたメチル水銀化合物を含む排水は、阿賀野川をどの程度汚染していたかは明らかでないが、長期間にわたり同川に放流されていた。また、阿賀野川に並行して流れる新井郷川にある日本ガス化学㈱松浜工場でもアセトアルデヒドを製造しており、メチル水銀化合物を含む排水は新井郷川へ放流されていたが、これが阿賀野川に流入していたことを考えることは困難である。
　　阿賀野川流域に散布されたフェニル水銀系農薬が同川に流入していたことも可能性としては考えられるが、その量は極めて小さくその中に含まれるメチル水銀化合物の阿賀野川の汚染に対する影響は無視しうるものと考えられる。
④ 前記②(ロ)に述べた比較的短期間の濃厚汚染の原因としては、新潟港埠頭倉庫に保管中の水銀系農薬が新潟地震に際して流出し、または投棄されたのではないか、あるいは昭和電工㈱鹿瀬工場におけるアセトアルデヒド製造の操業停止（昭和40年1月）に先だって管理の不備があり、工場排水のメチル水銀化合物が一時的に急増したのではないかということなどが考えられるが、このような事業を裏付ける資料はない。
　　したがって、比較的短期間の濃厚汚染があったとしても、その原因を資料により特定することは困難である。

出典）新潟県『阿賀野川水銀汚染総合調査報告書』、1979

表3-3　行政指導の内容（1967年6月－1971年9月）

年月日	発信者	あて先	標題	概要
1969.7.16	新潟県水銀中毒対策本部長	公表	阿賀野川流域における河川水及び魚類の総水銀の経時的変化について	昭和41年より昭和44年3月までの魚介類の調査結果から、総水銀量は規定量以下となり長期かつ大量摂取しなければ魚介類から水銀影響を心配することはない。しかし、毎日、大量摂取するような異常な食習慣があるならば改めるよう普及徹底をはかる。 　規定量は「水銀による環境汚染の暫定的対策要領について」を参照。
1969.9.22	新潟県有機水銀対策本部長	関係保健所長、関係市町村長、関係漁協組合長	阿賀野川流域で採捕される魚介類の食用制限の解除について	一部の魚種を除き食用抑制の行政指導を行ってきたが、その後の調査結果から魚介類の総水銀量は漸次減少し、食用として支障のない状態となったので、採捕することは差支えない。ただし長期かつ大量の摂食をさけること。

（県庁から入手した資料から筆者が引用・作成）

　1968年の政府見解に対しても県知事は「納得できない、企業責任が明確にできないなら、国で救済を」として医療費等に関して上級官庁に陳情を行った。1969年の救済法制定により、県は救済法に基づく業務が中心になった。1970年には潜在患者発掘のため、県主導の第二次一斉検診を行ったが、受診率がなかなか高まらず1971、1972年に補助検診も行った（新潟県、1979：98-107）。

　政府の原因追究、県の医療対策、経済対策という中で当事者たちの動きはその対策とどのようにからみあっていたのだろうか。裁判に関しては、第7章で詳細に述べるとして、当事者たちは裁判を支援者とともに展開していきながらも、他方で、医療費補償、生活費援助、原因追求の三本柱で運動を行っていた。また県交渉ではリハビリ実施の要求、生業資金の返済延期願い等を行った。それらは県の柔軟な対応によって受け入れられていった。また当事者たちは原因追究過程において各省庁へ陳情も重ねた。さらに支援を求めるために県内行脚として市町村議会もまわ

り訴えていった。

　この時期、当事者のまわりに支援団体との関係性ばかりでなく、他の公害被害者との連帯が始まった。提訴した翌年の1月に被災者の会は水俣市を訪れ、富山ではイ病患者と交流し、四日市にも出かけた。「富山に行ったとき、暗い土蔵の中で『イタイイタイ』とうめく声が聞こえるんです。本当にあれはひどい病気だと思いました。」と新潟から汽車に乗って富山に出かけたときのことを被災者の一人は語った[8]。

　公害被害者どうしにしかわからない自分の身体のこと、地域社会での差別、闘いの中で感じる行政や国に対する思い、それらの受苦が共有される磁場が公害被害者の連帯を可能にし、強固なものにした。そのような被害者を支える支援の動きもさらに広がった。この時期、新潟水俣病の記録映画も完成し、新大の教授を中心に阿賀野川研究会も結成され、総評による公害対策全国連絡会議も開かれた。また民医連、勤医協の現地検診は毎年行われ患者を心身ともに支えていた。全国レベルでは日本弁護士連合会(以下、日弁連)の公害シンポジウムも開かれた。一方、1970年に、民水対から発展的に解消組織された新潟水俣病共闘会議(以下、共闘会議)は、要求獲得のための運動支援とともに潜在患者発掘のための自主検診を行った。もう一方の当事者である漁協も個別に昭電へ補償要求を行うとともに厚生省、水産庁へ陳情を重ねていった。当事者たちの運動は反公害の追い風のもとに行われた。

　しかし、原因企業の昭電は工場廃水説に徹底して反論を続けた。安西社長は「工場廃水が原因でない」とことごとく断言した。1971年の2月には安西社長から、のち上訴権を放棄した鈴木社長に交代した。その年、昭電本社内で女子社員らが新潟水俣病の責任追及のデモをしたり、パンフレットで昭電批判をしたりと内部から反公害の動きが少しだけみられた(松井、1975)が、大きな力とはならなかった。

　最終的に1971年9月29日に、一次訴訟の原告勝訴判決が出た。イ病の原告勝訴判決の2カ月後のことであった。裁判所は新潟水俣病と工場廃

水の法的因果関係を認め、被告の責任としては原告が訴えた「未必の故意」は認めなかったものの過失の責任はありと認めた。しかし、損害賠償額に至っては死亡患者の慰謝料は1,000万円としたが、請求金額は大幅に減額された(新潟水俣病共闘会議、1973)。この金額に不満をもった原告たちは「控訴も考えた」が、結局昭電との自主交渉をすることを決意し控訴しなかった。

第4節　第一次訴訟判決から補償交渉をへて補償協定締結まで(1971年9月—1973年6月)

　この時期は国と県にそれほど大きな動きはない。判決によって昭電が原因企業とみなされたため、県は昭電に医療費請求など行い新潟水俣病問題に対する施策的比重を軽くしていった。しかし、県は補充検診として住民検診と学童検診を行い、生業資金返済不要を決定するなど経済対策を行った。この時期の行政指導は**表3-4**のとおりである。それでは判決後の当事者と昭電との関係はどうだったのだろうか。

　被災者の会は判決後、裁判に関係なく認定患者となった新認定患者とともに昭電との自主交渉を開始した。被災者の会の方針は一時金1,000

表3-4　行政指導の内容(1971年12月－1973年6月)

年月日	発信者	あて先	標題	概要
1971.12.3	新潟県有機水銀対策本部長	関係保健所長、関係市町村長、関係漁協組合長	阿賀野川流域における魚類の総水銀量の検査結果にもとづく食用抑制の取り扱いについて	魚介類の総水銀量は全般的に減少傾向を示しているが一部魚種に1ppmを超えるものがみられるので、ニゴイ、ハヤ等の底棲性でしかも高令魚(30cm以上)については長期かつ大量の摂食をさけること。
1973.3.2	新潟県有機水銀対策本部長	関係保健所長、関係市町村長、関係漁協組合長	阿賀野川流域における魚類の総水銀量の検査結果にもとづく食用抑制の取り扱いについて	1971.12.3付文書と同様な主旨内容。

(県庁から入手した資料より筆者が引用・作成)

万円、終生年金として年50万円（物価スライド制）とし、交渉を重ねた。交渉は補償金額の方針を決めたのちの1972年4月から1973年6月まで8回行われた。

　この間、1972年7月に四日市訴訟の判決、8月にイ病の控訴審判決、1973年3月に熊本水俣病第一次訴訟の判決が出され、すべて原告勝訴となった。特に1973年の水俣病判決は1959年の見舞金契約を無効にし、死者1,800万円、生存患者1,600万から1,800万円という高い損害賠償額が認められた。このことは間接的ではあるが新潟の補償交渉過程に影響を与えた。

　昭電側は新認定患者も含むと認めたが、交渉途中の1972年8月に対案として100万円から1,000万円を提示し、全患者の年金を10万円と出した。だが、一律補償を求めていた被災者の会はこの案に反発した。1973年の4月に行われた半年ぶりの交渉時には、最終的に昭電も患者の初期の案を受け入れることとなり、2カ月後の6月21日に協定が調印されることとなった[9]（巻末、**資料3**参照）。もう一つの当事者である漁協も単協ではなく阿賀野川漁協連合会と昭電とが交渉を行い1972年4月に6回の交渉をへて補償額5,000万円で妥結した。

　この一次訴訟勝訴判決と補償協定締結によって長年にわたる医療、生活、原因追求という諸問題、つまり新潟水俣病問題が終わるかのようにみえた。しかし、実際は潜在患者による申請者数の増加、国の通知による認定基準の変更、さらに棄却者の増加というあまりにも長い、さらに決して終わることのない未認定患者問題が第二の新潟水俣病問題として徐々に顕在化されてきていた。

第5節　補償協定締結以後から第二次訴訟提訴まで　　　　　　（1973年6月—1982年6月）

　1973年10月に救済法が「公害健康被害の補償等に関する法律」（以下、

補償法)に移行された。補償法は「民事責任をふまえた損害賠償保障制度」(野村、1984：51)を基本理念とする救済制度で、行政的な手続きで被害者に補償費を払うしくみであった。救済法との大きな違いは療養費と療養手当に加えて障害補償費を支給したことであった。これは「公害に伴う労働能力の喪失、生活上の障害といった損害に対して支払われるもの」(加藤・橋本・森島・吉田、1984：22)であった。療養手当はだいたい2万円から3万円で障害補償は程度の差によっていくつもの等級に分けられている。

国の機関である認定審査会によって認定された人々は補償費受給者となり、補償法か企業の補償協定どちらか一つが受けられることになった。たいてい企業補償の金額が高いので水俣病認定患者の場合それが選択されていた。

判決以後、熊本も新潟も徐々に認定申請者数が増え、行政は審査の対応に追われるようになった。前述の1971年の疫学的条件を重視した「疑わしきは認定せよ」という環境庁事務次官の通知、翌月の一次訴訟判決、1973年の熊本判決、さらに同年の新潟での補償協定の締結などの出来事により、奇病、伝染病とみられていた水俣病は、加害者がいる社会的な病であることが地域社会に浸透していった。阿賀野川でとれた川魚を食べた人が認定され、自分の身体の変調も実は水俣病なのだと気づき申請者の数は増加していった。その増加に対応して認定申請受け付けは熊本県、新潟県のみならず、環境庁でも受け付けることになった。それほど申請件数が増加していた。

1977年3月に、水俣病に関する関係閣僚会議が初めて開かれ、患者救済制度の抜本的見直しが確認された。その結果、同年7月に環境庁の通知「後天性水俣病の判断条件」が出され、水俣病の認定基準に「症状の組み合わせ論」が導入された。さらに翌1978年7月に事務次官通知が新しく出され「蓋然性の高い場合のみ認定」となった。その結果、棄却率は新潟に限ってだが、以下のようになった(図3-1)。

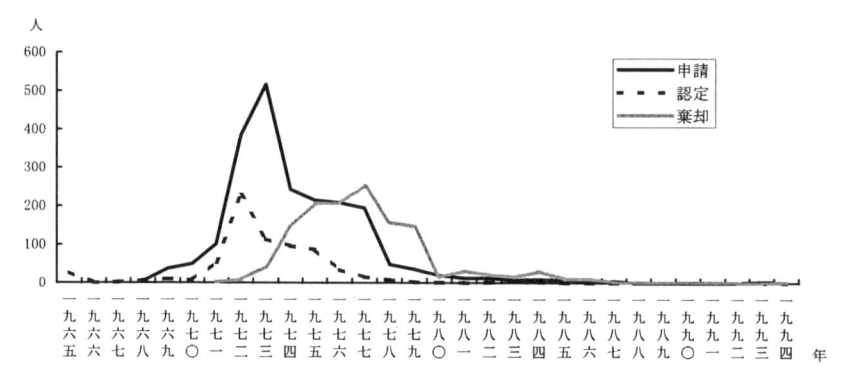

図3-1 新潟水俣病認定申請状況

出典）新潟県、1971〜1973、『公害白書』；同、1974〜1981、『環境白書』；同、1982〜1995、『新潟県の環境』から筆者作成

　認定申請者数のピークは協定締結の1973年であった。1974年には極端に減少し、以後微減となった。二度にわたる認定基準の運用における実質的変更後、1977年には棄却者数がピークを迎え申請者数を上回った。1978年にはさらに極端に申請者数が減少し、結果的に患者として顕在化した人々は次々と棄却された。

　政府の一連の動きに対し、この時期に出された県の行政指導は表3-5のとおりである。その他、県は1974年5月に申請者増加対応策として、一般外来とは別に専門の窓口を作り、また1977年6月には申請者に対して医療費を負担する施策をとった。また河川対策として1976年4月に県公害対策会議を開き、鹿瀬電工の浚渫と水銀汚染の総合調査のための専門家会議を開くことを決定した。同年5月に「阿賀野川水銀汚染調査等専門家会議」が設立され、以後2年にわたって調査が行われた。この専門家会議は1978年3月24日に水銀は危険値から下がったと「安全宣言」を出し、1979年3月29日に報告書内容を確認して解散した。1978年の「食用規制解除」で、阿賀野川に安全宣言がもたらされ、県の水俣病に関する施策は事実上終わった。

　この調査結果に対し被害者を含む共闘会議らは独自に調査を行い「安

表3-5　行政指導の内容（1973年6月－1982年6月）

年月日	発信者	あて先	標題	概要
1974.4.23	新潟県水銀対策本部長	関係保健所長、関係市町村長、関係漁協組合長、厚生省・環境庁	阿賀野川流域における魚類の水銀の検査結果にもとづく食用抑制の取り扱いについて	魚介類の水銀保有量は全体的に漸減傾向を示しているが魚介類の水銀の暫定的規制値を超えるものが散見されること、高令魚に高い水銀保有傾向がみられることなどから、底棲性でしかも高令魚(30cm以上)については長期かつ大量の摂食をさけること。
1975.3.29	新潟県公害対策会議会長	関係保健所長、関係市町村長、関係漁協組合長、厚生省・環境庁	阿賀野川生息魚の水銀調査にもとづく食用抑制の指導について	昭和49年度から「阿賀野川水銀調査3ヵ年計画」により総合的な調査を実施しているが、依然として魚介類の水銀の暫定的規制値を超えるものが散見されること、高令魚に高い水銀保有傾向がみられることなどから多食や常食をさけるとともに特に底棲性のしかも高令魚の喫食には注意すること。
1976.4.26	新潟県衛生部長、新潟県生活環境部長、新潟県農林部長	関係保健所長、関係市町村長、関係漁協組合長、厚生省・環境庁	同　上	同　上
1978.4.17	新潟県衛生部長、新潟県生活環境部長、新潟県農林水産部長	関係保健所長、関係市町村長、関係漁協組合長	阿賀野川流域における魚類の食用抑制の解除について	昭和51、52年度にわたる「阿賀野川水銀汚染総合調査」の結果から魚類に対する人工的な水銀汚染の影響は解消したと判断されるので、魚類の食用抑制は解除する。(1)ウグイ、ニゴイとも総水銀、メチル水銀の平均値は魚介類の水銀の暫定的規制値を下回っており、昭和48年度以降の横ばい状態が再確認された。(2)体長の大きい魚類の一部に魚介類の水銀の暫定的規制値を超えるものがみられるが、全国的に他の河川にもみられる傾向である。

（県庁から入手した資料より筆者が引用・作成）

全宣言は時期尚早」と声明を出したが、その後、県は調査を行わなかった。流域の人々の中にはまた川魚を食べ始める人も出てきたが、現在大半の人々は川魚をとってもほとんど食べない。

　認定患者の会となった被災者の会は、1970年代後半まで共闘会議とと

もに未認定患者問題解決に協力し、さらに補償協定に基づいて昭電に保養所(水俣会館)建設を約束させ(1975年)、鹿瀬工場の立ち入り調査を行い、1976年にはヘドロの除去作業を昭電に行わせた。

　一方、先の棄却された人々は、水俣病患者となることで子どもたちの結婚や就職に支障をきたすと申請を我慢をしていた人々であった。しかし、それらの心配がなくなり、また認定患者である家族や親戚の存在に力を得て、ようやくの思いで申請をした人々でもあった。「けれども棄却された。同じ食生活で片方は認定され、なぜ自分は棄却されたのか。病名がわかれば治療法もあるのに、水俣病でなければ何なのか」と棄却されたある患者は語った。棄却に納得できず、行政不服審査請求や再申請を試みた人々は少ないながらも存在し、1970年代後半にそれらの人々が流域各地で結集し始めた。

　1974年には下流域を中心とした「未認定患者の会」が水俣会館で結成され、被災者の会と共闘会議とともに1975年に未認定患者問題に関して環境庁に陳情を行った。同じく1975年に、初期に水俣隠しを行った下流の新潟市松浜に未認定患者の会が結成された。さらに1976年には上流の津川町や中流の安田町で、そして1977年には水原町でと、未認定患者を中心とする会が全流域にわたって結成されていった。

　その後、医師や弁護士、支援団体を支えに1980年代初めにその小さな流れが大きな流れとなり、新潟水俣病被害者の会(以下、被害者の会)が結成された。ここでもやはり大きな力を発揮したのは共闘会議に加盟している民医連(勤医協)の医療関係者たちと新潟水俣病研究会[10]であった。勤医協は1974年に水原町で、1976年にも安田町で未認定患者の要望のもとに自主検診を行った。また共闘会議は未認定患者とともに環境庁に認定作業の見直しを求めて陳情した。さらに1979年頃から未認定患者の訴訟の検討が行われ[11]、1980年に入り先の勤医協が中心となり患者に対するアンケート調査が全流域にわたり行われた。その結果、かなり問題が深刻化していることがわかった[12]。

1981年に共闘会議はあらためて新潟水俣病第二次訴訟（以下、二次訴訟）の支援を決議し、1982年6月提訴をめどに未認定患者代表者会議を数回にわたり開いた。1982年に入って新潟水俣病被害者の会が正式に結成され、まず昭電交渉を開始するとともに国をも被告とした二次訴訟を提訴した。被害者の会が次なる運動の担い手となった。

1980年代のこの訴訟は原因企業の責任を追及するあるいは明確にするという意味での表層レベルにとどまらず、30年40年たっても問題が解決されないという社会構造あるいは社会システムそのもののあり方を問うものとみなしてよいだろう。また公害問題そのものの意味を問う裁判ととらえることもできる。二次訴訟は県を被告としなかったものの国の責任を追及し、原告も最終的に全流域にわたる234名という大規模訴訟となった。

第6節　第二次訴訟提訴から第一陣分離判決まで（1982年6月―1992年3月）

この時期には、未認定患者を原告とする裁判が多数提訴され、判決や和解勧告等が行われた。順にあげると、まず1982年に新潟と関西で、1984年には東京で提訴され、1985年に熊本水俣病第三次訴訟の三陣が追加提訴された。この年、福岡高裁では熊本水俣病第二次訴訟の控訴審の判決が出て原告が勝訴し、8月30日に確定した。また京都でも新たに提訴された。1986年には熊本水俣病第三次訴訟の一陣が国の責任を認めた勝利判決を勝ち取るが、控訴審となった。2年後には福岡でまた訴訟が提訴されたが、1990年代に入って10月以降、まず、東京訴訟で和解勧告が行われ、熊本県知事は受諾したものの国は和解のテーブルにつかなかった。熊本地裁、福岡高裁、そして福岡地裁、京都地裁で次々と和解勧告が出されたが、国は相変わらず和解協議のテーブルにつこうとしなかった。国は未認定患者問題に対してどのような動きをみせていたのだろうか。

1985年、環境庁の「水俣病に関する医学専門家会議」は「現行の判断基準は妥当」との結論を出した。この結論は不服審査請求棄却や認定申請患者の棄却が続くことを意味した。しかし、次々と提訴される裁判や未認定患者を中心とする被害者たちの全国的な運動などにより「水俣病未認定患者問題」が社会的に大きく浮き彫りにされた。長引く裁判、患者の高齢化などにより「生きているうちに救済を」というスローガンが言われ始めた。

　1986年に、環境庁は水俣病特別医療事業という制度を決定した。しかし、この時点では新潟県の未認定患者は対象外であった。1990年に入り環境庁が「健康不安解消策」として特別医療事業制度の拡大を発表した。ここでようやく新潟も含まれるようになった。しかし、この事業が適用されたからといってまた適用棄却者が増えるのでは問題は繰り返されることになる。「四肢末梢神経に感覚のある者だが水俣病ではない」という適用対象者の位置づけもあいまいであり、水俣病問題の根本的な解決のために生み出された制度ではなかった。

　1990年代に、水俣病問題の政治的な解決の道が模索され始めた。1990年に日本社会党（当時）に水俣病対策特別委員会が発足した。続いて自民党政務調査会環境部会に水俣病小委員会も発足した。自民、社会、公明、民社の4党の環境部会責任者が集まって、国に和解勧告に応じ原告患者と交渉するよう要求することで一致した。

　しかし、自民党の水俣病小委員会が関係各省庁の担当者を集め和解のテーブルにつくよううながすも各省庁はそれを受け入れない状態が続いた。その後、国は水俣病訴訟に関する見解を発表し「当事者双方に大きな隔たりがあり、現時点では和解勧告に応じることは困難」とした。1991年には中央公害審議会（以下、中公審）で水俣病専門委員会が初会合を開いた。

　一方、同年3月には熊本県と鹿児島県の両議会で「国の責任で解決を」と決議され、同月には新潟でも共闘会議からの訴えである「新潟水俣病

に関する意見書」が県内112市町村中106の議会で採択された。しかし、昭電があった鹿瀬町議会では不採択となった。

　一連の政治的な動きがあっても環境庁は福岡高裁の和解協議参加要請を拒否した。他方、中公審の「今後の水俣病対策のあり方について」の答申が1991年11月26日に出た。未認定患者に療養費の自己負担分を国と関係県が肩代わりし、通院費を手当として支給する答申であった。この答申は未認定患者問題を医療費（通院費を含む）の問題として、制度の見直しや国の責任など深層的かつ構造的問題には触れなかった。それでも中公審によれば「名より実をとった」ということになった（1991年11月27日付け毎日新聞）。1992年2月には福岡高裁の水俣病和解協議の所見が出た。一時金800万円と提示され、さらに翌月に症状によるランク分けの所見が提示された。

　1992年2月7日に東京訴訟の判決が出て国と県の責任は否定されるもののチッソの責任は認められ、42人が認定された。その1カ月後に新潟の一陣分離判決が出て提訴中に認定になった3名を除く、91名中88名が認定患者とされた、しかし、行政の責任は否定される結果となった。

　当事者たちは行政の場でも司法の場でも解決されず、まるで翻弄されているかにみえる。この間、当事者たちはどのように行政から司法へ、さらに政治的場へと運動を転換させていったのだろうか。

　まず支援者たちからみていくと、医師、弁護士、教師などを中心とした水俣病研究会が10回以上開催され、シンポジウムも開かれ、新潟水俣学校を開き、現地調査など行い、世論的な高まりを企図した。またドキュメンタリー映画を作るグループが新潟入りし、砂田明による水俣勧進一人芝居「天の魚」の新潟県内連続講演も行われた。

　当事者たち、特に被害者の会は共闘会議とともに認定制度見直しのための交渉を国や県や市と始める方針を決めた。さらに各地で訴訟を起こしている水俣病被害者たちが集まり全国連絡会議（以下、全国連）を結成すると、被害者の会も加わり他の水俣病患者とともに環境庁に申し入れ

を行い、また認定審査会の姿勢を批判するなど連帯していった。全国連の会議は新潟や鹿児島で行われ、身体的苦痛、加齢によるつらさをも乗り越えて原告は行動し出かけていった。全国の水俣病患者による決起集会が東京で開かれ、合同で環境庁交渉を行うなど、新しい形での熊本と新潟の連帯が存在した。

　また被害者の会、共闘会議は、1986年5月に、新潟が除外されていた環境庁の特別医療事業に対し国と県に要請書を提出し、制度の再考を求めた。中国やインドネシアなど他の国の水銀汚染も問題となり、諸外国の研究者と新潟・熊本の患者との交流もなされた。独自の県交渉、環境庁交渉も続けられ、当事者たちは医療費と生活補償を求め行政に対する交渉を重ねていった。1987年には5年ぶりに昭電本社で直接交渉が行われ、次に新潟に場所を変え直接交渉は続けられた。しかし、いつも平行線のまま終わる状況であった。昭電交渉だけではなく1989年には、認定審査会の象徴でもある新大医学部前で宣伝行動も行われた。

　しかし、1990年代に入り行政交渉も行き詰まりをみせ始めた。新潟では一陣分離判決を求める署名活動、裁判交渉を行うとともに昭電前宣伝行動を全面解決第一波行動としてかなり精力的に行った。

　当事者たちは世論を高めるため全国の水俣病患者とともに国内を精力的に行動し運動を繰り広げていった。例えば昭電の存在がきっかけで結びつけられた神奈川県大磯町の「昭電問題を考える会」との患者交流会や塩尻市の粉塵工場による被害者たちとの交流も行われた。新潟でも現地調査が行われ、公害問題に関心のある一般の人との被害者交流会も行われた。また日弁連の声明やそれに対する水俣病問題関係閣僚会議の対応に対し抗議声明も出した。裁判をやりながらのため当事者たちは、月の半分以上は外に出て行動をしている状況だった。

　一方、政党に各対策委員会ができ始めたことで、「何とかここで解決を」と原告患者はさらに強力に運動を展開した。早期解決を求め、県内キャラバンとして全県の市町村議会の意見採択要請行動を新たに行うな

ど司法の場で闘いながらも徐々に政治の方へとその比重をシフトさせていった。

他方で昭電は塩尻工場の粉塵訴訟では和解を受け入れ、アメリカでのLトリプトファン問題でも一部の原告と和解をした(浅岡、1993)。しかし、水俣病問題の場合、昭電はチッソの動向をみながらさらに国の対応をみながらとしか思えない対応の仕方をとった。

1992年3月の一陣分離判決後、昭電本社で徹夜で交渉が行われた。昭電は「問題解決に努力する」と言いながらも4月7日には原告側よりも先に東京高裁に控訴をした。まさに司法の場においても解決は望めず、一陣判決をへたのちさらに政治的解決へとその流れが変えられていった。

第7節　一陣判決から和解まで
　　　　　(1992年3月—1995年12月)

当事者たちは行政交渉から裁判提訴をへて司法の場でも解決がなされず、いよいよ政治の場へと向かった。大きな政治的枠組みの変動もあり、この時期はまさに政治の動きが水俣病問題に大きな影響を与えた。1993年の12月には連立与党(当時の自由党・日本社会党・新党さきがけ)に水俣病プロジェクトチームができた。各党には環境部会などが設置されたが、水俣病と銘打ってプロジェクトチームができたことは政治的解決の時期にきていることを示していた。

行政責任を認める判決とそれを否定する判決がちょうど半々出ている状況の中でも、環境庁は和解拒否の姿勢を貫き、水俣病問題に関してはあくまでも裁判の高裁判決、それこそ最高裁まで待つという姿勢をもっていた。

1995年、与党環境調整会議と与党水俣病対策会議が、共闘会議をして「国と企業のかたくなな態度の転換をはかるような」と言わせた与党解決案を出した。そしてこの与党案にのっとり、水俣病問題の解決をと、

村山首相も表明した(1995年6月22日)。

　しかし、この与党案が出た段階で、環境庁は今までの判決や和解案を無視する形で独自の環境庁案を出した。この環境庁案には患者を始め政党などから、かなりの反発があり、結局この環境庁案をもとに9月29日に与党3党最終解決案(熊本案)が提出された。判決を待つとしながらも横槍を入れる形で調整案を出し、裁判の被告でありながら最後は主導権をとろうとした環境庁であった。

　新潟でも独自の交渉を行ったが、結果的に熊本案をベースにして12月11日に昭電と協定を結ぶに至った(巻末、**資料4**参照)。内容は一時金260万円、医療費は1992年6月に施行された総合対策医療事業費で対応、また団体加算金として1人あたり190万円が決定した。このようにして水俣病問題は12月15日の閣議でその長い歴史の第一幕を閉じるに至った

表3-6　水俣病問題首相談話(1995年12月15日)

　公害の原点とも言うべき水俣病問題が発生から40年を経て、多くの方々のご努力により今般、当事者間で合意が成立し、解決をみることができた。水俣病問題については、既に解決をみている公害健康被害の補償等に関する法律による認定患者の方々の補償問題とは別に、認定を受けられない方々の救済に関して今日に至るまで未解決の問題が残されてきた。

　私はこの問題の早期解決のため、与党、地元自治体とも緊密な連携を取りつつ、誠心誠意努力してきた。重い歴史を背負いながらも苦渋の決断をされた各団体の方々をはじめ、この間の関係者の努力に心から敬意を表したい。

　解決に当たり、私は苦しみと無念の思いの中で亡くなられた方々に深い哀悼の念をささげるとともに、多年にわたり筆舌に尽くしがたい苦悩を強いられてきた多くの方々の癒(いや)しがたい心情を思うとき、誠に申し訳ないという気持ちでいっぱいだ。

　水俣病問題は深刻な健康被害をもたらしたばかりでなく、地域住民の絆(きずな)が損なわれるなど、広範かつ甚大な影響を地域社会に及ぼした。

　私はこの解決を契機として、水俣病関係地域の方々が一日も早く、ともに手をとり合って心豊かに暮らすことができる地域社会が築かれるよう心から願う。

　今、水俣病問題の発生から今日までを振り返る時、政府としてはその時々においてできる限りの努力をしてきたと考えるが、新潟での第二の水俣病の発生を含め、水俣病の原因の確定や企業に対する的確な対応をするまでに結果として長期間を要したことについて率直に反省しなければならないと思う。

　私はこのような悲惨な公害は、決して再び繰り返されてはならないとの決意を新たにしている。政府は今般の解決に当たり、総合対策医療事業、チッソ支援、地域の再生・振興などについて地元自治体と協力しながら施策を推進するとともに、水俣病の悲劇を教訓として謙虚に学び、わが国の環境政策を一層進展させ、世界の国々に対し、わが国の経験や技術を生かして積極的な協力を行うなど国際的な貢献をする所存だ。

出典)共闘会議からの入手資料

(表3-6)。

　いろいろな不満を残しながらも「外堀を埋められるようにして」「苦渋の決断」をせまられた当事者たちであったが、とにかく間を空けずに被害を訴え、問題の早期解決を求めて交渉から要請、そして申し入れを重ねていった。「もうあれ以上のことはできない、体力的にも精神的にも限界でした」と新潟水俣病被害者の会会長は語った。

　この時期は当事者自ら最後の力をふりしぼって「闘った」様相が強い。援護としては支援者の存在はもちろんのこと生活文化の視点からとらえた「阿賀に生きる」の映画やブラジルの水銀問題を研究している医師の来訪や訴訟を支援するための応援団の結成、千葉市土気の昭電の研究所建設に関する住民団体との学習交流会などもあった。当事者たちは体を休ませる暇もなく、国内あちこちをまわった。最後に当事者たちの動きを述べて新潟水俣病問題の概要を終わらせよう。

　1992年の一陣分離判決ののち、当事者たちは昭電交渉、そして総合対策医療事業に関しての県交渉、環境庁交渉、さらに地裁の二陣以降の弁論を再開させていった。また1993年に入り、福岡高裁による和解案提示、熊本第三次訴訟、京都訴訟の判決が出たことで、全国連との合同の運動、そして大気汚染を含む公害被害者総行動参加など、被害者の会は全国各地の公害被害者と団結して座り込み、交渉を行っていった。

　1995年には被害者の会は全国連と歩調をあわせながらも昭電との独自交渉も続け、高裁に行った時は昭電の前に座り込み、地裁の時は新潟で現地交渉をし、そして裁判所には解決勧告、和解申し立てを行った。さらに同年9月25日から10月19日の3週間にわたり、当事者たちは終日昭電本社前で座り込みを行った。新潟―東京間が、いくら新幹線で2時間とはいえ、地元の駅に出てくるまでには長時間かかる遠いところに住みながら、しかも健常者よりもつらい体で当事者たちは座り込みを行ってきた。

　この期間は「交渉」という並行的な同じ土俵での活動から、「要請」そ

して「申し入れ」に変化した。当事者たちは行政の場で交渉で解決を求めていたが、らちがあかず、第三者＝司法という場に解決を求めていった。しかし、そこでも解決は不可能となり、最後には「政治の場」へといきつき、早期解決の要請、すなわちお願いという形になった。なぜ、ここまで譲歩しなくてはならないのか、ただ単に大好きな魚を食べ、生きるために魚を食べ、体をおかしくし、病名すらつけられず、交渉すらかなわない。そこまで譲歩して満足とはほど遠い協定を結んで「苦渋の決断」をしたのである。「ほんとうにくやしいけど、しかたない」とある原告患者は口にした。雨の日も風の日も体を休めることなく行政に企業に政治家に、そして一般市民に訴え続けた人々だから言える言葉であり、わたくしたちはその言葉の前に沈黙せざるをえない。

水俣病問題は新潟を含めてとりあえず「終わった」とされる。しかし、病そのものが終わる（治る）わけではない。また次の問題が生まれている。総合対策医療事業が成立し、以前、認定申請すらしなかった（できなかった）人々がこの制度の適用者となった。さらなる潜在患者の顕在化である。同時に地域社会で差別の状況が繰り返されていることも事実である。13年も闘ってきたのに総合対策医療事業制度によって運動も何もしないでお金をもらえる人がいる。二次訴訟原告から新しく顕在化された人々へのまなざしの一つである[13]。しかし、二次訴訟原告も一次訴訟原告から同様なまなざしを受けてきた。

608名もの非原告が原告と同様、判定委員会で総合対策医療事業制度の対象者として判定されているが、これらの人々は認定申請をして棄却されてから、あるいは申請すらできず実に数十年ものあいだ沈黙していたことを意味し、あらためて新潟水俣病は「終わっていない」ということが確認される。先の差別的状況が繰り返される中で、総合対策医療事業制度にも中傷や差別を恐れて申請できない人が出てくる可能性がある。

生命に関わる問題が起こるたびに何をもって「終わり」とするかは難しい。政治的に終わっても行政的に終わってもやはり「人」として「社会

として」その問題は永久に終わらないのであり、潜在的な問題を予測し想像力を働かせることが、解決することのない問題に対する一つの視点となる。

　高度経済成長後の第二の変容過程として新潟水俣病問題の概要をその歴史とともにみてきた。一次訴訟原告は、奇病と言われ、狂い死にしていく身内を目の当たりにしながら、追い風に乗ったとはいえ、公害史上初の裁判提訴という大事業を行い、幾多の困難を克服し自らの生をつかみとってきた。二次訴訟原告も「苦渋の決断」をせまられたが、それでも数々の困難の中で主体的に生をつかみとってきた。立場による困難の克服のされ方は異にするものの新潟水俣病という危機的出来事を一次訴訟原告も二次訴訟原告も受容し、克服しようとしてきた。

　次章では新潟水俣病問題によって生み出されてしまった二つの立場である「認定患者・未認定患者」についてその全体像をとらえておこう。

注
1) 新潟水俣病問題の歴史の詳細に関しては、飯島・舩橋編、1999の年表を参照。
2) 新潟県衛生部、1966、「阿賀野川沿岸部落に発生した有機水銀中毒症の概要」。
3) 1964年6月の新潟地震の際に救援活動をした沼垂(ぬったり)診療所は新潟市にあり、下流域の人々と交流があった。そのため新潟水俣病公表後数日にして県の調査とは別に独自で現地調査にも入った。この沼垂診療所を中心とする勤労者医療協会(以下、勤医協)は被災者の協力を得ながら、水俣病に対するアンケート調査を数年にわたって実施している(斎藤、1996：123)。この沼垂診療所を中心にして1965年8月に民水対(議長、沼垂診療所所長斎藤恒)が結成された(22団体加盟)。
4) 鹿瀬町『広報鹿瀬』第56号、1965(昭和40)年7月1日。
5) NHKテレビ「二つの証言」1967年2月19日放送時での安藤信夫総務部長の発言。
6) 1994年の聞き取りによる。悪政の庄屋に対して立ち上がった農民の指導者与茂七は、訴訟には勝ったものの最後には打ち首となった。いくら正しくても金も地位もないものが訴訟をすべきではないと与茂七が最後に語った

という話である (斎藤、1996：75)。
7) これは前節で述べた特別研究班と似た性質をもつが、特別研究班で得られた結果とは別の結果を出すよう組織された。だが、特別研究班と同じ結果を出すに至った。
8) 1994年、聞き取りによる。
9) 協定締結後に、医療費に関して交渉を重ね、現在は一時金、年金、医療費の三本柱となっている。

 ちなみに協定締結時は一時補償金が1,000万円から1,500万円、継続補償金(年金)が50万円(年)、物価スライド制で1995年現在は110万円である。

 また、被災者の会とは別に中流にも認定患者団体があり、この団体も個別に昭電と交渉し、同じ内容の協定を結んだ。途中、一本化の動きもみられたが、団体の性格の違いからそれは失敗に終わった。新潟では、認定患者の団体が二つ存在している。
10) 弁護士や医師、化学系の研究者を中心に結成された研究会。
11) 「昭和54年度定期総会に当たって──新たな前進のために──」という資料によると、新潟水俣病被災者の会で未認定患者の問題が提示されている。
12) 「新潟水俣病闘争ニュース」勤医協、1980：5。
13) BSNラジオ制作「ニセ患者といわれた234人の闘い」、1995年。

第4章　認定患者と未認定患者

　本章では水俣病をめぐる制度によって分けられた認定患者と未認定患者の全体像を明らかにする。認定あるいは未認定というラベリングによって人々はさらに多様な受苦を経験してきた。水俣病問題の当事者たる認定患者とは何か、未認定患者とは何か、主に統計調査から考察していきたい。

第1節　認定と未認定が意味するもの

　認定・未認定という言葉はいったい何を意味するのか。本節では、まず制度や病像の面から考察していこう。まず認定されることは制度的にどのように生み出されたのか。問題初期の1965年当時は認定という言葉は法制度的に確立されていなかった。県は独自に毛髪水銀値の高い人や視野狭窄など症状が見られる人を経過観察者や保有者としてケアを行った。のち患者は、県が設置した有機水銀中毒症患者診査会により、水銀中毒患者、水銀保有者および経過観察者と分類された。制度的ケアとして、上記の水銀中毒患者、水銀保有者に対して、入院や通院患者の場合は療養見舞金（療養費自己負担額、医療手当）、乳児の場合は養育見舞金、リハビリ治療を受けている場合は療養見舞金、重症患者の場合は入院の際の付添人手当や看護手当が支給された。その他、生業資金の無利子貸付

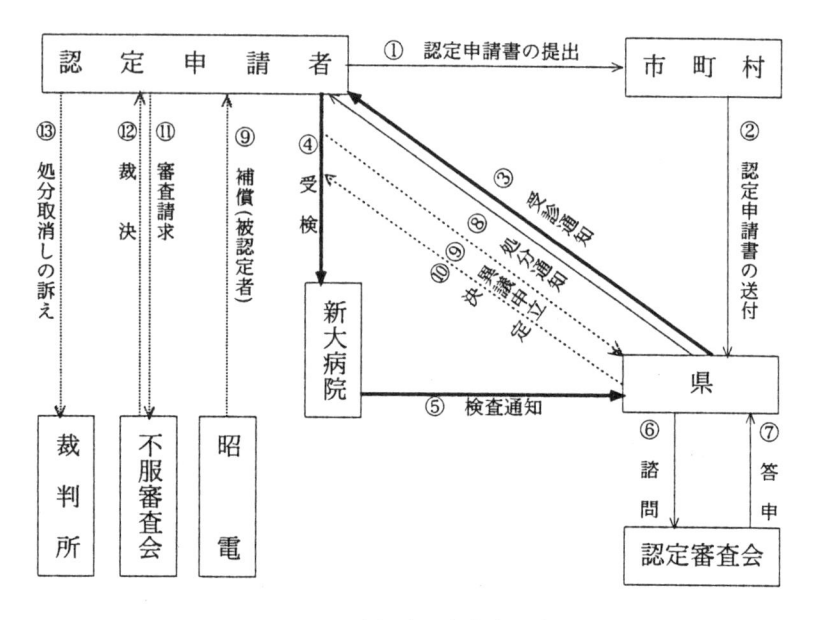

図4-1 水俣病認定事務の流れ

注1) ○印の数字は順序をあらわす。
 2) ⑧処分通知は、認定の市町村経由となる。
出典) 1992年、新潟県からの入手資料

も1965年3月から1971年12月まで行われていた。

　1968年の政府見解をへて1969年に救済法が公布されると、県の診査会は救済法に定められた認定審査会に移行した。前章で述べたとおり、国レベルで認定申請制度が確立された。この法律では申請者は当該指定地域に居住し、**図4-1**の経路をたどり、認定審査会をへて公害病に認定あるいは棄却されることになった[1]。認定されると所得による制限はあったが、医療費、医療手当、介護手当の給付がなされた。のち、救済法は補償法に移行したが、手順としては図4-1のままであった。補償内容は救済法より手厚くなったが、企業補償もほぼ同時期に締結されたので、認定申請制度によって認定された水俣病患者たちは、金額が高い企業補償を選択している。この高額な企業補償によって水俣病認定は大量の補償

金獲得を意味することとなった。

　次に病像の面からとらえていこう。当初は劇症型患者がでたため、下流ではその激しい症状から「水俣病」とは「奇病」や「伝染病」、あげくのはてに「たたられたため病気になった」と言われた病であった。しかしながら、新潟水俣病像とは初期の劇症型だけを意味するのではない。むしろ劇症型は新潟では数少ない症例で、水俣病患者の大半は慢性型水俣病である。それは「経過が非常に緩やか」であり、「症状が多様」であり、さらに「発生メカニズムや発見の経過に社会的な背景がある」、つまり社会的な概念が加わっている病である（原田、1994）。手足のしびれ、神経障害といった目に見えない症状のため、「ニセ患者」という言葉が認定・未認定に限らず当事者たちに投げかけられた。

　認定・棄却(未認定)は制度上だけの意味にとどまらず、多様なメタファーを内に含んできた。そのメタファーが人と人との関係性に影響を与え、時にはゆがみを生じさせた。「水俣病」に限らず、「認定・棄却(未認定)」という言葉が人々をふるい分け、その人のこれまでの豊かな関係性をマイナスに規定してきたのである。

　さらに新潟の場合、「認定」は歴史的状況や人々の水俣病に対する社会意識と関連して三段階の意味変容をしていた。問題発生時から一次訴訟をへて判決までの「認定」（1971年までの認定患者）、判決後から補償交渉をへて協定締結までの「認定」（1973年までの認定患者）、補償協定締結後の「認定」（1974年以降の認定患者）の三段階である。それぞれ初期認定、中期認定、後期認定と名づけておこう。この時期的な違いは「認定」の社会的な意味の違いをあらわし、同時に認定患者の相互関係においても多少影を落としている[2]。

　初期認定は制度的に生業資金や世帯厚生資金、生活保護などの受給者という意味合いを含んでいたが、金額的には低額で1973年の補償金の比ではなかった。病像的には劇症型のイメージが強く、人々の水俣病患者に対する意識は金銭的意味よりも病像の意味の方が強かった。この時期

は認定制度が始まって数年しかたっておらず、棄却者も少なく認定・未認定から来る関係性のゆがみは生じていなかった。中期認定の場合、裁判で弱者が大企業相手に勝利し、患者として正当に顕在化できる時期にあった。初期認定時での、病像や裁判に対する中傷や差別的発言はずっと少なくなっていた時期でもあった。公害問題全般に対して追い風の時期にあり、その中で企業との補償協定が締結された。しかし、結果的に協定が締結されることで「認定」は金銭的な意味、すなわち高額の補償金受給者という意味が水俣病に付与された。後期認定は補償金受給者＝大金持ちという意味が確立された後に認定患者となった人々である。これらの意味の増幅が未認定患者（認定申請を躊躇した人々）を生み出す原因の一つともなった。この後期認定の時期は、棄却された人々が増加し「未認定患者問題」が顕在化しつつあった時でもあった。

それではこの1970年代後半から1980年代に顕在化された未認定患者とは何かをみていこう。未認定患者はほとんどが後期認定の時期に申請をして棄却された人々である。企業との補償制度が確立された時期で、遅れて申請しただけで「金ほしさで申請した」と言われた人々であった。

未認定患者は病像的には慢性型水俣病であり、制度的には現在は政治的解決による一時金260万円の受給者であり、1992年に制定された総合対策医療事業の対象者でもある。総合対策医療事業制度は、手帳交付を申請した人に対して社会保険の自己負担分としての療養費と療養に関する諸雑費として療養手当を支給される。このような正当な権利でさえ、一時金やそれ以前の地裁判決の勝訴による判決金（控訴したためすぐに手にはいるというわけではない）のこととともに、金銭がらみにおける中傷や誹謗などが未認定患者、特に二次訴訟原告に向けられた。

また未認定患者のもう一つのグループである二次訴訟原告とならなかった非原告がいる。この非原告・未認定患者の中で1995年の和解前に総合対策医療事業制度の適用者となった人もいたし、和解後に申請して適用者となった人もいた。最終的に総合対策医療事業制度への申請者数

は947名いて、非原告608名、原告226名の計834名が適用者となった[3]。このことは非原告が過去に申請して棄却された場合もあるし、また何らかの理由により症状をもちながらも申請しなかった場合も考えられるので、総じて非原告も未認定患者としてとらえられよう。

　ひと口に水俣病患者といっても認定患者においても未認定患者においてもいくつかのタイプに分けてとらえることができる。歴史的段階をへて、同じ水俣病患者でありながら、その制度的な意味、病像的な意味があわさり、一つの社会的な水俣病像が形成されてきた。そしてこの像によって、当事者たちは多様な受苦を経験してきた。さらに社会的な水俣病像は時間的に変容しながら、問題の重層的な構造をつくっていったのである。それは当事者たちが取り結ぶ関係性に影響を与え、地域社会に複雑な差別構造をつくり出した。

　本当に認定患者・未認定患者は制度的な差異だけであって、症状の差はないのだろうか。また症状に限らず派生的被害も含めて、制度によって分けられてきた認定患者と未認定患者の被害の実態はどのようなものなのか。初期認定・中期認定・後期認定の被害状態の違いはあるのだろうか。金銭的な意味を付与してしまった補償制度は当事者たちにどのような影響を与えたのだろうか。そしてすべてを含めて認定・未認定という制度的事実は、長年にわたって当事者たちにどのような影響を与えたのだろうか。上記のことを念頭におきながら、限られたデータではあるが、統計調査を手がかりにその実態を次節でみていきたい。

第2節　認定患者と未認定患者の被害の実態
　　　──統計調査から[4]──

　未認定患者の調査に関しては「新潟水俣病未認定患者の生活と被害──社会学的調査報告」(以下、水色報告書)に詳しい[5]ので、本節では認定患者の調査報告を兼ねながら、認定患者と未認定患者の比較考察を行っ

(1) 対象者の基礎的属性

　認定患者は対象者50名のうち、7組の夫婦がいたので世帯を対象とする質問項目に関しては43家族を対象にした。同様に未認定患者も対象者100名のうち夫婦が5組いたため90家族を対象にした。夫婦のうち有効回答率が高い調査票を残した。

①性別および年齢　　認定患者は男性が46.0％で女性が54.0％で、未認定患者は男性が57.0％、女性が43.0％であった。認定患者は女性が、未認定患者は男性が若干多かった（表は略）。

　年齢をみると、認定患者は70歳代（44.0％）が多く、次に多いのが60歳代（30.0％）であった。これは調査対象者選定の過程で、往診や訪問看護を利用したためと思われる。他方、未認定患者は60歳代（44.0％）がいちばん多く、次に多いのが50歳代（25.0％）であった。

　平均年齢は認定患者は68.6歳で、未認定患者は64.8歳であった。性別の平均年齢をみると認定患者は、男性が68.0歳で、女性が69.2歳であった。一方、未認定患者は男性が65.7歳で、女性は63.8歳であった（表は略）。

②結婚　　結婚に関しては認定患者も未認定患者もほぼ全員が既婚者であった。結婚時期をみると戦後から問題発生前の1965年前に結婚した人がどちらも多く、水俣病問題発生後に結婚した人はどちらも少なかった（認定患者—4.7％、未認定患者—3.0％）（表は略）。

③家族　　次に、家族構成をみると、認定患者は1995年、未認定患者は1992年現在であるが、それぞれ「本人・子・孫」の三世代の家族構成をなしているのが多かった（図4-2、4-3）。

　しかし、その割合は認定患者の方が約20％近くも高かった。逆に「本人世代のみ」をみると、未認定患者が高くなっていた。認定患者は補償金制度のため経済的ゆとりが同居を可能にさせていることも考えられる。他方、未認定患者は制度的に認定されなくても親が水俣病であることが、

第4章　認定患者と未認定患者　85

精神的にも社会的にも子どもを傷つけ、その結果、早くに子どもが家を出ていってしまった事例も聞き取られた。このことは第1節で述べた水俣病のもつ意味が家族構成にまで影響を与えている例である。

認定患者は若干年齢層が高いことも家族構成に影響を与えている。そのことをある程度裏づけているのが家族人数である（図4-4、4-5）。

1965年当時の家族人数をみると認定患者の平均人数は5.1人で、未認定患者は5.7人であった。それが調

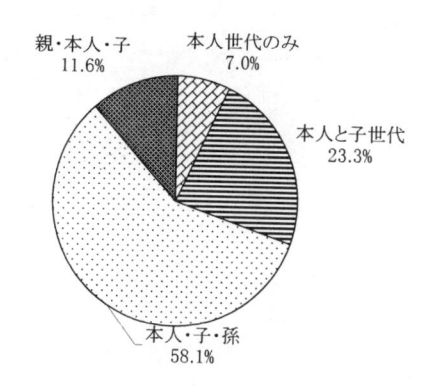

図4-2　現在の家族構成（認定患者；N＝43）

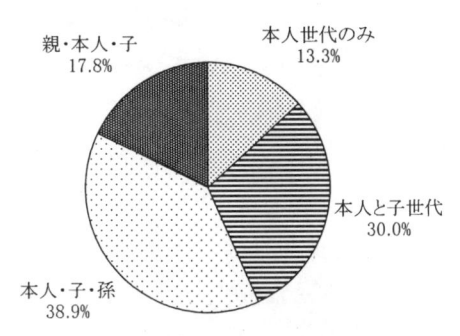

図4-3　現在の家族構成（未認定患者；N＝90）

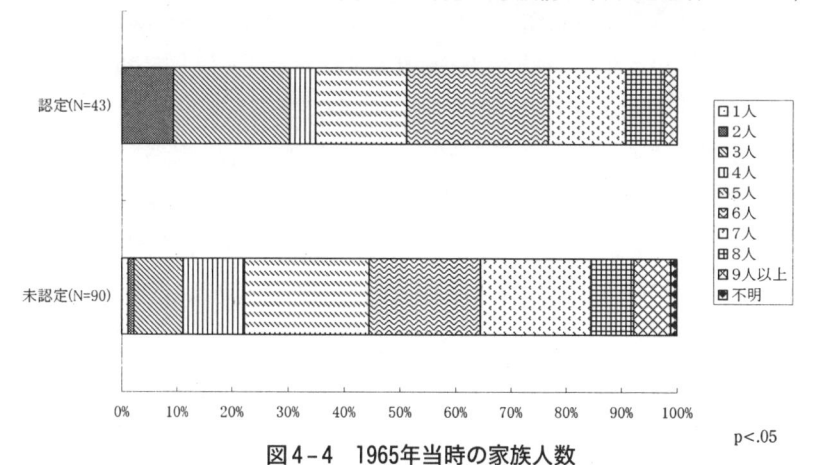

図4-4　1965年当時の家族人数

$p<.05$

図4-5 調査時の家族人数

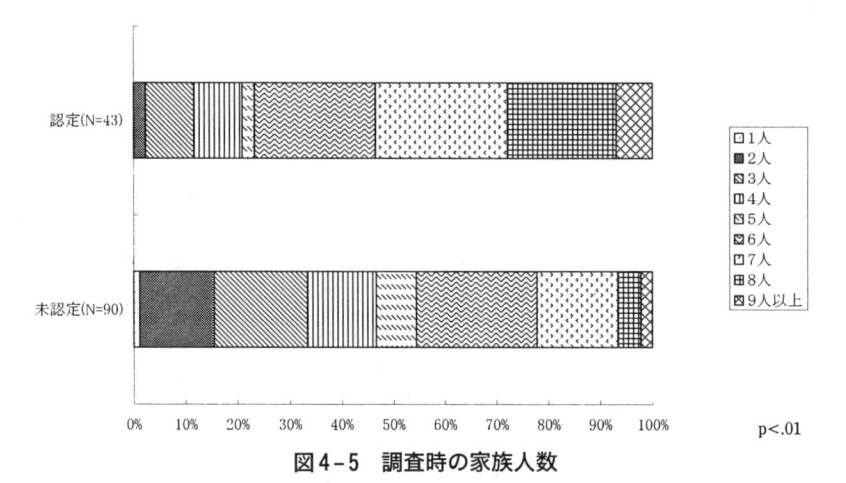

査時では認定患者は6.3人、未認定患者は4.8人であった。1965年当時、いちばん多い家族人数は、認定患者は6人(25.6%)、未認定患者は5人(22.2%)だった。しかし、認定患者はその次に多いのが3人家族(20.9%)だが、未認定患者は6人、7人家族(20.0%)となっている。認定患者は6人家族が突出してはいるものの、3人家族がついで多く、あとは5人家族、7人家族の順となっており、未認定患者は5人家族から7人家族に集中していた。

調査時になると認定患者は7人家族が多く、未認定患者は6人家族がいちばん多かった。しかし、さらに詳しくみると認定患者の6人、7人、8人家族は未認定患者のそれより多く、未認定患者は2人、3人、4人家族が認定患者のそれとくらべて多かった。認定患者は調査時になると、家族人数が多い方にシフトして、未認定患者は少ない方にシフトしていた。家族人数が多く暮らせることが生活の余裕と結びつくとは一概に言えない。しかし、問題が発生して約30年、未認定患者は二次訴訟原告であり、補償も受けずに長年世間の目や裁判や身体の苦痛と闘ってきた。それに対して、補償を受け生活に何の心配もなく、心配するのは自分の身体のことだけという認定患者との違いがそこにあらわれている。

④**子どもの数**　子どもの数は認定患者も未認定患者も3人がいちばん多く(認定患者—27.9％、未認定患者—38.9％)、2人と4人がほぼ同じ割合であった(表は略)。

　子どもの出生年をみると、結婚時期の違いが影響するが、認定患者は1946年以前に生まれた子どもが多かった(33.3％)(表は略)。これは1965年には高校卒業相当以上を意味しており、最初の子どもはすでに社会に出ているというケースが多かった。未認定患者から数多く聞かれた「子どものために申請を我慢した」ということは認定患者の場合はあまり影響を及ぼさなかったということが言える。他方、未認定患者は1953年から1958年に生まれた子どもたちがいちばん多かった(32.9％)。これは1965年に小学校卒業前を意味している。

　また末子の出生年をみると、認定患者は1953年から1958年に生まれた子どもたちがいちばん多かった(50.0％)。1965年に小学校卒業前を意味するが、末子を除いて子どもたちはある程度すでに社会に出ていることが、親本人の申請行動にあまり影響を与えなかったと考えられる。他方、未認定患者は1959年から1964年以前に生まれた子どもがいちばん多かった(36.3％)。これは1965年に小学校入学前である。未認定患者にとって「申請するかしないか」という問題は、第一子、末子ともに子どもの年齢が小学生から中学生という、子どもにとっていちばん多感な時期であり、認定申請行為に対してかなりの影響があったと考えられる。

　子どもの出生年別と親の認定年をかけあわせてみたが、あまり注目すべき点はみられなかった。認定患者にとっては子どもの年齢は認定申請に関与せず、未認定患者にとっては子どもの年齢が大きく関与していることがわかった。ただ認定患者は平均年齢が高かったことを若干考慮に入れ、そのライフステージの違いが影響したとしても、身内に「病院に引っ張られた」初期認定患者や劇症型患者がいる場合には、子どものことで申請行動を躊躇する状況ではなかったとも言えよう。

⑤**学歴**　最終学歴に関しては認定患者、未認定患者ともに旧制小・新

表4-1 1965年以前の健康状態

	認定（N＝50）	未認定（N＝100）
きわめて健康	20 (40.0%)	61 (61.0%)
普　通	29 (58.0%)	25 (25.0%)
病気がち	1 (2.0%)	13 (13.0%)
大病の後	0 (0.0%)	1 (1.0%)

p<.01

制小・新制中の人々が大半であった（表は略）。

⑥健康状態　認定患者、未認定患者は当時の健康状態をみても、「きわめて健康」と「普通」をあわせると、認定患者は98.0％、未認定患者は86.0％と高かった（表4-1）。

⑦認定患者の属性　未認定患者の属性は水色報告書に詳しいが（飯島・舩橋編、1993：6-17）、ここでは認定患者の属性を簡単に述べておこう。まず裁判関係だが、調査対象者50名のうち一次訴訟の原告は11名で豊栄市3名、新潟市8名であった。他に夫が原告の人は5名、親が原告の人は4名いて、一次訴訟関係者が合計で20名いた。ちなみに一次訴訟の原告は77名である。

その他に住居の変更で引っ越した人は1回が4名、2回が7名であった。その理由は下流に起きた新潟空港拡張（1958年）のための近所への移転や、新潟地震（1964年）、そして下流を集中的に襲った水害（1966年、1967年）などとなっている。新潟水俣病公式発表を境にして、前年には新潟地震、そして翌年から2年続いて水害が起きた。まさに「地獄の4年間」だったと下流の人々は語っている。しかし、未認定患者とともに、おおむねみな生まれた時からその地に生まれ生活してきた人々であった。

(2)　日常生活と社会諸関係（家族関係を含む）

次にそれぞれの日常生活の様子と派生的被害として考えられる社会諸関係についてみていこう。

①現在の状態　調査時での生活状態をみると、認定患者は、「日常生活はこなすが、仕事は無理」という人がいちばん高く（50.0％）、未認定患者は「仕事に行ける」割合がいちばん高かった（52.0％）（図4-6）。対象者の平均年齢のせいもある。ただし認定患者は平均年齢が高いが、「日常生活

図4-6 現在の生活状態

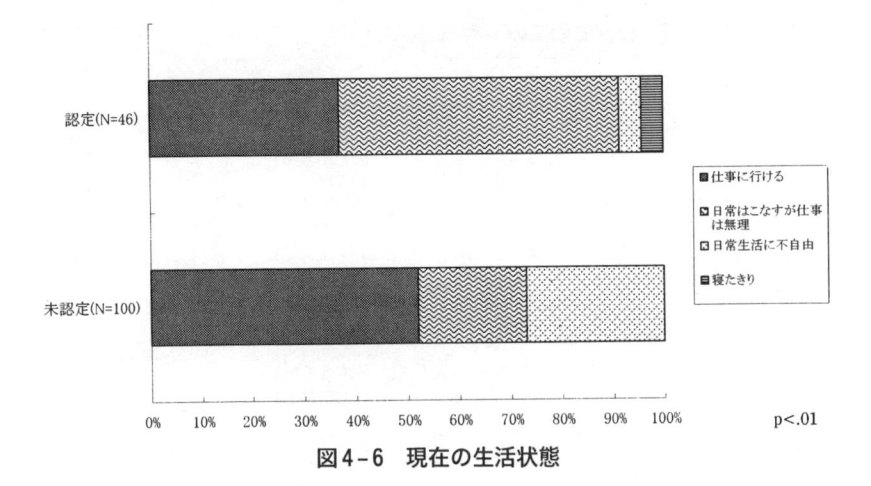

に不自由」と「寝たきり」を足しても8.0%に過ぎないが、未認定患者は「日常生活に不自由」としている人が「仕事に行ける」人の次に高く27.0%もいた。

　仕事に行けるからといって症状が軽いのではない。認定患者は長年にわたって医療費等を受けて、少しでも身体が悪くなったら医者や病院にかかってきた。しかし、未認定患者は身体が悪くても生活のために働かなければならない。そして身体の限界まで働き、とうとう仕事を辞めざるをえなくなったとき、日常生活も当然不自由になる。悪循環をかかえている未認定患者の実態の一つである。

　日常生活での不自由をみると、認定患者と未認定患者では多少の違いがみられた(表4-2)。認定患者でいちばん高かったのは「雪下ろし」(90.0%)で、未認定患者で二番めに選択率が高かった「高い場所にあるものをとる」が次に高く、未認定患者でいちばん回答率が高かった「歩く・立つ・座る」は三番めだった。

　個別の項目が選択された率をみると、認定患者は低い項目については10%台とその率は低く、未認定患者は低い項目でもすべてを20%以上の人が選択していた。しかし、日常生活の不自由さの個数を比較すると、

表4-2 日常生活での不自由（複数回答）

	認定（N＝50）	未認定（N＝92）
歩く・立つ・座る	37 (74.0%)	77 (83.7%)
高い所にあるものを取る	42 (84.0%)	61 (66.3%)
電話の使用	17 (34.0%)	53 (57.6%)
字を書く	31 (62.0%)	49 (53.3%)
TV・ラジオの視聴	18 (36.0%)	47 (51.1%)
自転車に乗る	23 (46.0%)	46 (50.0%)
食事	10 (20.0%)	39 (42.4%)
ふとんのあげおろし	24 (48.0%)	38 (41.3%)
雪下ろし	45 (90.0%)	37 (40.2%)
電車やバスに乗る	30 (60.0%)	34 (37.0%)
人と話す	12 (24.0%)	33 (35.9%)
入浴	7 (14.0%)	23 (25.0%)
お手洗い	7 (14.0%)	21 (22.8%)
洗顔・歯磨き	7 (14.0%)	19 (20.7%)
その他	39 (78.0%)	37 (40.2%)

表4-3 日常の不自由さの個数

	認定（N＝50）	未認定（N＝92）
1－3個選択	12 (24.0%)	22 (23.9%)
4－6個選択	11 (22.0%)	22 (23.9%)
7－9個選択	12 (24.0%)	26 (28.2%)
10個以上選択	15 (30.0%)	22 (23.9%)

認定患者は15個のうち、10個以上選択している人がいちばん多く、未認定患者は7から9個選択している人がいちばん多かった（表4-3）。

② 社会諸関係

次に家族関係や社会関係についての関係性の変化をみてみよう。まず夫婦関係に関しては認定患者も未認定患者も「悪化」「良好」に対して「変わらず」としている人が多いことは共通であった（図4-7、4-8）。認定患者は「悪化」（10.4％）と「変わらず」（89.6％）の開き

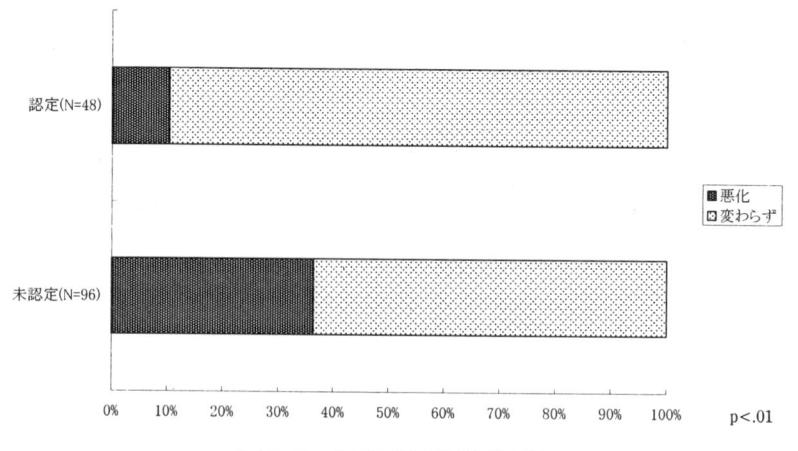

図4-7 夫婦関係の変化（悪化）

図4-8 夫婦関係の変化(良好)

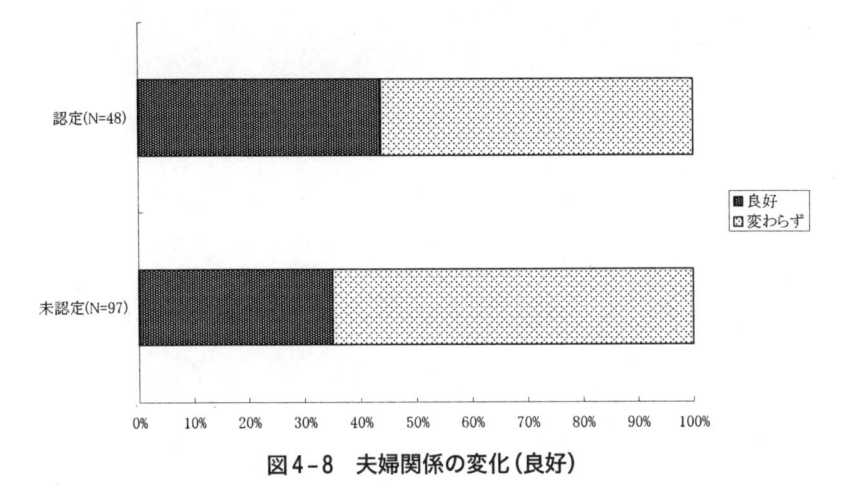

が大きいが、未認定患者は「悪化」「良好」とも率はだいたい同じであった。「良好」は認定患者の方が未認定患者にくらべても高かった(43.8％)。認定患者は一次訴訟に関わった人も多く、原告にならなくても家族ぐるみで裁判をした人が多いこと、そして現在、補償金も獲得し生活に関して経済的な問題はなく、それと関連して良好とする人が多いことが考えられる。親子関係は認定患者、未認定患者とも、だいたい同率で「変化はなかった」とする人の方が多かった。

次に、水俣病の認知の有無だが、認定患者は親戚、近隣、友人とも「知っている」が高かったが、未認定患者は高くても8割に達するか達しない程度であった(表4-4a、b、c)。認定患者は身内に劇症型患者もいて、

表4-4a 水俣病の認知の有無(親戚)

	認定（N＝50）	未認定（N＝96）
知っている	49 (98.0％)	80 (83.3％)
知らない	1 (2.0％)	16 (16.7％)

p<.01

表4-4b 水俣病の認知の有無(近隣)

	認定（N＝50）	未認定（N＝94）
知っている	46 (92.0％)	72 (76.6％)
知らない	4 (8.0％)	22 (23.4％)

p<.05

表4-4c 水俣病の認知の有無(友人)

	認定（N＝50）	未認定（N＝94）
知っている	49 (98.0％)	72 (76.6％)
知らない	1 (2.0％)	22 (23.4％)

p<.01

表4-5a　付き合いの変化（親戚）

	認定（N＝49）	未認定（N＝78）
以前と変わらず	49(100.0%)	68(87.2%)
付き合うが前と違う	0(0.0%)	10(12.8%)

p<.01

表4-5b　付き合いの変化（近隣）

	認定（N＝46）	未認定（N＝70）
以前と変わらず	43(93.5%)	54(77.1%)
付き合うが前と違う	2(4.3%)	15(21.4%)
自ら付き合わず	1(2.1%)	1(1.4%)

p<.05

表4-5c　付き合いの変化（友人）

	認定（N＝49）	未認定（N＝71）
以前と変わらず	47(95.9%)	56(78.9%)
付き合うが前と違う	2(4.1%)	14(19.7%)
自ら付き合わず	0(0.0%)	1(1.4%)

p<.01

まわりにすぐわかってしまい、「隠す」「隠さない」という次元ではなかったことも考えられる。また認定になったことは「どこからともなくわかってしまう」という狭い地域社会の性質も影響している。

付き合い方も認定患者はほとんどが「以前と変わらず」であった。親戚はみな認定患者である人も多いことが影響している。近隣や友人に関しては認定患者でも多少「以前とは違う」と回答している人もいた（表4-5a、b、c）。しかし、未認定患者は、「以前とは違う」としている人の割合が認定患者より高かった。認定患者は認定され補償金のことに関して中傷・差別的な発言を受けたとしても、「審査会が認定と決めた」と言い切ることができる。しかし、未認定患者は「審査会が認定と決めなかった」人々である。「金ほしさで」ということだけが残ってしまう。そのため疑いのまなざしのもとに付き合い方が「以前と違ってくる」のである。

表4-6　調査時点の主たる職業

	認定（N＝50）	未認定（N＝100）
無職	27(54.0%)	38(38.0%)
農業	7(14.0%)	16(16.0%)
運輸ー川舟・車	1(2.0%)	12(12.0%)
主婦	4(8.0%)	12(12.0%)
製造業	1(2.0%)	9(9.0%)
漁業	4(8.0%)	3(3.0%)
建設業	1(2.0%)	3(3.0%)
サービス業	1(2.0%)	3(3.0%)
その他	1(2.0%)	3(3.0%)
小売り・卸	3(6.0%)	1(1.0%)

(3) 経済的状況

①職業　さて経済的状況だが、調査時点では認定患者、未認定患者とも無職がいちばん高かった

(表4-6)。一方、1964年当時、つまり問題発生以前の職業をみると、農林業、つまり第一次産業がどちらもいちばん高く、しかも認定患者が未認定患者よりも20％近くも高かった(表4-7)。認定患者は未認定患者にくらべて勤め人が少なかったということだが、そのため、昼間、実施されたであろう行政の集団検診に行きやすい条件にあった。

また職業・仕事の変更をみるとやはり認定患者も未認定患者も変更している人は多かった。その回数をみると3回以上の変更は認定患者は19.5％に対して、未認定患者は31.6％もいた(表4-8)。認定患者は、認定されてから仕事をやめた場合もあった。この場合、認定＝生活補償ということが作用している。逆に未認定患者は身体がつらくても働かなくては生活できず、仕事の内容を会社に話して変えてもらったり、中には転職を余儀なくされているケースもあった。

しかし、経済面の変化をみると認定患者が「非常に減った」と「減った」が合わせて63.5％いたのに対し未認定患者は54.6％だった(表4-9)。初期認定は生業資金の貸付や生活保護を受けている人が多かった。また同じく初期認定は第一次産業従事者が多く、

表4-7　1964年当時の主たる職業

	認定 (N=50)	未認定 (N=100)
農林業	24 (48.0%)	28 (28.0%)
運輸―川舟・車	2 (4.0%)	27 (27.0%)
主　婦	1 (2.0%)	16 (16.0%)
建設業	1 (2.0%)	9 (9.0%)
製造業	9 (18.0%)	5 (5.0%)
漁　業	5 (10.0%)	3 (3.0%)
小売り・卸	3 (6.0%)	3 (3.0%)
サービス業	1 (2.0%)	2 (2.0%)
公務員	2 (4.0%)	2 (2.0%)
行　商	0 (0.0%)	2 (2.0%)
金融・不動産	0 (0.0%)	2 (2.0%)
その他	1 (2.0%)	1 (1.0%)
無　職	1 (2.0%)	0 (0.0%)

表4-8　職業・仕事の変更

	認定 (N=41)	未認定 (N=82)
1回	11 (26.8%)	33 (40.2%)
2回	22 (53.7%)	23 (28.0%)
3回	6 (14.6%)	17 (20.7%)
4回以上	2 (4.9%)	9 (10.9%)

$p<.05$

表4-9　職業変更による経済面の変化

	認定 (N=41)	未認定 (N=77)
非常に減った	9 (22.0%)	14 (18.2%)
減った	17 (41.5%)	28 (36.4%)
変わらず	13 (31.7%)	23 (29.9%)
増えた	1 (2.4%)	7 (9.1%)
その他	1 (2.4%)	5 (6.5%)

表4-10　生活保護の受給（認定患者のみ）

	認定患者（N=43）	初期認定（N=12）	中期認定（N=18）	後期認定（N=13）
ある	8(18.6%)	3(25.0%)	5(27.7%)	0(0.0%)
ない	35(81.4%)	9(75.0%)	13(72.2%)	13(100.0%)

　劇症型患者を含み同時期に家族全員が罹病したことや看病に追われたという事実からも、いかに、当時の生活状況が深刻だったかがわかる。資産売却に関しても表は略したが、売却した認定患者は16.3%もいたが、未認定患者は8.9%に過ぎなかった。生活保護を受けた人も協定以前に認定された人々が主であった（**表4-10**）。

表4-11　職業・職場変更の理由（複数回答）

	認定（N=41）	未認定（N=77）
体が不自由になったため	16(39.0%)	60(77.9%)
経営悪化や収入が悪かったため	0(0.0%)	14(18.2%)
高齢になったため	5(12.2%)	7(9.1%)
定年	5(12.2%)	4(5.2%)
水俣病を隠すため	0(0.0%)	3(3.9%)
転居して遠くなったため	1(2.4%)	2(2.6%)
結婚や出産のため	2(4.9%)	2(2.6%)
労働時間が長すぎたため	1(2.4%)	2(2.6%)
水俣病で差別されたため	1(2.4%)	1(1.3%)
その他	9(22.0%)	28(36.4%)

　職業変更の理由は、認定患者は「高齢になったため」と「定年」とした人が多く、未認定患者は「体が不自由になったため」とした人が圧倒的に多かった（**表4-11**）。ここでも生活補償と医療補償の影響が出ている。

表4-12　職場での人間関係（複数回答）

	認定（N=16）	未認定（N=59）
（良好）		
変わらず	10(62.5%)	45(76.3%)
同僚の励ましと優しさ	8(50.0%)	9(15.3%)
同僚の手助け	0(0.0%)	7(11.9%)
楽な職場への配慮	2(12.5%)	4(6.8%)
その他	3(18.8%)	1(1.7%)
（悪化）		
なし	13(81.3%)	38(64.4%)
差別的	0(0.0%)	14(23.7%)
左遷・強制退職・賃金カット	0(0.0%)	12(20.3%)
同僚との関係の悪化	0(0.0%)	6(10.2%)
上司から叱責	0(0.0%)	6(10.2%)
その他	1(6.3%)	4(6.8%)

$p<.01$

　また職場での人間関係を聞いてみると、認定患者は「悪化」という回答はなかった（**表4-12**）。他方、未認

定患者の場合、水俣病であると「くびになる」可能性が高いため職場で隠している人は多かった。認定患者は前述のとおり、もともと勤め人の少ないことも影響している。しかし、認定患者でも認定されたことが同僚にわかり「事故が起きたらどうするんだ」と言われ、遠回しにいやがらせをされた例もあった。一方、認定されたことがわかり上司から「働けるのか」と言われ、会社の診療所に上司と二人で行って「身体のためには働く方がよい」という診断を受け、できる仕事をやらせてもらい、定年まで勤め上げた人もいた。

認定患者は、認定されたことがわかった時点で「ひきとめてくれた」例もあったが、まわりにわかる前にやめたという例も少なくなかった。「水俣病であることがわかると雇ってもらえなくなるという話があって(みんなに)わかる直前に自分からやめた」という人もいた。

それに対し、未認定患者でも裁判の原告であることがわかると年齢よりも早い退職を勧告されたり、社員旅行で疎外された例もあった(序の注2)を参照)。認定患者は認定されれば補償が得られる。しかし、未認定患者は何の補償も得られない。そこに同じ症状をもちながらも制度によって決められた立場による大きな違いがあり、被害の深刻さがうかがえる。

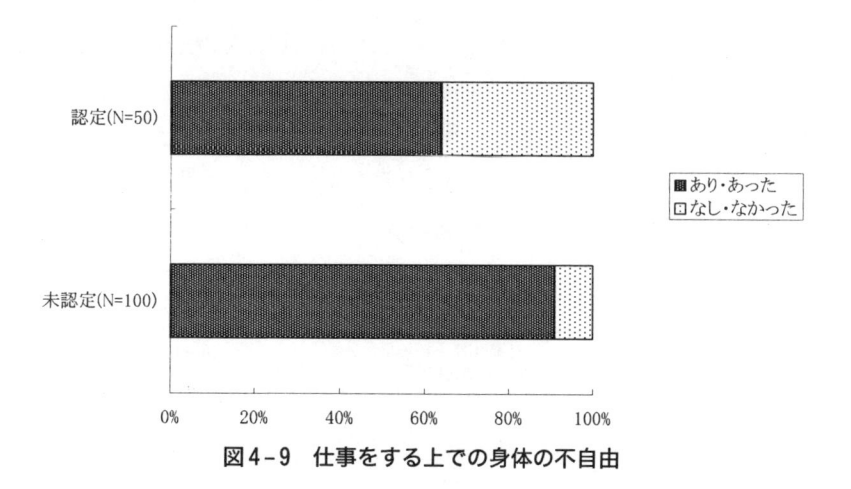

図4-9　仕事をする上での身体の不自由

表4-13 現在の医療費（1回平均）

	認定（N＝50）	未認定（N＝100）
まったくなし	44（88.0％）	7（7.0％）
1千円以下	4（8.0％）	37（37.0％）
1千円～3千円	1（2.0％）	26（26.0％）
3千円～5千円	0（0.0％）	10（10.0％）
5千円～1万円	1（2.0％）	4（4.0％）
1万円～5万円	0（0.0％）	4（4.0％）
治療していない	0（0.0％）	12（12.0％）

仕事をする上での身体の不自由は認定患者は64.0％に対し、未認定患者は91.0％であった（図4-9）。認定患者は身体がつらかったら仕事をやめることができるが、未認定患者は医者に行く時間もお金もなく、仕事は簡単にはやめることはできない。このことは医療費をみてもその違いがわかる。

②**医療費**　現在は総合対策医療事業制度により未認定患者にも医療費が支給されるようになったが、問題発生から約30年後のことである。1970年代に申請したとしてもすでに20年近くもたっている。その間、認定患者は医療費を支給されてきた。

認定患者は医療費は「まったくなし」とする人が実に88.0％もいた（**表4-13**）。それに対して、少なくとも3,000円以下だが、かかっている人は未認患者定で63.0％にものぼった。お金がかかるため治療をしていないという未認定患者もいた（未認定患者の調査時は医療事業制度の制定直後である）。

その経済的な事情からであろうが、1カ月における治療回数も認定患者と未認定患者では違いが明らかであった（**表4-14**）。認定患者は、月4回以上治療をしている人が最も多かったが、未認定患者は30％弱であった。費用の支払いはここには表記しなかったが、認定患者はほとんどが水俣病の認定者手帳で（98.0％）、未認定患者は家計から捻出している人がいちばん多く93.0％にものぼった。

しかし、認定患者でも手帳を使わないケースもあった。手帳を見せることで水俣病患

表4-14 1カ月における治療回数

	認定（N＝50）	未認定（N＝88）
1回	3（6.0％）	19（21.6％）
2回	18（36.0％）	28（31.8％）
3回	3（6.0％）	14（15.9％）
4回以上	26（52.0％）	27（30.7％）

$p<.05$

者であることがわかってしまい「よくみてくれない、すべて水俣病のせいにされてしまう」というケースや「少額のため」や「何か(昭電にお金を出してもらうことに)劣等感をもってしまい、頼るのもいやなので、健康保険を使って」支払う人もいた。また最初から受け付けに「水俣病の手帳の手続きは自分でやること」と言われ、手続きが面倒なため使わないというケースもあった。手続きをやってくれる病院は少数のため、それ以外の病院に行く場合は自分で手続きをしなくてはならない。そのような手続き上のことと病気に対する差別などが認定患者に水俣病手帳を使いにくくさせていた。

表4-15 治療内容(複数回答)(認定のみ；N=50)

	現在	過去
通院(往診含む)	50 (100.0%)	50 (100.0%)
湯治	19 (38.0%)	38 (76.0%)
保険器具の購入	16 (32.0%)	38 (76.0%)
自家薬草	11 (22.0%)	23 (46.0%)
ハリ・灸・マッサージ	9 (18.0%)	38 (76.0%)
売薬	6 (12.0%)	16 (32.0%)
入院	1 (2.0%)	39 (78.0%)
祈祷	1 (2.0%)	7 (14.0%)
その他	1 (2.0%)	8 (16.0%)

　治療内容に関しては認定患者のみに聞いたが、過去においては「通院」から「祈祷」まですべてにおいて選択率が高かった(表4-15)。しかし、現在に至ると通院を抜かしてすべて選択率は低くなり、半分以下となる。認定患者たちは水俣病に認定されて「病名がわかった」ので、ありとあらゆる治療法を試みた。このことは何が何でも「治りたい」という強い思いからにじみ出る行為であろう。また医療費が補償されているからできることである。しかし、水俣病とは不治の病であり「一生付き合っていかなければならない病」ということに認定患者は気づく。そのようなさまざまな治療の結果、「症状はどうか」という質問に対しては、これも認定患者のみであるが、「変わらない」としている人が断然多く、56.0%もいて、悪くなるという人も36.0%もいた(表は略)。治療にお金をかけてとにかく「現状維持」でいきたいというのが認定患者の共通する思いである。

③**生計**　次に生計だが、現在の中心的な担い手は認定患者も未認定患

者もどちらも子ども夫婦であり世代が完全に交替していることがわかった (表は略)。その次に高いのが認定患者は「自分」で未認定患者は「自分」と「自分と配偶者」になっている。世帯収入においては認定患者も未認定患者もだいたい同じくらいであった。ただし、認定患者は補償金に関して除外したので、補償金をつけ加えれば未認定患者の収入と違ってくる。収入源は表にはしなかったが、補償金をのぞけば認定患者の方が年金暮らしが若干多かった。仕事からの収入は、認定患者は34.0%、未認定患者は40.0%であった。

1965年当時の働き手は認定患者は「自分と配偶者」が67.4%で、未認定患者は34.4%であった。認定患者はこのケースがずばぬけて高かった (表は略)。それにくらべて未認定患者は「自分」(27.8%)、「配偶者」(16.7%)が認定患者にくらべて高くなっていた。認定患者の方が、平均年齢が高いことや家族労働を必要とする一次産業従事者が高いことから来ていると考えられる。

④生活設計の変更　水俣病になってしまったことで、つまり身体が悪くなったことで将来的な生活設計の変更があったかどうかを聞いてみた (表は略)。認定患者も未認定患者も本人の「仕事」と「趣味」の変更に対していちばん選択率が高かった (仕事—認定患者は30.2%、未認定患者は51.1%。趣味—認定患者は25.6%、未認定患者は27.8.%)。認定患者にとって特徴的なことは他に「子どもの学校」も高かったことである (20.9%、未認定患者は6.7%)。問題初期の頃はまだ制度的な援助体制は何ら整っていなかったため、子どもたちは予定よりも早くに学校を終え、自営をついだという例もいくつか聞かれた。

(4) 川魚の入手と水俣病診断

①漁協　さて川魚の入手状況だが、認定患者も未認定患者も自分や家族がとってきた場合が多かった (認定患者—76.7%、未認定患者—87.8%) (表は略)。また漁協加入状況もどちらも加入率が高く、だいたい同数で

あった(認定患者— 55.8%、未認定患者—54.4%)(表は略)。どちらも川魚は自家消費用にしている場合がいちばん高く、認定患者も未認定患者も川魚との付き合いに違いはみられなかった。

表4-16 身体の自覚時期

	認定(N=50)	未認定(N=100)
1964以前	13(26.0%)	25(25.0%)
1965-69	12(24.0%)	48(48.0%)
70-75	3(6.0%)	14(14.0%)
他の表現	5(10.0%)	5(5.0%)
不 明	17(34.0%)	8(8.0%)

②水俣病診断の契機　それでは、水俣病診断の契機はどうだったのだろうか。まず自覚症状の時期だが、認定患者、未認定患者ともに差はなかった。あえて取り上げれば認定患者は1964年以前も1965-1969年もだいたい同数であったのに対し、未認定患者は1965-1969年を自覚時期としている人がいちばん多かった(**表4-16**)。

水俣病と診断されたきっかけは(**表4-17**)、認定患者は「行政による集団検診」がいちばん高かった。集団検診を受けてもすぐに申請して大学に行ったとは限らなかったが、それでも全体の半分以上の人がこの回答を選択した。認定患者はきっかけとなった回答の選択数は少なかったが、未認定患者は複数にわたって選択されていた。特に「認定患者が水俣病に詳しい医師へかかることをすすめた」という場合と「家族・親戚・知人・近隣が医者にかかることをすすめた」という回答が高かった。

次に初めて水俣病(の疑い)と診断してくれた医師名を調べてみると、

表4-17　水俣病診断の契機(複数回答)

	認定(N=50)	未認定(N=100)
認定患者が水俣病に詳しい医師へすすめ	7(14.0%)	24(24.0%)
家族・親戚・知人・近隣などがすすめた	4(8.0%)	24(24.0%)
水俣病患者の支援者がすすめた	0(0.0%)	12(12.0%)
共闘会議が行った自主検診の受診	0(0.0%)	7(7.0%)
船頭組合が要求した集団検診の受診	0(0.0%)	6(6.0%)
日頃通っていた医師が診断	1(2.0%)	4(4.0%)
日頃通っていた医師が詳しい医師を紹介	0(0.0%)	4(4.0%)
自分で探して行った	2(4.0%)	2(2.0%)
忘れた	0(0.0%)	2(2.0%)
その他(安田町の集団検診)	0(0.0%)	7(7.0%)
その他(行政による一斉検診)	27(54.0%)	6(6.0%)
その他	16(32.0%)	15(15.0%)

表4-18　初めて水俣病と診断した医師

	認定（N=50）	未認定（N=100）
斎藤	14(28.0%)	48(48.0%)
富樫	0(0.0%)	6(6.0%)
白川	15(30.0%)	5(5.0%)
広田	6(12.0%)	4(4.0%)
寺田	0(0.0%)	3(3.0%)
関川	0(0.0%)	3(3.0%)
椿	8(16.0%)	0(0.0%)
その他	1(2.0%)	3(3.0%)
不明	6(12.0%)	28(28.0%)

認定患者は50人中15人（未認定患者は5人）が、当時、新大の医師であった白川先生を選択しており、未認定患者はその半分が、民間の医師である斎藤恒先生を選択していた（**表4-18**）。

認定時期にもよるが、「水俣病かもしれないと思ったことがあったか」という問いには、認定患者は「ない」が「ある」よりも高い数値をあらわしていた（68.0％）。他方、未認定患者は「ある」と答えた人の方が高かった（55.6％）（**図4-10**）。この違いは先にも述べたが、認定患者の場合、下流域は問題発生の場所であり水俣病の正確な情報より、「奇病」「伝染病」という水俣病像の方が強く流布し、人々は水俣病を正しく認識していなかった。またそれ以前に水俣病そのものの名前をよく知らなかったことなどからくるものと思われる。

それでは水俣病だと思ったきっかけは何だったのだろうか。認定患者は「家族・親類に認定患者がいて症状が同じ」と回答した人が多く、次いで高いのが「近隣や知人に認定患者がいて症状が同じ」であった（表4-

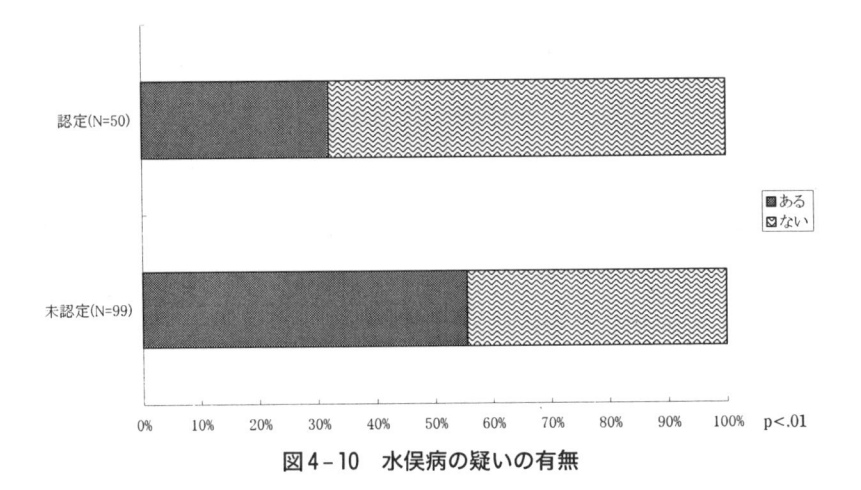

図4-10　水俣病の疑いの有無

表4-19a　水俣病と思った契機(複数回答)(認定患者)

	認定 (N=16)	初期認定 (N=2)	中期認定 (N=8)	後期認定 (N=6)
家族・親類に認定患者がいて症状が同じ	12(75.0%)	2(100.0%)	7(87.5%)	3(50.0%)
近隣の認定患者と同じ食で症状も同じ	4(25.0%)	1(50.0%)	2(25.0%)	1(16.7%)
近隣や知人に認定患者がいて症状が同じ	9(56.3%)	1(50.0%)	5(62.5%)	3(50.0%)
認定患者ではないが知人から指摘	1(6.3%)	0(0.0%)	1(12.5%)	0(0.0%)
その他	4(25.0%)	2(100.0%)	1(12.5%)	1(16.7%)

表4-19b　水俣病と思った契機(複数回答)(未認定患者)

	未認定 (N=55)	下流 (N=19)	中上流 (N=36)
家族・親類に認定患者がいて症状が同じ	20(36.4%)	13(68.4%)	7(19.4%)
近隣の認定患者と同じ食で症状も同じ	19(34.5%)	5(26.3%)	14(38.9%)
近隣や知人に認定患者がいて症状が同じ	16(29.1%)	6(31.6%)	10(27.7%)
認定患者ではないが知人から指摘	7(12.7%)	2(10.5%)	5(13.9%)
その他	17(30.9%)	4(21.1%)	13(36.1%)

19a)。また認定患者の認定年別にみるとどの選択肢も中期認定にあたる1972年から1973年にかけての人々が多く選択していた。他方、未認定患者は、「家族・親類に認定患者がいて」という回答と「同じ食」という回答がほぼ同率であった(表4-19b)。

中・上流域の認定患者は1971年以後に現れた。その分、中上流に住む人々に水俣病の情報が入ってくるのも遅く、「自分が水俣病ではないか」という考えも下流の人にくらべて遅れて表れた。未認定患者の流域別を調べてみると「家族・親類に認定患者がいて」という場合には、やはり中上流よりも下流域に住む人の方が選択した率が高かった。

逆に「水俣病だとは思わなかった」理由はどうか(表4-20a、b)。認定患者は、「水俣病の症状など知らなかった」とする人が多かった。また認定年別にみると初期認定患者はどの選択肢も選択している率が高かった。これは間近に劇症型の水俣病患者をみて、「あれが水俣病」だと思ってしまい自分の症状とは違うという場合や、また自らも重い症状でありながらも「まったく水俣病という病名を知らなかった」という場合の二とおりが考えられる。

他方、未認定患者は「症状が軽かった」という回答が高く、次いで「水

表4-20a　水俣病と思わなかった理由（複数回答）（認定患者）

	認定 (N=34)	初期認定 (N=11)	中期認定 (N=15)	後期認定 (N=7)
症状が軽かった	9 (26.5%)	4 (36.4%)	3 (20.0%)	2 (28.6%)
水俣病の症状など知らなかった	20 (58.8%)	9 (81.8%)	7 (46.7%)	3 (42.9%)
自分の症状は世間で言う水俣病とは違う	1 (2.9%)	1 (9.1%)	0 (0.0%)	0 (0.0%)
自分の症状は周りの患者とは違う	0 (0.0%)	0 (0.0%)	0 (0.0%)	0 (0.0%)
その他	22 (64.7%)	5 (45.5%)	10 (66.7%)	6 (85.7%)

表4-20b　水俣病と思わなかった理由（複数回答）（未認定患者）

	未認定 (N=42)	下流 (N=12)	中上流 (N=30)
症状が軽かった	16 (38.1%)	1 (8.3%)	15 (50.0%)
水俣病の症状など知らなかった	14 (33.3%)	5 (41.7%)	9 (30.0%)
自分の症状は世間で言う水俣病とは違う	2 (4.8%)	1 (8.3%)	1 (3.3%)
自分の症状は周りの患者とは違う	0 (0.0%)	0 (0.0%)	0 (0.0%)
その他	18 (42.9%)	7 (58.3%)	11 (36.7%)

俣病の症状など知らなかった」という回答があげられた。特に中上流の場合は、二つ合わせると8割以上の人が選択していた。劇症型の患者が中上流にはいないとされていることが影響していると思われる。

次に身体の症状にともなう派生的健康被害だが、認定患者はすべてに対して「無理をしなくて」いい状態であり、派生的健康被害は「ない」とした人が多かった（図4-11）。それに対して、未認定患者の方は「ある」と

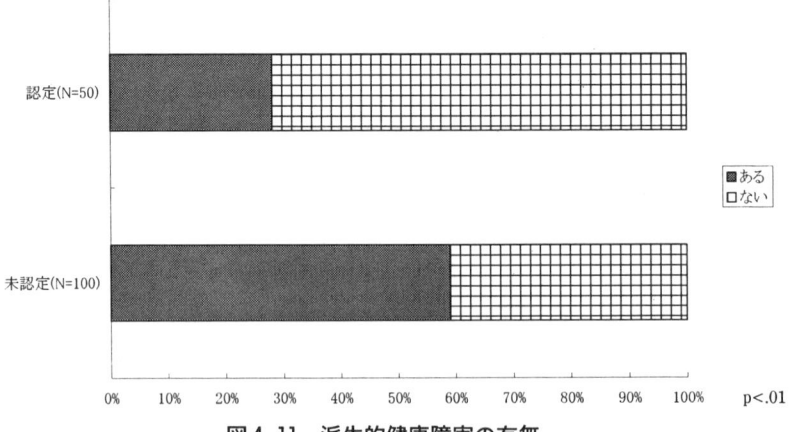

図4-11　派生的健康障害の有無

回答した人が高かった。日常生活でも身体においても「無理をしなくて」はいけない未認定患者の方が当然「ある」率が高

表4-21 集団検診受診と認知

	認定（N＝50）	未認定（N＝100）
受診した	32(64.0%)	22(22.0%)
受診しなかった	13(26.0%)	71(71.0%)
(内訳) 知っていた	9(18.0%)	34(34.0%)
知らなかった	3(6.0%)	27(27.0%)
検診はなかった	0(0.0%)	8(8.0%)
無回答	1(2.0%)	2(2.0%)
忘れた	5(10.0%)	7(7.0%)

p<.01

い。未認定患者にとっては派生的な健康被害も深刻な状況であった。

③**集団検診**　認定患者の水俣病診断および認定のきっかけともなった行政の集団検診に関してみていきたい（**表4-21**）。まず集団検診を受診した率は認定患者が64.0%であるのに対し、未認定患者は22.0%であった。未認定患者は集団検診そのものを知らなかった人が27.0%もいたのに対し、認定患者は6.0%に過ぎなかった。認定患者は集団検診を受けなくても初期に入院し認定された人々が多いこともあり、集団検診を受診しなかった26.0%は、未認定患者の「受診しなかった」人々と同様に考えてはならない。そのことは検診を知っていた人からもわかる。未認定患者は「知っている」人は34.0%であったが、認定患者は18.0%に過ぎなかった。集団検診の存在を知っていても受診しなかった人々が未認定患者であった。認定・棄却には集団検診受診が一つの規定要因であったことがわかる。つまり集団検診を受診していれば、認定される可能性が高かったのである。

　受診者の流域別をみると下流にくらべて中上流が受診率は高かった（表は略）。これは職業でもみてきたが、下流域の未認定患者は勤めている人が多かったことや、水俣病に関わるさまざまな人が下流域には存在し、そのことがもたらす多様な差別と中傷・偏見が人々に中上流よりも集団検診受診を忌避させたということが考えられる。身体がおかしかったのに受診しなかった未認定患者は大勢いたが、その理由はやはり「自分や家族の結婚・就職に障害」と考えた人が多かった(62.1%)（水色報告

書、1993：182)。

(5) 認定申請と認定年・棄却年

①認定申請　それでは認定申請行動に関してはどうか。最初に申請したきっかけは、認定患者は「医者にすすめられた」がいちばん高かった（**表4-22**）。認定患者は家族や親戚に患者が多く、家に大学の先生や開業医が訪問して「ついでにみてもらった」際にすすめられたというケースが多い。そのため未認定患者と違い「体の具合が悪化し我慢できなくなった」という回答よりも「家族・親戚・近隣に認定患者がいる」の選択率は高かった。他方、未認定患者は「体の具合が我慢できなくなった」がいちばん高かった。

しかし、「事情が許せば申請を早くしていたか」という問いに対して、筆者は未認定患者のみ、その率は高いだろうと考えていたが、認定患者の場合も「そう思う」とした人は半分もいた（**図4-12**）。

その理由は**表4-23**をみれば明らかだが、認定患者にとって水俣病とは何かよくわからなかったため「水俣病と気づかなかった」ことがいちばん高い選択率になっている。その次が家族問題と「水俣病とわかるのが恐ろしかった」という回答だった。この恐怖感は初期の水俣病像の一つである劇症型の存在が間近にあったことから導き出されたものとして考

表4-22　最初に申請したきっかけ（複数回答）

	認定 (N=50)	未認定 (N=96)
体の具合が悪化し我慢できなくなった	16 (32.0%)	45 (46.9%)
医師にすすめられた	24 (48.0%)	36 (37.5%)
家族・親戚・知人にすすめられた	13 (26.0%)	29 (30.2%)
水俣病患者のために活動している人から	0 (0.0%)	23 (24.0%)
家族・親戚・近隣に認定患者がいる	20 (40.0%)	20 (20.8%)
家族・親戚の結婚・就職が決まったため	0 (0.0%)	8 (8.3%)
世間の水俣病の偏見が減ってきた	0 (0.0%)	7 (7.3%)
近隣の人や知人が申請した	0 (0.0%)	4 (4.1%)
自分の結婚・就職が決まった	0 (0.0%)	2 (2.1%)
生活が苦しくなったので補償を得たい	0 (0.0%)	2 (2.1%)
その他	19 (38.0%)	19 (19.8%)

（○と◎の合計を表示）

図4-12 事情が許せば申請を早くしていたか

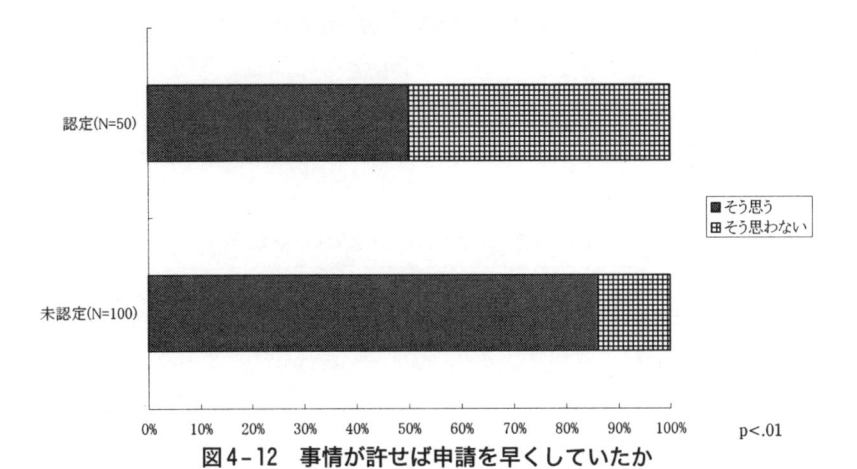

表4-23 認定申請が遅れた理由（複数回答）

	認定（N＝25）	未認定（N＝86）
家族・親戚の結婚就職に障害になると困る	5(20.0%)	50(58.1%)
長い間水俣病と気づかなかった	14(56.0%)	29(33.7%)
水俣病とわかるとつまはじきにされる	1(4.0%)	25(29.1%)
水俣病だとわかるのが恐ろしかった	5(20.0%)	24(27.9%)
水俣病に詳しい医師に出会えなかった	4(16.0%)	18(20.9%)
自分の結婚就職に障害になるとこまる	1(4.0%)	16(18.6%)
家族から認定患者がでていてこれ以上増えると世間体が悪い	1(4.0%)	14(16.3%)
今の制度では申請しても無理だと思った	0(0.0%)	10(11.6%)
家族や親戚が反対した	2(8.0%)	8(9.3%)
役場の職員に申請を知られたくない	0(0.0%)	4(4.7%)
家族に介護が必要で大変だったから	2(8.0%)	3(3.5%)
身内に昭電関係者がいて迷惑をかけるため	0(0.0%)	1(1.2%)
何回目かの申請の時に検査をとりやめたため	0(0.0%)	1(1.2%)
その他	13(52.0%)	20(23.2%)

えられる。他方、未認定患者は家族問題がいちばんの障害となり申請が遅れた。ゆえに、家族問題がある程度クリアできた段階で申請をしたために、未認定患者は申請が遅くなったのである。

認定申請をすると新大に検査に行くが、大学病院でのいやな思いは認定患者、未認定患者の差は明らかであった（**表4-24、25**）。「ある」とした認定患者は24.0％に対し、未認定患者は実に68.8％の人が経験している。これは未認定患者に対する予備調査の際に聞き取られたことであったが、

表4-24　大学病院でのいやな体験

	未認定（N=96）	認定（N=50）	初期認定 （N=13）	中期認定 （N=23）	後期認定 （N=13）
ある	66(68.8%)	12(24.0%)	1(7.7%)	4(17.4%)	7(53.8%)
ない	30(31.3%)	38(76.0%)	12(92.3%)	19(82.6%)	6(46.2%)

p<.01

表4-25　大学病院でのいやな思い（複数回答）

	認定（N=12）	未認定（N=66）
自分の言うことを誠実に聞いてもらえない	3(25.0%)	33(50.0%)
「うそ」をつくなと言われた	2(16.7%)	28(42.4%)
ニセ患者扱いされた	0(0.0%)	23(34.8%)
検査に時間がかかり大変	7(58.3%)	21(31.8%)
その他	2(16.7%)	43(65.2%)

　認定患者でも認定年別にみると、後期認定患者に「ある」と回答した人が多かった。

　内容は「誠実に聞いてもらえない」がどちらも多く、さらに「検査に時間がかかり大変」だったということだった。認定患者、未認定患者をくらべるとやはり未認定患者の選択率がすべてにおいて高かった。場所的には認定患者、未認定患者どちらも眼科がトップで次に耳鼻科だった。中には受け付け窓口もあった。眼科も耳鼻科もともに「見えない」「聞こえない」という患者の言葉に対し、「嘘をつくな」とか「ほんとうは見える（聞こえる）のでしょう」という対応の仕方をされたとする人が多かった。

　さて認定申請年だが、認定患者はほとんどが申請年を記憶していなかったが、申請から認定に至るまで長くて1年半くらいで、だいたい半年から1年以内に認定になったというケースが多かった。未認定患者は、不明はあるものの訴訟の原告となっており、その数字はだいたいにおいて正確であった（**表4-26**）。しかし、1970年以前に申請をした人はほとんどなく1973年と1977年に集中していた。

　このことは、第3章でも述べたが、未認定患者を中心とした潜在患者発掘のための運動などが各流域に少しずつ顕在化してきた頃と重なって

表4-26　認定申請年（延べ回数に対応）（未認定患者のみ）

申請年	65-69	70	71	72	73	74	75	76	77	78	79	80	81	83	84	85	不明	未申請
下流(人)	0	1	0	0	14	6	6	4	4	0	1	1	3	0	0	1	5	3
中上流(人)	1	0	3	1	11	11	7	15	23	5	2	2	0	1	2	0	15	0

いる。

②棄却　　未認定患者のみになるが、棄却されたのち未認定患者の約4割が行政不服を行っていた（表は略）。行政不服をした要因は支援者がいたことと、自分一人で決めたという回答が合わせて75.0％にものぼった。その理由は「認定患者と同じ症状なのになぜ棄却されるのか」という思いと、「同じくらい魚を食べたのに」ということ、「水俣病でなければ何の病気なのか」ということなど、いくつかあげられた。そのため行政不服訴訟だけではなく、認定申請回数にもその思いはあらわれていた。ここでは略したが未認定患者で1回と2回申請した人は実に87.0％にものぼった。水俣病ではないと否定されるだけで病名もはっきりしないこの制度に対し、未認定患者は再申請、行政不服、異議申し立てというあらゆる手段を考えて前に進もうとした。

③認定の時期　　こちらは認定患者に限ってのことだが、認定年をみると1965年から1971年に認定された初期認定は13人（26.5％）、1972年から1973年、いわゆる1971年の環境庁の通知による「疑わしきは認定せよ」時代に認定された中期認定は23人（46.9％）、そして基準の変更通知が出た後の1974年以降の後期認定は13人（26.5％）であった（不明が1名）。判決までと協定締結以後の74年以降はほぼ同数だが、判決から協定締結までの2年間をくらべると、約2年で23名も認定が出ている。72年がいちばん多く13人となっていたが、新潟県全体の認定患者数の流れをみると比較しづらいがほぼ同じ線をたどっていた。

　また訴訟にからめてみると、調査対象者で一次訴訟の原告11名の認定年は表4-27のとおりであった。一次訴訟原告は、1971年に判決が出てから認定になった人もいた。つまり、認定患者が一次訴訟を起こしたので

表4-27 一次訴訟原告認定年

年	人数
1965	2
1967	1
1969	2
1970	2
1971	1
1972	2
1973	1

はなく、新潟水俣病という大問題に対して被害を受けた人々、つまり自らの身体的被害はもちろん、派生的被害も含め、家族が受けたという人々がともに原告となっていた。

(6) 水俣病に関わる精神的側面

①水俣病に関わるいやな思い 最後に水俣病に関わる精神的側面をみてみよう。認定患者も未認定患者も水俣病に関して「いやな経験はしなかった」と回答した人は約4割近くいた(表4-28)。

しかし、もう少し詳細にみると、認定患者は「近所で陰口をいわれた」人はほぼ2人に1人の割合でいた。さらに補償金のことで中傷・差別的発言をされた認定患者も多かった。また認定されていながらも「ニセ患者」と言われ、「水俣病なのに何で元気か」と未認定患者同様に周りに言われた認定患者もいた。

認定年別にみると「陰口」「補償金」などは認定年の違いはみられなかったが、「何であんなに元気か」「怠け者」「子や孫がいじめられた」といった項目は初期認定が高く、逆に「いやな経験はしなかった」と回答した人々は初期認定がいちばん低かった。劇症型から始まり、公害史上初

表4-28 水俣病に関連したいやな思い(複数回答)

	未認定 (N=100)	認定 (N=50)	初期認定 (N=13)	中期認定 (N=23)	後期認定 (N=13)
*欲張り、金ほしさで申請したと言われた	37(37.0%)	―	―	―	―
近所で陰口を言われる	28(28.0%)	24(48.0%)	8(61.5%)	9(39.1%)	7(53.8%)
ニセ患者と言われたことがある	22(22.0%)	7(14.0%)	3(23.1%)	1(4.3%)	3(23.1%)
水俣病なのに何で元気かと言われた	22(22.0%)	10(20.0%)	5(38.5%)	3(13.0%)	2(15.4%)
商売や会社での待遇の悪化	14(14.0%)	5(10.0%)	1(7.7%)	3(13.0%)	1(7.7%)
怠け者と言われた	10(10.0%)	4(8.0%)	3(23.1%)	1(4.3%)	0(0.0%)
子どもの結婚がうまくゆかなくなった	5(5.0%)	2(4.0%)	2(15.4%)	0(0.0%)	0(0.0%)
子どもの就職がうまくゆかなくなった	1(1.0%)	2(4.0%)	2(15.4%)	0(0.0%)	0(0.0%)
子どもや孫がいじめられた	1(1.0%)	3(6.0%)	2(15.4%)	1(4.3%)	0(0.0%)
その他	15(15.0%)	18(36.0%)	6(46.2%)	7(30.4%)	4(30.8%)
いやな経験はしなかった	40(40.0%)	16(32.0%)	3(23.1%)	9(39.1%)	4(30.8%)
*補償金のことに関して言われたことがある	―	18(36.0%)	5(38.5%)	6(26.1%)	6(46.2%)

*最初の項目は未認定患者のみ、最後の項目は認定患者のみの質問項目である

の裁判、そして補償交渉などさまざまな経験をしてきた初期認定の人々だからこそ、そのような結果になるのであろう。

　未認定患者は「金ほしさで申請をした」と言われた人も「いやな経験はしなかった」人とほぼ同数であったが、「ニセ患者」と言われたり、「水俣病なのに何であんなに元気か」と言われ不快な思いをしている人もいた。

　「水俣病」に関わることで流域すべての人々がお互いのまなざしに規定されながら不快な思いを感じてきたのであった。

　次に生きる望みについて聞いたところ、「生きる望みを失った」ことがある認定患者、未認定患者はともに約3割であった（認定患者―34.0％、未認定患者―32.0％）（表は略）。その原因はやはり水俣病による身体症状の悪化から来るものであった（認定患者－100％、未認定患者―87.5％）。

　他方、人々の心の支えになっている事柄はほとんどの人々が「子どもや孫の成長」だった（表は略）（認定患者―74.0％、未認定患者―67.0％）。しかし、現実問題として、子どもや孫に対する健康不安も存在する。「心配していない」と回答した人は認定患者が高かったが（認定患者―61.2％、未認定患者― 49.5％）、「少し不安」としている人は認定患者も未認定患者もだいたい同数であった（認定患者―26.5％、未認定患者―27.3％）。さらに未認定患者は「とても不安」とする人が多かった（11.1％）。調査時の対象者の年齢と子どもの年齢によるところが大きいと思われるが、水俣病は世代を越えて不安をもたらす問題であることがあらためて確認された（水色報告書、1993：46）。

②認定されること　　次に認定患者独自の項目である「認定」に関してみていこう（**表4-29、4-30**）。まず認定された時の気持ちであるが、これは50名いればそれだけあり、「その他」がいちばん多かった。あげた選択肢に対してすべてをあわせ「ごちゃまぜ」と回答した人も複数いた。その中でも特に多く選択されたのが「まさか認定されるとは」と「水俣病だと思っていたがショックだった」という回答である。

表4-29 認定された時の気持ち

	認定 (N=50)	初期認定 (N=13)	中期認定 (N=23)	後期認定 (N=13)
まさか認定されるとは思わずショックだ	11(22.0%)	1(7.7%)	4(17.4%)	6(46.2%)
水俣病だとは思っていたがショックだ	11(22.0%)	2(15.4%)	7(30.4%)	1(7.7%)
水俣病だと思っていたので受けとめた	9(18.0%)	3(23.1%)	3(13.0%)	3(23.1%)
何も感じなかった	3(6.0%)	1(7.7%)	2(8.7%)	0(0.0%)
病名がわかり安心した	2(4.0%)	0(0.0%)	1(4.3%)	1(7.7%)
その他	14(28.0%)	6(46.2%)	6(26.1%)	2(15.4%)

表4-30 認定の意味（複数回答）

	認定 (N=50)	初期認定 (N=13)	中期認定 (N=23)	後期認定 (N=13)
病名がはっきりする	40(80.0%)	11(84.6%)	18(78.3%)	10(76.9%)
人には言えないこと	27(54.0%)	5(38.5%)	14(60.9%)	7(53.8%)
補償金を得ること	4(8.0%)	0(0.0%)	2(8.7%)	2(15.4%)
ニセ患者扱いされずにすむこと	1(2.0%)	0(0.0%)	0(0.0%)	1(7.7%)
その他	8(16.0%)	3(23.1%)	3(13.0%)	2(15.4%)

　認定年別にみると「まさか」と思った人は認定年が遅くなるほど高かった。初期認定においては「水俣病だと思っていたので素直に受けとめた」が高く、中期認定は「水俣病だと思っていたがショックだった」がいちばん高く、後期認定は「まさか」がいちばん高かった。調査対象者の認定患者はすべて下流域に住んでいるので、「水俣病」に対する情報の接し方が血縁関係や地縁関係に規定され認定に至っている場合が多い。認定に至る経緯が、認定された時の気持ちを規定していることがわかる。

　認定の意味では「病名がはっきりすること」がいちばん高く選択され、次いで「人には言えないこと」が高かった。認定年別にみると後期認定ほど認定の意味は多く選択されていた。

　次に補償金の意味だが、複数回答で生活補償ととらえている人がやはりいちばん高かった（表4-31）。「昭電の謝罪の印」ととらえている人は実際に補償交渉過程に加わった初期認定がいちばん高く、また「心の慰め」ととらえている人も、やはり交渉過程に参加した初期認定、そして一部参加している中期認定が選択している率が高かった。自ら「親のかたきみたいな」気持ちで参加したことが、この補償金に対する意味を決め、

表4-31 補償金の意味(複数回答)

	認定(N=50)	初期認定(N=13)	中期認定(N=23)	後期認定(N=13)
生活補償	40(80.0%)	11(84.6%)	20(87.0%)	9(69.2%)
昭電の謝罪の印	29(58.0%)	10(76.9%)	15(65.2%)	4(30.8%)
心の慰めになるお金	24(48.0%)	7(53.8%)	11(47.8%)	6(46.2%)
その他	8(16.0%)	0(0.0%)	3(13.0%)	4(30.8%)

表4-32 補償金の評価(一時金)

	認定(N=50)	初期認定(N=13)	中期認定(N=23)	後期認定(N=13)
低すぎる	6(12.0%)	1(7.7%)	4(17.4%)	1(7.7%)
まあまあ	30(60.0%)	10(76.9%)	13(56.5%)	7(53.8%)
高すぎる	0(0.0%)	0(0.0%)	0(0.0%)	0(0.0%)
わからない	12(24.0%)	2(15.4%)	6(26.1%)	3(23.1%)
その他	2(4.0%)	0(0.0%)	0(0.0%)	2(15.4%)

表4-33 補償金の評価(年金)

	認定(N=50)	初期認定(N=13)	中期認定(N=23)	後期認定(N=13)
低すぎる	8(16.0%)	1(7.7%)	5(21.7%)	2(15.4%)
まあまあ	29(58.0%)	10(76.9%)	13(56.5%)	6(46.2%)
高すぎる	0(0.0%)	0(0.0%)	0(0.0%)	0(0.0%)
わからない	11(22.0%)	2(15.4%)	5(21.7%)	3(23.1%)
その他	2(4.0%)	0(0.0%)	0(0.0%)	2(15.4%)

表4-34 補償金の評価(医療費)

	認定(N=50)	初期認定(N=13)	中期認定(N=23)	後期認定(N=13)
低すぎる	6(12.0%)	2(15.4%)	2(8.7%)	2(15.4%)
まあまあ	34(68.0%)	10(76.9%)	18(78.3%)	6(46.2%)
高すぎる	0(0.0%)	0(0.0%)	0(0.0%)	0(0.0%)
わからない	1(7.7%)	1(7.7%)	3(13.0%)	3(23.1%)
その他	2(4.0%)	0(0.0%)	0(0.0%)	2(15.4%)

さらに評価そのものを決めていることがわかる。

評価に関しては初期認定は一時金も年金も医療費もすべてにおいて「まあまあ」と評価する人が多かったが、中期認定や後期認定になると若干「低すぎる」と評価している人がいた(**表4-32、33、34**)。補償協定の交渉過程に参加したかどうかがこれらの回答を導き出していることが推測される。中期認定で補償交渉に参加しなかった人で、本人の補償金だけで家族が生活をしている人もいた。本人は介護を必要とする身の上で、家族が外に働きに行けない状態である。本人は介護してくれる家族に充

分感謝しながらも「自分が死んだら家族はどうなってしまうのか」という心配を抱いている例もあった。

③家族の水俣病関係者　最後に認定患者と未認定患者の他の家族成員に関してみていこう(**表4-35、36**)。認定患者と未認定患者をくらべると、認定患者の方が配偶者・両親そして子どもともに認定されている人々の率が高い。他方認定申請して棄却された人、そして申請はしていないけれど疑いのある人は全般的に未認定患者の方が高かった。

さらに家族内の認定年をみると(**表4-37**)、前半の時期に集中しているのが認定患者の家族たちであり、後半に集中しているのが未認定患者であった。このことが、先ほどの認定申請行動をうながすきっかけとなった「家族にすすめられ」ということと密接に関連している。早くに認定された家族から、その身体的情報とともに申請をすすめられたことを推測すれば、認定患者の方が申請行動に着手するのが早いことは当然だし、遅くに認定された家族にすすめられれば、当然申請も遅くなる。情報の

表4-35　本人以外の健康被害者がいる家族数(認定患者)

	配偶者	両親	子ども
認定患者がいる	20 (46.5%)	22 (51.2%)	6 (14.0%)
第一次訴訟の原告がいる	9 (20.9%)	9 (20.9%)	2 (4.7%)
第二次訴訟の原告がいる	2 (4.7%)	0 (0.0%)	1 (2.3%)
認定申請して棄却された者がいる	9 (20.9%)	1 (2.3%)	3 (7.0%)
認定申請はしていないが水俣病の疑い	3 (7.0%)	9 (20.9%)	6 (13.9%)
合計 (N=43)	43 (100.0%)	41 (95.3%)	18 (41.9%)

表4-36　本人以外の健康被害者がいる家族数(未認定患者)

	配偶者	両親	子ども
認定患者がいる	10 (11.1%)	15 (16.7%)	1 (1.1%)
第二次訴訟の原告がいる	14 (15.6%)	8 (8.9%)	0 (0.0%)
認定申請して棄却された者がいる	17 (18.9%)	9 (10.0%)	1 (1.1%)
認定申請はしていないが水俣病の疑い	24 (26.7%)	23 (25.6%)	18 (20.0%)
合計 (N=90)	65 (72.2%)	42 (46.7%)	20 (22.2%)

表4-37　家族内の認定年(延べ人数)

	1965	1968	1969	1970	1971	1972	1973	1974	1975	1976	1977	不明
認定患者	8	1	4	1	4	5	8	0	0	0	0	38
未認定患者	0	0	0	0	2	6	6	6	2	1	2	14

表4-38 認定年別の健康被害者（認定患者がいる）

	初期認定 (N=12)	中期認定 (N=18)	後期認定 (N=13)	全体(N=43)
配偶者(N=20)	11(91.7%)	8(44.4%)	1(7.7%)	46.5%
両親(N=22)	11(91.7%)	9(50.0%)	2(15.4%)	51.2%
子ども(N=6)	2(16.6%)	4(22.2%)	0(0.0%)	14.0%

表4-39 認定年別の健康被害者（一次訴訟原告がいる）

	初期認定 (N=12)	中期認定 (N=18)	後期認定 (N=13)	全体(N=43)
配偶者(N=9)	5(41.7%)	4(22.2%)	0(0.0%)	20.9%
両親(N=9)	5(41.7%)	4(22.2%)	0(0.0%)	20.9%
子ども(N=2)	0(0.0%)	2(11.1%)	0(0.0%)	4.7%

質ではなく伝達の速度もまた影響を与えている。

　認定患者の場合、さらに認定年別にみると初期の認定患者は身内に水俣病関係者をもっている人が圧倒的に多いのが特徴的であった（**表4-38、39**）。

(7) 両者の相違──統計調査の比較考察──

　最後に認定患者と未認定患者の統計調査のまとめをしておこう。認定患者も未認定患者も水俣病患者全体からすると本調査はほんの少数ではあるが、阿賀野川との関わりにおいて、その生活といい食といい、何ら両者に違いはみられないことがわかった。身体的被害にも違いはなかった。むしろ補償金制度によって医療費に充分お金がかけられる認定患者の方が、身体的症状は完治することはないにしても長年にわたって未認定患者よりも治療環境においてはかなり恵まれていた。

　派生的被害としての精神的側面をみても、認定されたことへの中傷・誹謗、認定申請し棄却されたことへの中傷・誹謗は、それぞれに存在した。むしろ認定患者の中で、認定年別による認定申請過程の違いが、その後の精神的側面を規定していることに着目すべきであろう。また後期認定は未認定患者が受ける精神的側面や申請に至る過程が類似していることがわかった。

両者が大きく異なったところをあげるとすれば、それは自覚に至る過程とそれに関わる申請に至る過程であった。この両者の違いを創出したのは、「認識・情報の不足」「社会的不利益についての警戒心」(水色報告書、舩橋、1993：215-244) が考えられる。認定患者は、水俣病に関する「認識や情報」がその質はともかくとして充分もっていたから申請をしたのだし (例えば中期認定)、「社会的不利益についての警戒心」が明確に生じる前に申請し認定された (例えば初期認定)。

　しかしながら、今回50名ではあるが認定患者の調査を行った結果、すべてが先の条件を満たしていたために認定されたのではなかった。認識や情報の存在や社会的不利益についての警戒心の有無をさらに規定する要因として「劇症型患者の存在」や「血縁関係」「地縁関係」があげられた。そしてもう一つ、「運動」の存在が――被災者の会を中心とした――人々の認識や情報や社会的不利益についての警戒心に関与した。

　初期認定、中期認定、後期認定にとってそれぞれの「認識・情報」「社会的不利益についての警戒心」は時間をへて変容していった。以下、もう少し詳しくみていこう。

　例えば、初期認定にとっては水俣病そのものの情報がないという意味では未認定患者とまったく同じでありながら、すでに社会的不利益を被った被害者たちであった。そして劇症型患者をとりまく血縁、地縁を軸に運動と深く関わりながら「認識・情報」を得て、自覚に至る過程、認定申請過程が展開された。

　中期認定も水俣病に対する「認識・情報」では、未認定患者 (特に下流域の) と同じような状態にありながらも、「血縁」「地縁」関係の存在によって集団検診を受診することが大きな契機となって認定された。中期認定は集団検診受診から大学に行くまでに若干「社会的不利益」によって躊躇するが、それでも「血縁」「地縁」に支えられ、「認識・情報」を得て、認定された。

　他方、後期認定は地縁、血縁も薄く、「認識・情報」の不足の状態で、

「社会的不利益についての警戒心」をもっているいちばん未認定患者に近い人々であった。それではなぜ認定されたのだろうか。本章ではこの疑問に対して明確に判断できる材料をもちえなかった。

未認定患者は、血縁や地縁関係が有効に作用せず、また一次訴訟関係者を中心とする運動の存在とはほど遠いところで「認識・情報」不足の状態にあり、時間をおってつくられていった「社会的不利益への警戒心」によって申請行為が遅れた。そして棄却という結果を迎えた。

認定される・棄却されることは制度的なことに過ぎず、身体的苦痛はもちろんどちらにも精神的な受苦を人々にもたらした。それが新潟水俣病という公害病である。しかし、制度的なことに過ぎないにもかかわらず、制度の適用・非適用が長年にわたって、経済的な状況や身体的な状況に多様な違いをもたらした。

本章では統計調査を使って認定患者、未認定患者の実態を明らかにしてきた。二つの訴訟、二つの立場、潜在患者の存在、どれもみな新潟水俣病問題から生み出されたものである。人々はあまりにも法制度や時代に規定され、翻弄されてきた。しかし、他方で、多くの人々は翻弄されながらも、主体的に自らの生活世界を切り開き、創造していく力をもっている。

次の5章と6章では認定患者、未認定患者、それぞれの個別の事例をあげて、どのように当事者たちは危機を乗り越えようとしたのか、その受容─克服過程をとらえていきたい。

注
1) 最初は下流域のみが当該指定地域で、1971年の判決後、上流域まで広げられた。救済法により認定制度が確立され、県独自の診査会はなくなった。
2) 現在でも年に1度、被災者の会が提訴日を記念して集まるが、そこでは一次訴訟を経験した人、補償交渉を経験した人、それ以外の人と三つのグループに分かれるという。1994年の聞き取りによる。
3) 「新潟水俣病被害者の会ニュース」第1号、4頁、1997/2/28。
4) 認定・未認定とそれぞれの項目との間に関連性があるかどうかについて

x^2検定あるいはフィッシャーの直接確率計算法で行った。

5) 法政大学舩橋晴俊研究室、都立大学飯島伸子研究室編、1993年11月、非売品。筆者は2章「日常生活と家庭生活上の問題」と3章「地域活動と社会諸関係」を執筆した。

6) 未認定患者のパイロットスタディの日程は水色報告書の2頁に詳しい。また認定患者の調査に関しては、1994年8月と9月に中流の認定患者5名、下流3名、そして認定患者、未認定患者両者を日頃診察している新潟水俣病第二次訴訟医団3名に聞き取り調査を実施した。

調査対象者の選定の基準は未認定患者の場合は水色報告書に譲る[ア)]。認定患者の場合について述べておく。認定患者の調査はすべて筆者一人で行ったため、未認定患者調査よりも時間的能力的制約があった。そのためまず沼垂診療所の訪問看護(月3回)と往診(月2回)に参加して、その場で調査主旨を説明し、了解してくれた人に日時の都合を聞いた。そして後日あらためて訪問し調査を実行した。その母集団の調査を終えると、さらに木戸病院の検診センター所長の斎藤恒医師に紹介状を書いていただき、時間の許す限り、調査を行った。と同時に沼垂診療所長である関川智子医師に通院してくる認定患者に調査の主旨を説明していただき、調査の協力をお願いしたが、残念ながらこの方法はうまくいかなかった。

結局、対象者は豊栄市と新潟市のみの認定患者となった。下流域に集中したがもともと認定患者は下流域に集中していることや一次訴訟に関わった人々は下流域にしか存在しない。それだけ下流には立場を異にする人々が多く存在しており、調査計画時に、まず下流域を対象地域として考えた。1993年度末時点の認定患者は新潟市は324名中212名、豊栄市は171名中101名の生存で、全体で認定患者は420名生存している。そのうちの313名中の50名に調査を行ったことになる。

認定患者を調査対象者に設定した理由は認定患者の調査の必要は感じていたものの[イ)]調査遂行の困難さが存在していた。患者本人にとっては「(水俣病問題は)もう終わったもの」とされているのではないかという危惧、さらにラポール作りの時間のなさなどがあった。しかしながら、未認定患者の調査を行ったことで共同チームと調査対象者との信頼関係が形成され、難しいとされていた認定患者の調査が可能となった。実に未認定患者の調査を始めてから5年の月日を必要とした。そのような数々の状況があったこともあり、認定患者の調査は可能となったが、その設定理由は大きくは二つある。

一つは認定患者に対しては新潟の場合は調査がいまだかつてなされな

かったこと、さらに新潟水俣病問題をとらえるには認定患者の存在を視野に入れなくてはそのすべてを論じることはできないと思ったからである。

認定患者調査の調査票に関しては、未認定患者の調査票と、熊本水俣病の認定調査票[ウ)]をもとに作成をした（巻末の資料を参照）。なお、本章での調査報告に関する責任はすべて筆者に帰する。

ア) 前掲報告書、2-3頁。
イ) 1993年の日本社会学会の報告でもこの指摘はあった。
ウ) 富樫貞夫・丸山定巳、1983ab、1984ab、「水俣病患者補償に関する調査報告」『熊本法学』

第5章　認定患者の生活世界の変容とその再構築過程——受容—克服過程を中心に——

　本章では、認定患者の生活世界の変容とその再構築過程を、受容—克服過程という視点から事例をあげて考察する。まず受容・克服・解決（受諾）のそれぞれの概念定義を行った上で、10の事例をあげよう。認定時期によって、受容—克服過程の状況も違ってくるので、問題発生時と第4章でとらえた初期認定・中期認定・後期認定の四つの類型に分けることにする。

第1節　概念定義——受容・克服・解決（受諾）——

　当事者たちは新潟水俣病という危機的出来事をどのように受けとめ、さらにどのように乗り越えようとしたのか[1]。まず個々の軌跡を追う前に概念定義をしておこう。

　新潟水俣病という危機的出来事を受けとめること、すなわち受容とは何か。「受容」とは個人レベルの概念であり「自分が水俣病であることを認めること」である[2]。認定申請制度にのっとり公的な機関に「あなたは水俣病ですよ」と言われることではない。それゆえ受容とは病気の身体的な内容や、派生して付与された負のイメージに対する人々の意識までもが自分に向けられることを引き受けることを意味する。つまり水俣病という社会的な危機的出来事が諸個人にもたらすすべてのことを諸個人

が自ら引き受ける、あるいは受け入れることが、受容である。

　中には、症状的に水俣病でも自分の病気は水俣病ではないと最初から否認して受容をしない人々もいる。たとえ自分が水俣病であると受けとめても、ひたすら身体的苦痛に耐え、沈黙する人々もいる。派生する多様な困難を即自的に回避している人々でもある。しかし、水俣病かもしれないと不確かに受容し始め、集団検診を受けたり、自ら認定申請をする人々もいた。この集団検診受診や認定申請という受容に関する行為が病名を明らかにしたいという明確な願望のもとに行われると、それは一つの乗り越え、すなわち克服行為となる。

　「克服」とは個人、運動集団など各主体レベルにおいて多様な要求や願望のもとに諸問題を解決しようとめざす行為である。克服行為が積み重なり克服過程となっていく。身体的克服、精神的克服、経済的克服、そして社会諸関係の克服などがある。

　克服そのものは今ある悲惨な状況をいったん受けとめて、少しでもよりよい方向に積極的に変えていこうとすることでもある。つまり、さまざまな社会的行為をとおしてとりまく状況に対して働きかけ、自らの生活世界を創り変える、再構築していくことである。水俣病であることを受け入れ水俣病とともに生きようとすることでもある[3]。

　また克服とは各主体のめざす解決のあり方と非常に関係が深い。「解決」とは克服のための一つの目的であり、要求であり、各主体にとって考えられる限りの、いちばんよい状態、めざされるべき状態である。しかし現実にはめざされるべき解決が結果として得られないこともある。主体によってはそれが受諾され克服過程が一段落するときもある。結果としての解決状態が他の関連主体にとってめざされるべき解決と乖離している場合は、その主体のさらなる克服過程が始まっていく。

　受諾とは承諾の意味と同様で対外的な関係において生じる。受容は内面的な葛藤の結果生じるものであり、それに対して受諾とは対外的な葛藤の上に生じる。「受諾」とは満足なものにせよ、苦渋なものにせよ、一

つの解決を引き受けることである。特に公害問題の場合は社会制度的な解決も意味する。受諾がその主体にとって最善な場合もあるし、最善ではない場合もある。

　以上のような概念のもとでまず認定患者の事例をあげる。事例にあげた人々は新潟水俣病問題の当事者の数からすればほんの一部でしかない。しかしながら、事例にあげた人々は新潟水俣病という危機的出来事を受容しその一つの対処として多様な解決目標のもと克服へと向かおうとした。このことは公害問題の被害の側面を明らかにするだけでなく、人間のもつ再生の力を同時に提示する。むしろそこに問題の普遍性を読みとることができ、また本事例をあげる意義も存在する。

第2節　事例とその考察

事例1　問題発生時(1)

　　　　（Aさん、男性、1964年死亡、新潟水俣病第一号の死亡患者）[4]

　新潟市の最下流域で、阿賀野川左岸に位置する集落に住むAさんの死も次にあげるBさんの発病も新潟水俣病公表以前の出来事であった。Bさんの診断によって初めて新潟に水俣病が確認されたが、その時すでにAさんは病名もわからぬまま悲惨な死を遂げていた。

Aさん　　1902年(明治35年)生まれのAさんは半農半漁の生活をおくっていたが、農業はもっぱら妻と母にまかせて漁業に専念していた。川漁が中心で、とった魚を妻が行商した。一回魚の行商に行くと相当のお金が入った。例えばサケ漁の売り上げでは一町一反の田畑の翌年の肥料代がまかなえたほどだった。Aさん自身、漁そのものが好きで1月から4月はマスの刺し網、4月から9月までは小魚（ウグイ、ニゴイ、ボラなど）、そして10月からはサケとりと一年中、川に出ていた。

発病　　Aさんの自覚症状の訴えは1962年の6月頃だった。手足のしび

れで、何回か医者に通った。しかし、新潟地震で橋が壊れ船の通院となったため、通うのがつらくやめてしまう。だが、治るわけではなく、むしろひどくなり寝たきりに近い状態になった。近所の人が心配してT医院を紹介した。そこでは手に余るとみえて新大に入院しろと言われた。大学で1日検査したがAさんは病院がきらいで「帰る」と言い出し、大学側からも「ベッドがあいてない」と入院を断られ、代わりにY病院を紹介され、2、3日後に入院した。そこでもAさんは「家に帰る」とわめき、さらに大きな声でうなるので、病院に入院している他の患者が病院を出ると言い出し、Y病院が次にK病院を紹介した。そのためY病院では入院3日で退院、すぐにK病院の神経科に家族がAさんを連れていった。そこの医者は「治らない。精神病患者として精神病棟に入れて治療を続けていくしかないがよいか」と言った。Aさんの妻はこの医者の言葉に耐えられず、Aさんを自宅に連れ帰り、往診を頼むことになった。

　Aさんを家で看病するものの、痛みの発作は激しく、Aさんは暴れ、うなり声をあげた。Aさんの家族は人に知られまいとして昼でも窓に毛布をあて、おしめの洗濯は人目をさけて夜暗くなってから橋の下でこっそりやっていた。しかし、そのうなり声は外にまで響きわたる大きなものであり、近所の評判にもなった。その暴れる様は親類の男性たちが押さえつけてもかなりの力がいることだった。もともとAさんは体ががっちりして力もあるため、おさえるのによけい大変だったという。手伝いに来ている親戚の人も疲れてしまい「悪く思わないでくれ」と泣きながらAさんの手足をのばし、蒲団でまいてひもで縛った。縛られていてもよほど痛みが激しかったとみえ、蒲団を歯で嚙み前歯を4本も根元から折ってしまったこともあった。このうなり暴れる光景はやはり公表前に水俣病で亡くなった他の劇症型患者に共通していることだった。

　その後、Aさんは目もほとんど見えなくなり、耳も遠くなった。Aさん宅で飼っていた2匹の猫が狂い死んだのと同様な状況がAさんを襲ったので、近所の人たちは「きっと何かのたたりに違いない」とまで言った

という。Aさんのこの悲惨な状況が終わりを迎えたのは1964年10月29日であった。その約20日前に同じ集落に住むBさんが発病した。

事例2　問題発生時(2)（Bさん、男性、60代、1965年の認定）[5]

　Bさんは専業農家である。しかし、魚をとることが好きで魚を毎日のようにとって食べていた。自ら「若い頃は生意気だった」と語るBさんは「エリート農民」（1971年5月17日での結審での証言）で、旧制中学に進学しながらも一家を支えるため中退をした。

発病　1964年10月12日、親指のしびれがBさんの水俣病の症状の始まりだった。30代初めの頃の出来事だった。そのしびれは腰にも出てきた。Bさんは近くの病院に行くが「何ともない」との診断を受けた。だが10月20日に「いてもたってもいられない状態」「全身荒縄でしばられたような感じ」となり、Bさんは病院を変え10月23日にK病院に入院した。病名は多発性硬化症であった。その約1週間後に近くに住むAさんが悲惨な死に方をしたのは前述のとおりである。

　K病院に入院してもなかなかなおらず、Bさんは11月12日に新大の脳外科に入院することになった。当初は小脳腫瘍の疑いだったという。しかし、空気撮影で小脳腫瘍ではないことが判明した。その頃がBさんにとって身体的にいちばん重くつらい時で、すぐに言葉も出ず、また食事もその他のこともすべて介護の手を必要としていた状態だった。

　そのような状態が続いた約2カ月後の1965年1月18日に新大神経内科の教授に4月から赴任が決まっていた椿忠雄教授がBさんを診察した。椿教授は、Bさんの髪の毛を切りAさんとの共通点を調べ、その結果、Bさんを有機水銀中毒、新潟で初めての水俣病患者と診断した。水俣病という病名がわかった時、Bさんはうれしくて「なまら天にのぼる気持ち」だったという。しかし、その後、有機水銀中毒は完全には治らない病だと知る。1965年4月12日に退院し、それからBさんのリハビリと対症的な治療が始まった。

まわりの反応　ようやくの思いで退院してきたBさんや、初期に症状に見舞われた人々は、まわりから「若い時遊んだから、今そういう症状が出るんだ」と言われ、「(家中がみんな)病院に引っ張られたので、あそこの家はたたりがある」とも言われた。これは「おそらく原因が不明だから恐ろしいこともあって、よけい言われたんでしょうね」とBさんの近所に住み、初期認定の夫を持ち、自らも認定されている女性は語った[6]。Aさんの症状を間近に感じた人々はその症状の恐ろしさを「たたり」という言葉で表現した。Bさんも実際に「神社の神木を使って家を作ったから神のたたりがきたとも言われた」と語った。

かなり身体的に重症だったBさんだが、さまざまな努力の結果、1969年の後半から少しずつ仕事をするようになり1970年からは普通の人のようにはできないが、何とか仕事をするようにまでなった。「元気で仕事をしているじゃないか」といういやみの言葉を向ける人もいたが「その言葉をいやだと思うよりも精神を鍛えるものだと思って受けとめてきた」と言う。

裁判　Bさんは仕事が何とかできるようになった頃、一次訴訟の原告となった。確かに身体上の理由もあるが「若かったせいか」運動体とは少し距離をおいていたBさんだった。だが、1970年に第五陣として裁判に加わった。Bさんは1964年から1970年の心身ともに苦しくつらく仕事のできなかった時期を「精神の暗黒時代」と語る。この「精神の暗黒時代」から抜け出そうとしていた時に原告となった。そして1971年の4月に証言に立った。Bさんは「発病以来、世間の人々から『人間らしき廃人』と見られているが、もし、公正な裁判が行われ、企業責任が明らかになれば、『廃人らしき人間』にやっとなれる、そうなりたい」と証言した(宮本、1973:120-121)。

体験を越えて　30代で発病する前は生意気で行動力があったが、発病することでどん底におちたというBさんは「人への思いやりが生まれてきた」と語った。さらに1970年になって「どん底からはいあがってきた時、

それはまるで洗礼を受けたみたいだった。……自分でもうだめだと思うと、本当に駄目になってしまうので、自分で自分にむち打ってがんばってきた」とも語った。

　Ｂさんは水俣病に認定されてもその制度的な事実に対して何かを感じたことはなく、問題はそこから始まったと思っている。「人間が生きていて存在価値がないということを深く考えさせられたのではなく、むしろ生きたからには価値の増大に右往左往するのが人間なんだということ（例えばお金や健康）を強く感じた」とＢさんは語った。死の一歩手前までいき、身体とともに精神的にも落ち込むところからスタートしたため感じられたのだとも言う。

　「『せめて廃人らしき人間になりたい』と本気で思っていた」とＢさんは30年後にそう語った。身体の最悪の状況からもたらされる「精神の暗黒時代」をへて到達したＢさんの重い言葉であった。

考察１　問題発生時

　Ａさんに代表される劇症型患者の死に至る過程は、地域社会の人々を恐怖に陥れた。たとえ水俣病という名前が命名されなくても、その病像を認知させるには充分であった。Ａさんが死を迎えた時点ではＡさんの死はあくまでも個人的な出来事であった。たとえ、その死のあり方が近所の噂になるほどの死であっても、である。しかし、のちのＢさんの水俣病という診断や、近隣集落で起きていた劇症型患者の存在が水俣病と結びつけられると、それらは社会的な出来事として人々の記憶に蘇り、水俣病に対する一つの意識を形成した。水俣病は「恐ろしい病」となり、もがき苦しみながら死ぬことを意味した。

　病名もわからず悲惨な死に方をしたＡさんにとって受容どころではなかった。ただその死に至る過程がＢさんの状態も含め、地域社会に大きな影響を与えたことは事実である。以下、Ｂさんの受容―克服過程にしぼって考察しよう。

Bさんをとりまく状況として、上記のような社会意識は形成されたが、他の集落でみられたような血縁－地縁を中心とする抵抗の力は生じなかった。Bさんの存在は運動主体として組織化されるまでの原動力とはなりえなかった。生死の境をさまようBさんの、個のレベルにおいて、他者との関わりにおける抵抗の力は生まれたとしても、それが集落の他の人々を組織化する力とはならなかったのである。

　Bさんの受容－克服過程は身体的なものに終始した。不治の病であることをいったん受容するとBさんにとって身体的に少しでも良くなることが解決目標だった。退院してBさんはリハビリを開始し多くの努力によってようやく仕事を再開した。それは一人前にはほど遠かったが、それでも入院時よりは「よっぽど良くなった」。不完全ではあるが一つの身体的克服の結果得られた解決であり、Bさんの受諾でもあった。同時にその身体的克服過程はそのまま精神的な克服過程を意味し「どん底から立ち上がった時は光を見るようだった」とBさんをして語らせた。仕事の再開と同時期に裁判の原告となり証言をするにまで至るが、このことはやはりBさんの身体的な克服にともなう精神的克服とみなせよう。

　Bさんの受容から克服に至る過程に大きく関与した諸条件は家族の存在であり地域社会での関係性であった。一家の働き手であるBさんが動けなくなり田畑も荒れ放題となった。経済的に最悪の状況を迎え、まわりからの中傷・差別的発言を受けながらも夫の介護をし、義父も自らも水俣病に罹り、夫の代わりに被災者の会の運動をしたBさんの妻の存在は大きい。そして未知の病である水俣病に対していろいろと言葉を投げかける地域社会の他者の存在もまた逆の意味で、Bさんの受容－克服過程に深く関与した。それら他者の存在は、中傷、差別の根源であるよりも「自分を鍛えるもの」としてBさんに積極的にとらえかえされていた。そうすることで、Bさんは逆に生きる力を得ようとしてきたのである。

　Bさんの受容－克服過程は、下流域を中心とする地域社会での水俣病に対する意識を作り上げた。人々は「水俣病像」を「決してなりたくない

病」とし、さらに「自分とはほど遠い病で、Ｂさん（Ａさん）は特別に病気になった」と思った。それらの意識が逆にＢさんの生活世界を規定し、中傷、差別、誹謗を受けながらも、Ｂさんは逆手にとって、自らの生活世界を前向きに再構築しなおしていく契機とした。

**事例3　初期認定(1)（Ｃさん、男性、1965年認定、1973年死亡
　　　　　（被災者の会初代会長））**

　Ｃさんは1973年、56歳の若さで亡くなった。昭電との補償協定締結の直前、制度的枠組みの大きな変化を見届けることなく自らの克服過程を終えた。新潟水俣病問題史においてＣさんの存在は不可欠であった。一次訴訟を担った人々への聞き取り調査で、間接的ではあったが、夫、父、分家の家長、そして運動を引っ張っていったリーダーとしてのさまざまなＣさんがその対話の中に存在した。

　公害被害者としてのＣさんの克服過程はどのようなものだったのか。世紀の裁判と言われた一次訴訟の原告患者集団のリーダーであったＣさんは、自らの内面的な葛藤とともに組織を率いていくという対外的な悩みをどのように乗り越えようとしたのか。Ｃさんからの聞き取りはすでに不可能だが、地元紙である『新潟日報』に連載されていたＣさんの日記やＣさんをとりまく人々からの聞き取り、さらにＣさんに言及されている文献や資料などからＣさんの克服過程をここに再構築したい[7]。

問題発生　下流域の一日市で大正時代に生まれたＣさんは戦後復員してすぐに結婚、一時鉄工所に勤めたがのちにやめて家業の半農半漁に従事した。農業が中心の生活だったが春から秋までは田畑の仕事、合間に川漁、秋から冬まではサケ漁にいそしむという生活だった。そんなＣさんにとって父の発症がすべての始まりだった。父は1965年4月頃から舌がもつれ耳も遠くなった。近くの病院で「動脈硬化症だろう」という診断をされ、その後口はもつれ目も見えなくなり、よだれは出て手足もふるえ歩く様子もとぼとぼとしてきた。結局、病名がわからず「全身、病めて」

1965年6月2日「脳溢血」と診断され亡くなった。73歳であった。

入院・被災者の会結成　同じ集落にＣさんの父と、両手足ベッドに縛られもがき苦しみながら死んでいった19歳の青年がいたこともあり県の集団検診が1965年6月、まっさきに行われた。Ｃさんの毛髪水銀値は高くすぐに新大に入院することになった。他の集落に住む毛髪水銀値が高い人も新大に入院しており、そこでの出会いがのちの被災者の会設立へとつながった。8月に退院したＣさんはすぐに水銀中毒に対する住民被害者の対策協議を始めた。最初は死亡者の弔慰金、治療補償の要求が主だった。2カ月もの入院ののちの行動であった。何がＣさんをこのような動きに駆り立てたのか。

Ｃさんの本家筋に当たる人は以下のように語った。「ここは保守の地盤だけど、やっぱり親父がああいう死に方をしたことがあったからだと思う……警察も探りに来ることもあって、自分の家を集会の場所に提供したこともあった」(男性、70代)。この人は当時の被災者の会には加わらず、一次訴訟原告ではないが認定患者である[8]。

Ｃさんは10月に患者会を結成した(のちの被災者の会)。この会は「誰にも指導されない患者同士の会」であり、「助け合い、共同の力で県市と話し合うための会」であった(1965年10月4日付)[9]。被災者の会は行政交渉などを続けたが、主体はあくまでも生活者としての住民に過ぎなかった。その後、民水対から「裁判をしてはどうか」という話がもちあがってきた。

会としての裁判提訴・個人としての裁判提訴　一次訴訟は最初から被害者全員が原告として提訴したわけではなかった。昭電の責任を認めない態度、国の原因究明のなまぬるさに、支援団体は裁判しかないという立場だった。しかし、被災者の会会員は生活保護や生活扶助金をもらっている水俣病患者だった。被災者の会としてはあくまでも国の結論によって犯人がわかり、その犯人が自分たちに対して謝罪し補償することを望んだ。当時は「裁判にまけると土台石をはねる」、つまり家がなくなるとも言われていた。全家族が裁判に加わるにはお金がなかったし、まして

や今まで日本全国の誰もがやったことのない裁判であった。人々は「義民の与茂七」の話も思い出した（第3章参照）。いくら下流から60kmも離れているとはいえ昭電は大企業であった。結局、裁判には被災者の会として踏み切るものの提訴するかは最終的に個人で決めるという形をとった。

　Cさんは支援団体の「早く（全員の）提訴を」という姿勢に対して、最後まで個人の意志にゆだねると徹底した。「あくまで裁判に踏み切る決意は各人に判断させてやりたい。強制して踏み切っても長続きはしないと思う。3年－5年－10年－15年、自ら決意しても続くかどうか。ましてや強制では？」（1968年1月10日付）と日記につづっている。Cさんたちは運動主体でありながらも、阿賀野川流域で日常を生きる生活主体であり、まず生活者として生きることが根底にあった。これは判決に至るまで貫かれていたCさんの姿勢であった。この考えは時として支援する側との間にズレを導き出す。被害者であり運動主体として患者をみる支援者の側と運動主体である前に生活者であるCさんたち被災者の会、そこにCさんの会代表としての対外的な葛藤があった。しかし、生活者でありながらも運動主体であろうとするCさんはリーダーとして会員に対しても、そして自分自身に対しても内面的な葛藤があった。身体がつらく生活もままならず運動ばかりもできないが、支援の人に甘えて頼っているのもよくないという思いがCさんにはあった。ただ被災者の会は運動主体として自覚して積極的に運動するよりも、これからどうやって生活していくかが現実問題だった。しかし、その現実を変えていくためには運動が重要だということをCさんは自覚していた。

　たとえ認定されたとしても充分な補償制度が確立しているわけではなく、人々はつらい身体を抱え、生活保護を受け世帯厚生資金や生業資金を借りて生活していた。被害者として、運動のリーダーとして、内面的・対外的に多くの葛藤を抱えながらも、Cさんの克服過程は重ねられていった。

活動の拡がり　　Cさんは運動をとおしてさまざまな所に出かけ、さま

ざまな人と出会い、昭電や国の対応の現実を実感するようになった。1968年には第二陣の原告となり運動主体としての活動をとおしてCさんは生活者の視野を拡げていった。「政府を信用して三年間もついてきたのに、犯人を断定するどころか、企業の鼻息をうかがい、原因をうやむやにするよう努力しているとしか思えないので、裁判で真犯人を決定し、公害防止策を綿密に立てさせ、被害者に補償せねばやまぬ態度をはっきり打ち出」した(1968年5月8日付)Cさんであった。

判決・判決金の配分　Cさんも証言に立った一次訴訟は原因が昭電だと認めながらも請求額の半分の判決額を提示した。「個々の損害、補償があまりにも少ないのでがっかり」するCさんであった。「これでは生きていけない」という金額であった。当然、被災者の会では「控訴をする」「国や県市に治療費、生活費をみてもらいたい」など多くの意見が出た。しかし、犯人は断定されたので、控訴すれば、今度は「金をとるための裁判」となる。結局、会として控訴をしないと決めた。「世論と支援が今までと同じだと考えられな」かったのである(1971年10月1日付)。

　若い患者の中には「控訴しても生きていくための金は取りたい」という人もいた。そのように生活費の必要性への要求が強いため、支援団体の「補償料をこのまま銀行において利息を運動資金、生活費の足しにしたら」という案を被災者の会としてはとうてい受け入れることはできなかった。Cさん自身は「公害患者に対しての補償であり、患者の生活が苦しい上、……少額であり、各団体等にお礼金等を考えたら、受け取る金がなくなり、患者は何のために裁判したかわからぬ事になる」(1971年10月11日付け)と考えた。会の中でも半額ぐらいは積み立てておいて今後の闘争資金にまわせばという意見もあったが、やはり全額判決どおりにという意見も圧倒的で、最終的に判決どおり分配した。Cさんは会長としてそのことを支援団体に告げた。

　「(支援団体の人は)情けないと言って泣きそうに顔をゆがめる」が、Cさんは「道理はそうだが、病人の被災者が健康の代償を資金に提供して

闘争に明け暮れる姿を目に浮かべてそれで患者は幸福になれるだろうか。死んだ肉親が喜んでくれるのか、考えながら後頭部が痛くなり」支援団体の人に帰ってくれるように言った（1971年10月14日付）。

運動主体としてよりも生活主体として、闘争資金ではなく生活資金としてＣさんは判決金を位置づけた。闘争資金も困難な状態の中で運動を続けてきた人々であり、自らの生活を第一にせざるをえないという、それこそあたりまえの論理がある。しかし、運動を重ね昭電の態度や政府の見解などに直面し、Ｃさんの中に日本社会に対する疑問がわき起こり、運動主体として生活主体とのジレンマが生じてくることがその日記からうかがえる。

被災者の会は裁判が確定し判決金を獲得したからと活動を終わりにして元の生活に戻ったわけではない。今後の生活や医療の問題などさまざまな問題が残っていた。認定患者も増え、問題は全流域に拡がっていた。被災者の会として新認定患者とともに「医療面、生活面の要求」「生業資金の貸付その他の要求」、そして「昭電に新患者の補償を要求」していく必要があった（1971年12月10日付）。

Ｃさんは新認定患者とともに昭電との補償交渉、県や市町村との交渉も進めていった。潜在患者発掘のための各自治体の集団検診実施もお願いしてまわった。これは水俣病の社会的意味が過去の集団検診において人々にその症状を軽く言わせた例がいくつもあったことをＣさん自身も確認していたからである。明らかに生活主体の上に成り立つ運動主体としてのＣさんがそこにいた。

事例4　初期認定(2)（Ｄさん、女性、70代、1971年認定）

松浜という集落　ここで述べるＤさんとＤさんの義兄は、一日市の対岸である松浜に住んでいる。松浜は阿賀野川右岸の最下流部に位置し、川と海の専業漁業を営む人が多くいる地区である。夫が魚をとって妻が行商する。今でも認定・未認定にかかわらず、高齢になってもつらい身

体をおして漁に出ている人はいる。少しでも体を動かす方がよいのでと人々は言う。根っからみな漁が好きで漁に出る。そのような生活の場、生命の確認の場を水俣病は松浜から奪い、地域社会に今でも影を落とし続けている。

　松浜の地域的特徴は「水俣隠し」が集落全体で行われたことである。川魚が原因とわかると魚が売れなくなる。海魚にも影響を与える。さらに水俣病患者が出ると確実に魚が売れなくなり生活が成り立たなくなるため、漁協が中心となって水俣隠しを行った。行政の集団検診が行われてもそれに行かない、身体は悪くないというとりきめが漁協の組合員の中でされた。支援団体の民水対も何度か松浜を訪れたが、漁協の態度は硬かったという。

　集落で最初の認定患者は1971年に出て、初期認定の範囲からすると最後の方に属する。つまり、一次訴訟判決前後から認定患者が出だした集落で、むしろ「水俣隠し」をすることで、他集落の初期認定患者に対して故意に無関係で在り続けようとした集落でもあった。松浜での認定患者は他の集落以上に「歓迎されざる存在」を意味した。

松浜での認定　そのような状況下で、Dさんは松浜での初期認定患者となった。夫が漁師で義兄(夫の兄)も漁師である。おそらく漁業関係者で最初に松浜で認定患者になった人であろう。Dさんは夫が漁協の組合員であったにもかかわらず、「深く考えずに」集団検診を受診した。そののち大学病院に検査に行き認定された。夫は1972年に認定されたが、漁師の夫をもちながら検診に行き認定されたDさんは漁師の妻として「おきてやぶり」をしたと他の漁協関係者に非難された。

　Dさんは1960年に開業したラーメン屋さんをやっていたが、店に村の人が来なかった時期があった。当時は人々に避けられ冷たい目で見られた。「一般の人は金で魚を買うのにただで食べたから水俣病になったんだ、ざまあみろ」というまなざしで、「水俣病になって気の毒に」という人はまったくいなかったという。

第5章　認定患者の生活世界の変容とその再構築過程　133

義兄　他方、Dさんの義兄は漁協の約束もあったので検診には行かなかった。しかし、漁協の関係で一日市を中心とする大形漁協の人や新大の白川先生、沼垂診療所の斎藤先生もよく自宅に来た。「松浜漁協も検診を受けろ」という話し合いだったが、漁協は一貫して水俣隠しをした。義兄は個人的に白川先生や斎藤先生に検査に行けと言われて大学に直接行った。しかし、当時、検査に行くことを娘がいやがった。義兄は隠れて通ううちにすぐに認定になった。1971年のことだったがDさんよりは少し遅い認定だった。Dさんほどではなかったが「1年くらいはまわりもいろいろ言った」と義兄は語った。

運動　認定されてのち、Dさんも義兄もビラまきやカンパや昭電交渉にも参加した。義兄は昭電交渉で東京にも5、6回は行き、地元でのカンパやビラまきを「顔から火の出るくらいはずかしかった」と語った。松浜では一次訴訟原告はいないが、裁判終了後、新認定患者として交渉の過程で運動に参加したDさんや義兄のような人は少ないが存在した。

現在　義兄は現在でも漁に出ているが、Dさんの夫は認定後 (1972年) に身体が悪くなり漁協から脱退した。数年前に脳の病気で倒れた夫の介護をしながらDさんは今も夫と二人で暮らしている。そして今でもラーメン屋さんを続けている (1995年現在)。長年勤め続けてくれている人に指示を出す形で、なんとかこなしている日々である。品数は少ないがDさん自ら早起きをしてだしをとる。疲れた時や年越しの忙しい時は店をあけないが、昔は雑誌の「ラーメン100選」に選ばれたこともあってそれが自慢だ。身体の続く限り、店をあけているという。

　かなりつらい体験をしてきたDさんだが「病気をもらいっぱなしだったら、本当に惨めだけど昭電のお金があるから何とか支えてこられた」と言う。またこの先自分の健康がどうなるかわからないので、「補償金はありがたい」と語る現在のDさんである。

考察2　初期認定

この時期、特徴的なことは非日常的行為として被害者運動が始まったことである。当事者たちは支援団体に助けられながら被災者の会として市や県に働きかけることで、数々の制度的対応を不充分ではありながら引き出した。

提訴がなされると地域社会に住む人々は、大企業相手に裁判をするとんでもない人々と当事者たちをとらえた。裁判をすることが全国的に注目されていたにもかかわらず、地元では「なに馬鹿なことを」ととらえられていた。それが人々の当事者たちに対する意識と視線だった。中には「頑張れば勝たれる」と声をかけてくれる人もいたが、保守の強い地元地域社会では、その存在は異質なものとしてうつっていた。

以上のような人々の意識を背景に、初期認定患者の受容─克服過程が展開されていった。Ｃさんの受容は父の死から自らの発病、病名認知までの間になされた。すべてはそこから始まって「いかに生活していくか」、それがＣさんの解決目標であり、克服過程の始まりであった。Ｃさんは運動主体として、特にリーダーとして運動を行ってきたが、常に生活主体としての存在が前提にあった。しかし、それがＣさん自身をして運動のジレンマに陥らせた。

最低限の生活補償すらままならず、病める体をおして行政交渉、企業交渉、裁判を導いてきたＣさんであった。新聞で連載されたその日記を読むと身体のつらさもさることながら、会をまとめることや交渉などでいかに会を引っ張っていくかという苦悩があちこちにうかがえる。会長の職を投げ出したいと思ったことも少なくなかったようだ。

Ｃさんは判決後、補償交渉以外にも運動を続けた。ここにＣさんの視野を拡げた運動主体としての存在が感じられる。それは同時にＣさんのさらなる克服過程の始まりでもあった。

他方Ｄさんの住む松浜は、同じ下流であっても運動からも意図的に遠い存在であろうとし、水俣隠しという漁協の取り決めが多くの人々の行為を規制した。水俣病そのものは「よくわからない病気」であり「対岸で

騒いでいる出来事」であり、さらに「魚が売れなくなり、生活できなくなってしまう」ため、生活不能を意味した。漁協関係者が申請することは「おきてやぶり」につながった。

　Dさんの義兄は漁協組合員だけあって、松浜での水俣病の意味を認識し、受容した上で、隠れて検査に通った。それでも認定されたことはどこからともなくわかってしまう地域社会であった。Dさんの受容は不確かになされていた。むしろ認定されてから、まわりの反応によって水俣病の地域での意味を受け止め、克服へと向かった。Dさんの個人的な出来事は、水俣隠しをしていた松浜に社会的な出来事として一種の風を起こすが、その風に対して逆風が吹き「村八分」や差別・中傷などが「おきてやぶり」に対して行われた。それらに直面した松浜の人々の意識は再度、形成しなおされ、人々の行為を規制した。つまり、おきてやぶりによって一時的に人々の行為を開放したが、おきてやぶりに対する懲戒によって、人々はさらに孤立して「こそこそ」と申請・認定されていった。

　Dさんの場合は社会的出来事としてまわりに認知されたため、解決目標はまず地域社会での孤立から脱することであった。それがDさんの克服過程でもあった。1年もしないうちに「村の人々は戻ってきた」が、お店をやめずに続け、そして今でもがんばっているというこのDさんの姿勢は当時の中傷・差別にうちかった大きな克服行為として存在し続けている。またそこにDさんの生活世界が再構築されている。

事例5　中期認定(1)（Eさん、Fさん夫妻、ともに50代．夫Eさん1972年、妻Fさん1973年の認定）

Eさん夫妻の住む集落　　Eさん夫妻の住む集落は豊栄市でも新潟市とのちょうど市境に位置する。阿賀野川の右岸にあたるが、阿賀野川より福島潟の排水河川である新井郷川の方が近い。ここではどちらかというと阿賀野川よりは新井郷川との関わりが強かった。新井郷川には漁協もあり、延縄でハゼなどの魚をとり食べていたし、また放流もしていた。

また漁業を専門とする人はほとんどいない。農業が中心である。しかし、全流域に共通するように農閑期や朝晩の仕事の合間に網をはり、川魚をとっては食べていた。それが、阿賀野川か新井郷川かの違いだけであった。

Eさん夫妻　Eさん夫妻はともに50代で、生まれた時からこの集落に住んでいる。Eさんは専業農家だったが水俣病にかかり続けられなくなり、今は会社勤めをしている(1995年現在)。ここでは劇症型の患者が出たところで、初期認定患者と結びつきが強い。集落全体が一次訴訟関係者ばかりで二次訴訟関係者はいない。また沼垂診療所の往診の場所に認定患者の家が開放されている。月に3回ほど、現在はEさんの家が診察場所や薬の受け渡し場所になり水俣病の関係者が集まってくる。血縁をもとにした地縁が生きている社会でもある。

「ここの人は阿賀野川に用事はない」と、現在の阿賀野川との関わりを聞いた時、Eさんは語った。阿賀野川流域の人が目を輝かして「阿賀では川水も飲んだし、泳いだしきれいだった」と語るようにEさん夫妻は新井郷川のもう過去になってしまったすばらしさを語る[10]。「阿賀野川に用事はなかった」Eさん夫妻が何故、阿賀野川の魚を食べるようになったのか。

阿賀野川との関わり　新井郷川に排水機の水門がつけられ、ハゼがのぼらなくなった1964年の秋に、Eさんの近所に住む男性が阿賀野川へ行き出したのが阿賀野川との関わりの始まりだったという。新井郷川で、のぼらなくなったハゼを求めて阿賀野川へ出かけたその人は夜仕事が終わったのち、水際のハゼをつきに出た。ハゼの最盛期は9月から10月頃までで、息子を助手につれていきハゼをとって焼いて食べたという。ところが新井郷川と違い阿賀野川のハゼは砂っぽくてまずいので、今度はヤツメをとろうとした。一日市のところまで出かけたらニゴイの方がたくさんとれて、またおいしかったので阿賀野川でニゴイをとるようになった。おもしろいようにたくさんとれ、ほとんど毎晩のように阿賀野

川に行った。ちょうど1964年の11月から1965年3月半ばまで続けたという[11]。最初、息子を助手にしていたが、のち近所の人と二人でとりに行き、その後集落に話が広まった。Ｅさんを始め集落の他の人々は農業や仕事の合間に阿賀野川に出かけるようになり魚をとった。

ここの集落の人々は集中的に阿賀野川の川魚を食べた人たちであった。しかし、川魚との付き合いは古く新井郷川の川魚は食べていた。にもかかわらず、阿賀野川の魚を食べたばかりに身内を劇症型で亡くし、自らも水俣病になったために阿賀野川に対する気持ちは他の流域の人々とは微妙に違う。劇症型で父親を亡くしたＥさんは「阿賀野川とはもうまったく関係ない」と強く語った。

始まり　Ｅさんの父は長男であるＥさん夫妻と一緒に暮らしていた。父の自覚症状は1965年1月頃からだった。まず足のひらがしびれ、下駄がはけなくなった。そしてキセルを落とすようになり、しゃべりもおぼつかず、目も見えないようで1965年2月中旬からごはんをこぼすようになり、床につくようになった。父は当時59歳であった。その後、父の症状は2月下旬にはさらに悪化し、大の大人4人が押さえつけないとどうしようもなく暴れ出した。「全体の力をふりしぼって暴れる」という状態だった。その苦しみを見ているほかない息子のＥさんにとって父の死は「何か、考えさせられるような死に方」だった[12]。結局父は昼夜なしに暴れ1965年3月2日に脳軟化症という診断で亡くなった。のちに水俣病であることがわかり死後認定された。

息子のＥさんも自分の症状に気づいたとき「自分も父のように死んでいくのかと思った」という。また同級生も入院しており（のち、劇症型で亡くなる）、ときどき見舞いに行ったが進行状況が父とまったく同じだったことをＥさんは記憶している。

問題当時の妊娠・出産　Ｅさんの妻Ｆさんは義父のことで大変だった時期に三人目の妊娠に気づいた。Ｆさんは妊娠7カ月の時に水俣病であることがわかり「穴蔵に落ちたみたい」で「家族の誰にも会いたくなかっ

た」と語った。Fさんは水俣病のことで中傷・差別にまつわる体験はなく、とにかく子どものこと以外何も考えられなかったと、問題後30年たってそう話した。

当時民水対の活動により胎児性に関するスライドを見ていたFさんは毛髪水銀値が50ppm以上あれば、子どもは普通には生まれないと聞いていた。毛髪検査でFさんの水銀は110ppmあった。障害がある子どもを産むよりも人殺しになってもいいから、子どもを中絶してしまおうと思ったという。親族会議を開き、婦人科の先生にも相談したが、結局7カ月になっていたのでどうすることもできなかった。Fさんは不安で先がまっくらでごはんものどに通らず、夜も眠れなかった。Fさんはまず子どもは普通には生まれないと思っていた。Fさん自身、義父の苦しんで死んでいく様も見ていたので、自分の体もどうなっていくのかという不安もあった。1965年9月に出産したが、とにかく子どもの生まれた声を聞いてほっとしたという。しかし、母乳はいっさいやれなかった。

子どものことで病院に週刊誌がきたり、新聞記者が来たりと「ありとあらゆる機関が来た」と夫のEさんは言う。当時胎児性の問題は深刻で「中絶した人も大勢いたのでは」とFさんも言う。Eさん夫妻は今でも子どもの健康に関しては自分の身体以上に心配しているが、もう一人くらいはほしかったと言う。しかし、あのような思いは二度としたくないと、それ以後子どもをつくるのをあきらめたEさん夫妻であった。このこともまた水俣病被害の大きな派生的被害の一つである。

裁判参加　Eさん夫妻の場合、劇症型で亡くなった父の存在があった。さらにFさんの妊娠、出産があった。Eさん自身、自分が水俣病であるかどうかというよりも、ほんの偶然に阿賀野川の魚を集中的に食べ、父を劇症型の水俣病で亡くしたという思いが先にあった。二人ともまだ水俣病認定は受けていなかったが、他の親族とともに1969年に原告として裁判に加わった。第三陣であった。同じ集落に住む一次訴訟関係者は原告77名中11名にものぼっている。その中で約半数の人が証言をした。裁

判は費用もかかるし、勝ち目があるかどうかわからない状態だった。それでも「若いからできたかもしれない」と語るEさんにとっては、裁判活動より補償協定のための昭電交渉の方が記憶に残っているという。交渉も何度も行ったし、昭電本社にも足を運んだという。

認定　　Eさん夫妻が認定になったのは判決後の1972年と1973年であった。1970年から1972年にかけて行われた行政の集団検診がきっかけであった。この集団検診によって集落の多くの人々も認定になった。

現在のEさん夫妻にとって、水俣病はもう過去のことであり、今いちばん心配なのは自分の身体がこの先どうなるかだけだと語った。

事例6　中期認定(2)（Gさん、男性、40代、1973年の認定）

　GさんもEさん夫妻と同じ集落に住む40代の男性である。両親も叔父夫婦も認定された。Gさんの父は毛髪水銀値が高く、初期に入院し認定された。そして被災者の会の初代副会長として、またCさん亡き後、会長として昭電と補償協定を締結した人でもあった。その父も1992年に亡くなった。そんな父のことをGさんは「商売は下手だったけど、人のためには一生懸命だった」と語った。現在、Gさんは父の仕事をついでいるが、父が倒れたときは経済的にかなりたいへんだったという。

申請から認定まで　　Gさんの集落は劇症型の患者が出たため、問題発生時に行政の集団検診が行われた。Gさんもその検診のことを明確に記憶していて、髪の毛を出してくれと言われたが、「将来ある身」だったし「結婚前」だったので出さなかったという。すでに父とともに働いていたが、Gさんはまだ10代だった。

　Gさんは1970年から1972年にかけての行政の集団検診を受診し、そこで認定申請をして1973年に認定された。だが、Gさんの自覚症状と水俣病とは最初結びつかなかったという。父の症状や、民水対による水俣病の上映会などを見て、ようやく水俣病という症状がわかったとGさんは語った。近所に劇症型患者が出て、身内に水俣病患者がいてもGさんの

ように水俣病のことがわからず、自分の症状と結びつかなかった人もいたのである。

　Gさんは20代に認定されたが、父が認定患者でかつ運動団体の幹事もやっていながら、自分の認定は隠していた。当初は遺伝性の病気とみられており、認定患者に対してもまわりからの陰口があった。同じ集落の他の中期認定患者にも認定当初はやはり黙っていたという人が何人かいた。家族にこれ以上認定患者を増やせないという気持ちから隠したという女性もいた。Gさん自身も認定されたことがわかるとまわりから「水俣病なのに何でそんなに元気か」と言われたことがあったという。

運動　　Gさんの父は一次訴訟の原告だったが、Gさん自身は原告となっていない。ただ父の代理もかねて、補償交渉を中心として積極的に運動に関わってきたという。Gさんは認定される前にも環境庁や厚生省まで行って座り込みをしたことがある。認定された時はとにかくまわりに知られたくなかったGさんだが、身内に認定患者がいると、自分のためではなく身内のためにという形で運動をすることができた。のち自分の運動として関わるようになったが、補償金を勝ち取った時点でGさんにとって運動は終結した。現在、Gさんにとって水俣病問題とは、やはり身体的個人的な出来事としてとらえられている。

事例7　中期認定(3)（Hさん、60代、男性、1973年認定）

自覚症状　　Hさんは松浜で生まれ育ち親の代から漁業を営んできた。Hさんは新潟地震後、寝ている時、体半分が全然動かなくなったことが二度あり、妻にふとんの中で体をほぐしてもらってようやく起きたことがあった。そのため、村で水俣隠しの取り決めはあったが、回覧板で検診のことが書いてあったので、集団検診に行き認定された。1973年のことであった。「（水俣病のことで）村でわんわん」していたが、体がどうにもならなくて検査に行ったHさんであった。

　Hさんは前述のDさんの義兄のように、検査にはこっそり行ったとい

う。船が港についていると水俣病の検査に行ったことがわかるので、海に出られない日を選んで大学病院に通った。大学の先生に奥さんもと言われて妻も遅れて検査を受けるようになったが、やはり子どもに検査に行くなと言われ、Hさんの妻は半年も検査に行かなかった。その後、妻は検査に行き始めたが、棄却され、二次訴訟の原告となった。

認定されて　　Hさんが認定になった頃は松浜でも認定患者がすでに出ていた。Hさんの親戚も2人認定された。しかし、Hさんは松浜の集落の持つ事情もあり、認定当初は「他人がねたむため、音を出さなかった(隠していた)」という。それでも認定されたことがわかってしまい、「仕事してるのに金を(よけいに)もらってる」と言われたこともあった。Hさん自身、漁師のため体格がいいし、40代という若い時に認定されたため漁協組合の仲間に「なんでおまえがなったんだ」と言われたこともあった。1年くらいは補償金のことでいやみを言われたHさんである。組合の幹事や立場が上の人が先に認定になればよかったとHさんは語った。またいろいろな言葉を周りから投げかけられたせいか、Hさんは「治るのであれば、お金なんかいらない」と強く語った。

病院　　Hさんはカルテに水俣病と書かれるのがいやで、自分で手続きをして医療費を昭電に請求している。水俣病の患者がよく行く病院以外にも他の医療機関にかかっている。だが、その際、自分が水俣病であることは言わないという。水俣病だと言ってしまうと病院側が自分の身体をきちんとみてくれないからである。そのために自分で書類を書いて請求手続きをする。水俣病患者を水俣病患者としてみる医療機関は数少ないが、昭電の医療請求をきちんと手続きしてくれる。しかし、それ以外の病院は受付のところに水俣病患者に対して昭電への請求手続きはしないと告知しているところもあるという。自分で手続きをしなくてはならず、最初からそういう医療機関に行かないと言う人や、たとえ行っても手帳を有効に利用していない人もいる。しかし、Hさんは水俣病だとわかるときちんとみてくれないこと、そしてカルテに水俣病だと書かれた

くないために昭電に対して、自分で書類を書いて医療費を請求している。

現在は妻と一緒に漁には出ているが、数年前に前立腺の手術をしてから、さらに漁に出る回数が減った。それでも現在の生計の担い手はHさん夫妻である。

考察3　中期認定

この時期は短いながらも、いちばん多くの認定患者が出た。一次訴訟の判決により判決金額は少額なものの判決は確定し、流域社会に原告の人々の正しさが浸透した時期でもあった。つまり、水俣病患者とは川魚が原因でそれを食べた人々が病気にかかり、決して本人が悪いわけではなく、うつる病気でもなく、ましてや隠す病でもないということを人々の意識に浸透させた。水俣病像も劇症型だけではなく、目に見えにくい慢性型の水俣病があることも人々の意識に浸透した。水俣病像が拡大変化することで認定申請をする人々が急増した。一次訴訟原告の運動が一つの事実を獲得し人々の意識を変えさらに人々の行為をも変えた。

しかし、水俣病像は拡大されたとはいえ、劇症型がもたらした多様なうわさ話はすぐには消えるわけではなかった。子どもの結婚や就職に影響を与え、うつる病気といった意味は払拭されずに残っていた。また補償協定締結前だったが、金銭に関わる地域社会の目もあった。当時、劇症型の患者が出た集落で、魚好きだったが申請しなかった女性が亡くなり解剖の依頼があった。解剖すること自体しのびないし、親族会議を開いた結果、断ったケースがあった。金目当てで解剖したと言われたくなかったことがその理由であった[13]。のちの補償協定の金額にくらべれば弔慰金などずっと少額であった。水俣病認定患者としての少額の見舞金、弔慰金でさえ地域社会で中傷、誹謗を引き出してしまうものだった。

中期認定患者は初期認定患者に関わるさまざまな出来事、関係性の上に存在した。血縁・地縁関係が濃い場所では集落のほとんどの人が水俣病認定患者となった。しかし、水俣病に対する理解がある程度あったと

しても同じ集落の中に、差別・偏見は生まれ人々の行為やその意識を規定した。

この時期に申請をした人々は認定された場合が多いが、認定患者全員が補償交渉の運動に参加しているわけではなかった。松浜に住むHさんのように、まったく関わらなかった人もいれば、認定される前にEさんのように「父のかたきみたいな気持ちで」加わった人もいた。その逆に自分が認定されても隠して、認定している家族のために運動しているGさんのような人もいた。参加の形態はどうあれ運動に参加するしないを分けていたのは、その人をとりまく諸条件であった。具体的には、血縁関係に初期認定患者がいたり、地縁関係に一次訴訟関係者がいたり、といったような場合には補償交渉に参加していた[14]。

さて下流に限ってだが、以上のような社会状況の中で諸個人の受容―克服過程が展開された。Eさん夫妻の受容、すなわち水俣病になることは「父のように死ぬこと」を意味していた。自分が水俣病にはなりたくないという思いはなく、父と同じ食生活をしていたという事実が現前していた。その意味でEさん夫妻も水俣病の受容は前述のBさんやCさんと同様に自明のことであった。他方、Gさんの受容はDさんの義兄の受容と類似しており、受容しながらも、中傷・差別を回避するために水俣病に認定されたことを隠し、運動も身内のためというスタンスを取っていた。Gさんなりの精神的克服過程としての運動参加であった。またHさんの場合は、松浜という特殊な地域社会にいたにもかかわらず、自らの身体的症状を重視し、早めに受容がなされていた。そして時期的に運動に関わることなく自らの身体的克服を中心としてそのプロセスが展開されていた。

しかし、その他の中期認定患者、例えば身内に一次訴訟の関係者がいなかった人々は、事例にあげなかったが、統計調査でも明らかなように「自分が水俣病である」という受容はあまり自覚的になされていなかった。これは認定申請行為が集団検診という特殊な状況によって、本人に

あまり自覚されなかったためである。なぜ認定されたかは、人々は一様に「集団検診を受診したから」であり、なぜ集団検診を受診したかは「集落のみんなで一緒に行ったから」であり、その後に大学から検査に来いと言われ、検査に通ううちに「認定になった」のである。

集団検診を受け認定された人々は一つの流れの中で水俣病と制度的に認定された。すなわち医者が「あなたは風邪です」というように「あなたは水俣病です」と診断されたに過ぎない。むしろ、認定されたことで受容がなされ、克服が始まった (Woog, P., 1992=1995 : 66-75)。人々はさまざまな条件のもと、受容後の対応としてEさんのように運動主体として自分の境遇に立ち向かっていく人もいれば、ひたすら「まわりに認定されていることを隠す」人もいた。認定されたというといわば制度的受容後の対応の一つとしてGさんやHさんのように認定されたことを隠した人もいた。そこには問題初期の頃から時間をおって増幅された人々の水俣病に対する差別意識があった。

時間をおうごとによって複雑化される水俣病のその意味に行為や意識が規定されたのが、初期認定患者以後の地域社会の人々であった。水俣病はなりたくない病であった。水俣病になることは最大に忌避されるべき事であった。水俣病の身体的な意味よりもその病にかかることによって被る社会的な意味の方が強調された。より自覚的に受容した人々も、そして無自覚に受容した人々も、認定されることを隠すという状況から脱するには時間を必要とした。補償協定後の金銭的差別がさらに始まったからである。しかし、何らかの関係で運動に関わった人々は自分の病気の根本原因を認識し、一つの克服として運動の中で自分が水俣病であることを再受容し、生活世界の再構築へと向かった。

事例8　後期認定(1)（Iさん、女性、50代、1974年認定）

津島屋　Iさんの住む新潟市津島屋は阿賀野川左岸に位置している。一次訴訟の原告もいれば二次訴訟の原告もいる。しかし、劇症型の患者

第5章　認定患者の生活世界の変容とその再構築過程　145

はいなかったとされるところである。住民の生業形態は一日市と似ており半農半漁である。川からはとても近い。津島屋の地域的特色は認定患者に関わることで言えば、ある一部で血縁ー地縁関係が一体となっていることであった[15]。毛髪水銀値が高かった人の血縁を中心に、また川魚をやったりとったりという地縁を軸に初期に認定患者が出た。劇症型患者の不在が、津島屋において劇症型の死に対するとらえ方が他の集落と違って少し「遠い死」を意味した。距離をもった「他人事の死」であった。そのため自分が水俣病になっても津島屋での初期認定患者は「いつかはあのように死ぬのか」ということよりも「子どもにうつるのか」という心配が先にたった。水俣病の重い病の意味よりも自分の実態として感じる身体の症状を水俣病と自覚し、その上でうつることを心配する、そういうとらえ方であった。うわさ話で入ってくる「劇症型の死」に対しては、自分が水俣病と言われない限り、またたとえ言われたとしても「あれは特別」としてとらえた。水俣病の医学的な情報が津島屋でさえきちんとわかっていなかった。

Ｉさん　　Ｉさんは津島屋で生まれ、今もそこに住んでいる。魚は漁師の叔父にもらったり、松浜の漁師から買って食べたりしたという。むしろ買う方が多いくらいだった。その叔父は認定されている。認定になったのは実家も含めて家族でその叔父とＩさんだけであった。

　Ｉさんは1968年に結婚するまでミシン関係の製造の仕事をしていた。結婚退職して、実家の隣に住み、夫とその製造会社の下請けを家で始めた。現在もその仕事を続けている。手足の感覚があまりないため、ハサミを落とすこともあり、またボタン付けがしんどい時もあるという。

認定に至る過程　　Ｉさんは同じ津島屋といっても、先ほど述べた血縁ー地縁のネットワークからはずれたところに住んでいたため、水俣病という病気の内容はよく知らなかった。「村で誰もなりたくない病気」としかわからなかった。水俣病だという自覚症状もなかったが、勤めている時に夏の１週間くらい足がしびれてはだしで歩かれない日が続いたこと

があった。Ｉさんは当時は単に冷え性だと思っていた。のち、Ｉさんは集団検診を受診した。そのあと大学で検査しなさいという通知が来た。しかし、Ｉさんはすぐに大学に行かず、実家の父が沼垂診療所にかかっていたこともあり、まず沼垂診療所にかかりそこから申請した。父も同じ頃申請したが、中気が強く棄却された。Ｉさん自身は1974年、30代前半に認定された。集団検診、申請から認定までだいぶ時間がかかったことを記憶しているＩさんだが、1970年に第一子、1973年に第二子の出産があり、そのことも申請から認定まで時間がかかった理由の一つに考えられる。また「村で誰もなりたくない病気」になりたくないと、まず診療所に行き調べてもらったという遠回りをしたことも時間がかかったことの理由の一つになっている。

認定されて　Ｉさんは「水俣病に対する悪い噂があったので、そういう目で見られたくなかった」と語った。認定されても病気の内容はよくわからず、認定後、被災者の会の役員が家に来て「死ぬまでこの病気と闘うんだ」と言われ、「そんなに治らない病気なのか」と当時は強くショックを受けた。補償金をもらったものの「世間の目が気になってお金なんかいらないと思った」という。

　病気の恐ろしさを知り、この病気はいったいどういう病気なのかを知りたいと思ったＩさんだった。「この病気だと言われれば、それ以上悪くならないように医者に通うのが普通でしょう」と、認定されてから積極的に被災者の会の会合や座談会などに出た。

　村中で「誰もなりたくない病」になってしまったＩさんに対して、当時まわりの反応はやはり差別的発言や中傷などであった。「親もならねかねえ（注；親も認定になっていないのにねえ）」と言われた。直接言ってくる人には「好きでなったんじゃない」と言い返したという。「風邪をひいた人に、風邪ひいてないでしょって人は言いませんよね」とＩさんは言うが、それでも「何であの人が水俣病になるんだ？」という視線を感じた。水俣病に対するまわりの無理解が引き起こす差別に基づく関係性がそこ

にあった。

　「水俣病なんてなりたくなかった。生涯レッテルはられて生きて行かねばならない」と、はっきり語るIさんは、自分の境遇に納得した上で少しでもよくなるようにと、例えば大根の葉を乾燥させてお風呂に入れて身体を温めるなどの自己療法を試している毎日である。

事例9　後期認定(2)（Jさん、男性、60代、1975年認定）

　Jさんは当時、半農半漁だったが、水俣病の話が出て1967年に船を廃棄した。1964年の新潟地震では転居せざるをえなかったが、少し上流に移動しただけで阿賀野川との付き合いは変わらなかった。自分がとってきた魚をよく隣近所にあげていたという。川魚はJさんにとって地域社会の潤滑油でもあった。勤め人が多かったので喜ばれたという。

身体　　Jさんの発病は早かった。1962年にまず眼がおかしくなった。大学病院に3カ月も入院したが原因はわからなかった。また風邪をひいたと思ったら熱が40度も出てなかなか治らず腰が抜けて歩かれなくなったこともあった。行政の集団検診を受けたが、髪の毛を切られただけで終わりだったという。

認定に至るまで　　Jさんの認定は1975年と遅い。近くに住むいとこのBさんの発病後、約10年もたっていた。Jさんは、はっきりと言わないがBさんの症状を見て水俣病の恐ろしさを目の当たりにしただろうし、水俣病の症状はいったいどういうものか自分の症状とつながらなかったこともあるだろう。しかし、Jさんが自分のことを水俣病だとうすうす気づきながらも申請が遅れた理由は、自分がよかれと思ってあげていた魚が恐ろしくも一生治らない病を人にもたらしてしまったことだという。

　確かに自分の身体の限界もあった。ひどい時には農作業ができないときもあり、分家の人に手伝ってもらったこともあった。ぎりぎりまでがんばって「後悔をしたくなかったから」沼垂診療所に行ってようやく申請をした。しかし、いちばんの申請の理由は、魚をあげた人が認定に

なったことだった。その人より先に自分が認定になってはいけない、そういう思いが最後まであったJさんだった。いい関係を作ろうとしてあげた魚が恩をあだで返すことになり、その思いがJさんの認定申請行為をためらわせた。

　Bさんの存在はJさんにとって申請をうながす要因とはならず、むしろBさんの病像がJさんの中にとりこまれ、まず自分のことよりも魚をあげた人への自責の念を助長する方向に作用した。またBさんの存在がありながらも他の認定患者と居住地が多少離れていたため、病像がよくわからなかったということもあった。

認定されて　　そんなJさんであるが、それでも自分が認定された時はショックだったと語る。認定が遅い分だけ多くの中傷・差別を見てきた。認定された時、支援者の人に絶対まわりに水俣病であることを言うなと言われている。そう言われるだけのことはあってJさんが認定されたことがわかるとまわりはいろいろなことを言ってきたという。自分が覚悟をして申請したので、認定されてもまわりの目は気にしなかったJさんだが、補償金をもらうことには企業のほどこしを受けているみたいで劣等感を感じている。補償金を患者の権利としては受けとめていないJさんであった。かなりの自責の念にかられたJさんだが、今は魚に代わる野菜を地域の潤滑油としている。農業は自分のリハビリもかねて続けているが、自分の代で終わりだと語った。

事例10　後期認定(3)（Kさん、男性、70代、1975年認定）

　Kさんは松浜で生まれ今もそこで生活をする四代目の専業漁師である。家計は息子に譲ったが、息子は漁師ではない。「今や漁師では食えない」というKさんだが、今でも天気のいい日には漁に出る。1カ月の3分の1は漁に出ている。寒いときは身体にこたえるので漁には出ないが、漁に出るのが好きだ。奥さんも行商に出ている。Kさんは昔から今に至るまで何かと近所のまとめ役でもある。

認定まで　前述したとおり、松浜では漁協の取り決めで集団検診を受診しなかった人々が多数いた。Kさんもその一人であった。ただし集団検診のお知らせがきた時はやはり身体の調子は悪かったという。申請に至ったのはだんだん漁師仲間が認定になっていったこと、そしてまわりからすすめられたためである。そこで仲間でまず松浜未認定患者の会を結成した。1975年の4月のことであった。後述の未認定患者のRさんも入会した。沼垂診療所の斎藤先生に会員をみてもらい、「俺も(申請に)行くから、みんなでみてもらえ(検査に)」と大学病院に検査に通ったという。

　大学病院での検査でKさんは不快な思いをした。目と耳の検査で「でたらめ言うな」と怒られたのである。このことは未認定患者の多くが経験していることであった(飯島・舩橋編、1993：203-207)。

　Kさんは1975年に申請してその年に認定された。Kさんは認定前に人をまとめたこともあって、もし行政の集団検診にみんな行っていたら松浜でももっと多くの人が認定になっていただろうと語る。しかし、生活ができなくなる、その恐れから松浜の人々は検診を拒否せざるをえなかった。「本当にもっと検診を受けていれば」と繰り返し語るKさんであった。

考察4　後期認定

　後期認定患者の場合、補償金制度はすでに確立されていた。そのためこの時期、水俣病といえば、補償金をもらえることを意味した。不治の病にかかったので補償を受けるのは患者の当然の権利であった。水俣病患者は身体的苦痛から派生する経済的、精神的、そして多くの関係性のゆがみという被害を受け一生水俣病とともに生きていかねばならなかった。お金に換算できる被害ではない。しかし、金額の一律補償ということ、さらに慢性型の水俣病という目に見えない病の性質から、地域の人々は「(病気で寝てないのに)大金もらってる」とか「金ほしさで申請をし

た」という目で水俣病患者を見た。

　水俣病認定が大金獲得を意味し、さらに病像の無理解の上に、後期認定患者の申請－認定過程があり、受容―克服過程が存在した。初期認定患者や中期認定患者も時間とともに差別が重層化されたところに位置づけられるが、特に初期認定の場合、主体的に運動に関わっているという点で、つまり解決目標が集団レベルで存在したところに、後期認定患者と克服のあり方で大きな違いがあるし、集団で認定になった中期認定患者とも違う。

　この時期、当事者たちの運動は一段落したばかりであった。補償協定が結ばれとりあえず生活の補償は可能となった。潜在患者の発掘のための運動はまだ大きな流れとはならなかった。そのような中で、後期認定患者はむしろ運動からも集団からも無関係に孤立する形で認定に至るプロセスをたどった。

　後期認定患者及び未認定患者は、「まさか自分が水俣病になるとは」という思いをもったよう(第4章参照)に水俣病に対する正確な知識が乏しかった。Ｉさんのように津島屋という中上流にくらべて比較的水俣病に関する情報が得られる場所にいながらも、居住地、血縁、地縁というさまざまな条件の違いによって水俣病に対する社会的な意味が先行してしまい、Ｉさんの生活世界が規定された。

　Ｉさんは役員の重い言葉にショックを受けながらも、ようやく自分が水俣病であることを受容した。受容と同時にＩさん自身、認定することでさまざまな差別・中傷を受けた。そこから、Ｉさんの克服の形として積極的な会との関わりが始まった。

　同じように事例9のＪさんも早くから発病していながら、水俣病という病像に対する正確な情報は得られず、認定されてもショックを受けた。いとこのＢさんの水俣病はむしろ初期の特殊な例だっただけに水俣病と結びつかなかったのかもしれない。しかし、Ｊさんにとって水俣病かもと受容しつつも、その確認のための申請行為が遅れたのは地域での社会

関係であった。自分が川魚をあげたばかりに人を水俣病にしてしまったことが、まるで公害への加担行為のようにJさんの中でとらえられていた。企業に怒りを向けず自分が魚をあげてしまったことがJさんの申請行為を規制した。Jさんにとって申請するまでが孤立し苦悩した過程であった。申請し認定されショックは受けたが、認定されることの社会意識からは自由でいた。目に見えない世間よりも地域社会の目に見える関係を大切にするJさんだったからかもしれない。

　他方、事例10のKさんの受容－克服過程は松浜という地域社会に大きく規定された。集団検診時には自分のからだがおかしかったことを思えば、Kさんはすでに自分が水俣病であることを受容しているとみてよいだろう。しかし、漁協の取り決めのため申請できなかったKさんは自分一人で申請するのではなく、根っからのまとめ役として会を結成して集団で申請して認定された。

　この未認定患者の会結成が、Kさんの克服を意味していた。当時はテレビなどマスコミがきて家族のものがいやがったという。それでもKさんは「隠していないで、もっと集団検診を受けたり、一緒に受けていれば、松浜でも多くの人が認定されたのではないか」と繰り返し語った。松浜の認定患者は47人である。1971年に初めて認定患者が出たが、遅く出た割には認定患者の数は多い[16]。

　この時期の全流域にわたる未認定患者の会の結成は「阿賀野川の川魚」を媒介にして結びつけられた人々であり、その動きは初期にCさんが潜在患者の問題として動いていたものを、時間はだいぶ要したが、そのまま引き継ぐ形で展開された。運動からも集落からも個人的に孤立する中で、さらに時期を遅くして申請し棄却された人たちが結集し、顕在化して、70年代後半から80年代にかけて各地に「未認定患者の会」を作った。次なる運動主体の萌芽がようやくみえた時期でもあった。それが第二次訴訟という大きな流れになっていったのである。

第3節　認定患者の受容、克服、解決（受諾）

　本章最後に、認定患者の受容－克服過程を解決（受諾）という視点からまとめておこう。克服過程そのものは解決（受諾）の状態と深く関連している。主体の面からとらえると、認定患者という個人主体と被災者の会という集団主体の二つの次元でとらえることができる。

　個人主体を中心にして考えられる身体的克服は、劇症型患者と他の患者とでは明らかに違った。劇症型患者の場合、身体的克服とはまず病名を見つけ、それにみあった治療法を明らかにすることだった。しかし、多くの場合亡くなるという結果に終わり、その解決は不可能だった。他方、何とか生き残ることができたBさんの身体的克服はのちにあげる精神的克服との相互性を意味していた。また他の認定患者の身体的克服は完治という解決は望めないにしろ、少しでも苦痛を軽減しようという目標・要求のもとになされてきた。Iさんのように自己療法を試している人もいれば、Hさんのようにきちんと自分の身体をみてもらおうといくつかの病院にかかっている人もいた。しかし、経済的条件がある程度良好でないと無理であり、補償交渉を経て受諾された協定締結という結果があるからこそ、認定患者の身体的克服は可能となっている。この意味で身体的克服に基づく解決状態はある程度、経済的克服と関連してくる。

　経済的克服は今までの生活が維持できる経済力をもつことであった。このことは個人主体にしろ運動主体にしろ、克服行為の主要な動機づけとなった。身体を治し生き残ることと、生活していくことが二大解決要求、そして目標であった。そのため、個人主体が集まり、一つの方法として運動を遂行していったのである。経済的克服は主に被災者の会という集団主体が担ってきた。

　経済的克服過程は結果的に補償協定という一つの解決を導き出し、それは集団主体である被災者の会によって受諾された。補償金の金額に関しては諸個人によって評価の違いは若干あったが（Cさんの項および第4

章参照)、制度としてはおおむね肯定的評価がなされた。しかし、制度が受諾された後でも医療費の問題や死亡時の弔慰金の問題などが残っていたために、被災者の会という集団主体はそれらを解決目標として次なる克服行為を行った。のちに残っていた問題も集団主体を中心にして解決された。

経済面に関しては運動行為につながるような大規模な克服行為・過程の展開は今後ほぼないとみていいだろう。個人主体にとって、当然それぞれの家族構成や本人の身体状況などにより、その受諾は複雑な思いをもってなされたが、集団主体として次への克服行為へとつながる受諾ではなかった。

次に精神的レベルでの解決を考察すると、認定患者の多くは認定制度をへて精神的克服が始まっていた。認定時期によっては認定申請前に受容をして認定制度は単なる確認に過ぎなかった場合もあった。精神的克服過程は常に他の克服過程、解決と連動していた。この精神的克服があることで身体的克服が促進され、運動行為という非日常的な行為が行われた。さらに制度的な解決を得ていったのが認定患者という個人主体とその集団主体である被災者の会であった。

また諸関係の克服も精神的な克服があって同時並行的に遂行された。家族関係、近隣、職場など、自らの生の過程において展開される諸関係が水俣病問題によって変容された。それを元の関係に、あるいはよりよい方向にもっていこうとすることは時間がかかることである。しかしながら、Ｊさんの事例によってもわかるように川魚を野菜に変えることで近所との関係をよりよくしようとしたり、あるいはＤさんのように店を開け続けるという諸行為を積み重ねることで、関係性の克服が部分的にではあるがなされた。まさに諸個人の精神的克服があってなされた部分的な解決であり、また諸関係が変容していくことで自らの精神的なレベルでの克服も相乗的になされていた。

それでは認定患者の受容—克服過程を特徴づけていたものは何だった

のか。認定患者をとりまくものとしての「構造化された場」(Fridberg, 1972=1989) を見てみたい。

　構造化された場において機会と制約条件が、認定患者と未認定患者では大きく違った。認定患者は事例にもみてきたように、自ら制度を獲得してきた。この歴史的な背景の違いももちろんあるが、個別の事例をみていくと血縁、地縁、職業などの資源が違いをみせていた。つまり、劇症型患者や初期認定患者が血縁、地縁関係にいた、あるいは漁業を営んでいるかどうか、川魚は食べていても勤めていたかどうかということが機会（＝集団検診受診や認定申請など）をものにする条件となっていた。どれだけ水俣病に対する情報をもっていたかということでもある。初期は劇症型患者や入院患者を中心とした家庭に、新大の医師や民間の医師らがしょっちゅう出入りしていた。このことからもどれだけ正確な情報に近いかどうかが、たとえ無自覚な水俣病患者として認定されることに大きく影響していたことがわかる[17]。

　認定患者は現在、社会的な克服行為を行っていない。補償協定が一つの解決として受諾され、集団主体、すなわち運動集団の克服過程も一段落した。現在は、身体的にこの先どうなるかだけが心配な状態である。経済的にも補償されており、まわりの人々も水俣病のことは忘れている。今さら差別的発言もされないし、あえて今、自分が水俣病に認定されたことをわざわざ人に言うことでもない。認定患者にとっては身体的な克服のみが、そしてそれに基づく精神的な克服のみ、それも内部的なもので対人的なものではないが、それらの克服が現在の試みるべきこと、つまり解決目標となっている。しかし、同じ症状をもちながらもさまざまな要因により未認定患者は個人的にもそして集団主体としても克服過程を継続している。次章の冒頭にも述べたが、未認定患者とは遅れてきた患者であり、後期認定患者ならぬ「後期未認定患者」であった。次章ではその未認定患者の受容―克服過程をみていこう。

注

1) 本章では主に乗り越えようとしている人々を事例にあげたが、当然乗り越えることができなかった人々も大勢存在しており、それが新潟水俣病問題であるとも言える。新潟水俣病に関わる当事者たち全員が危機的出来事を乗り越えることができ、前向きに積極的に生きているということをここで意味しているのではない。
2) 例えば「死ぬこと」に関しては受容とはむしろ一つの到達点であるが(Kubler-Ross, 1969=1971)、本章では公害病という社会的な問題のため、とらえ方を転換してあらためて定義をしなおした。
3) それはまた慢性疾患患者の克服の軌跡とも類似している(Woog, eds., 1992=1995)。
4) 以下の事例は第6章も含め、聞き取り調査(1991年〜1995年)、斎藤、1996;新潟水俣病被害者の会・共闘会議、1996;宮本、1973;裁判資料、新聞記事などから再構成をした。
5) 以下の事例において年齢はすべて調査時の1995年時である。
6) 1995年の聞き取りによる。
7) 本章では『新潟日報』に掲載された1962年から1973年までの日記を参考にした。
8) 1995年の聞き取りによる。
9) 以下、( )内の日付は日記の日付である。
10) 他方、新井郷川より少し離れて住んでいる人は「阿賀にくらべ新井郷川は昔から汚かった」という話もあり、川のきれいさ、豊かさというのはその人と川との距離、利用度、生活との密着度に比例するのであろう。
11) 1969年と1971年の裁判証言記録より。
12) 1971年の裁判証言記録より。
13) 1969年と1971年の裁判証言記録より。
14) 上流でも同時期に申請をして認定になった人々は下流と合流して運動している。これらの人々は主に漁業関係者が中心となっている。これも一つには地縁関係といえよう。
15) 被災者の会初代副会長である津島屋の男性の家系図(次頁)をみると、そのことがよくわかる。
16) 新潟市、つまり下流の字名でいちばん多く認定患者を出しているところは津島屋の112名である。実に集落の73.0%が認定患者となっている。その次に人数が多いのが一日市であり、これは集落全体の21.4%である。次が下山で23名(11.9%)、松浜は47名(5.0%)であった(いずれも1991年3月現在

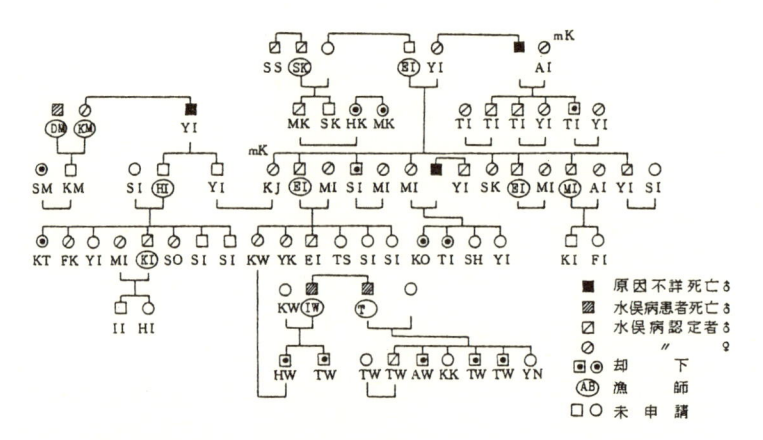

出典）新潟水俣病学校聞き取りクラブ、1984：7

で、1992年、新潟県からの入手資料より)。

17) 制約条件が認定に至る過程にプラスに作用するようそろっていても、情報にはゆがみがあり、必要な情報を手にするという情報の質も問われるべきであろう (Freidberg, 1972＝1989；148)。しかし、本章では情報の質に関しては重視をしない立場をとる。最初から問題の大きさにうわさ話がとびかったこと、最初は下流だけの問題だったことから本章では情報の質を問うよりも問題に近いか遠いかということに着目した。

第6章　未認定患者の生活世界の変容とその再構築過程——受容—克服過程を中心に——

　本章では、前章と同じ枠組みで未認定患者の生活世界の変容とその再構築過程を七つの事例をあげて考察する。未認定患者はある時期から存在し始めたため、認定患者で分類したように時間では区切らず、上流、中流、下流という流域別（場所別）に取り上げる。また本章の事例にあげる人々はすべて二次訴訟の原告でもある。

第1節　事例とその考察

事例1　上流域（Lさん、60代、男性、第一陣）

川との関わり　　Lさんは昭電がある企業城下町の鹿瀬町に生まれた。戦前は祖父の代から村で一軒の川船運搬業に従事し、いろいろな物資を運んだ（第1章参照）。田畑が多少あったが、下流域の人々と同様に妻や母が農作業をした。戦後はLさんの弟が三代目となり、弟と父が川船運搬の仕事をした。しかし、父も弟も体の具合が悪くなり1965年前後に船の仕事をやめた。

仕事①　　Lさん本人は戦後復員して農業を20歳の時までやっていたが、1948年の4月に鹿瀬町の昭和合成化学工業が人員募集をしたこともあり、川船の仕事を父と弟にまかせ、工場に勤め始めた。勤務した工場は冷凍

工場であった。

　Lさんが昭和合成で働き出して9年たったところで昭和合成は昭電に吸収合併された（第2章参照）。当時、昭電は化学工場をもっていなかったので、この工場をもつことで化学工業に足を踏み入れることができたとLさんはみている。昭和合成で働いていた人は退職金をもらい昭電にあらためて入社するという形をとった。昭電に入ってもLさんの職場は同じ冷凍工場だった。合併して2年後くらいにカーバイド生産の増強が始まった。

身体　昭和合成勤務時代に、Lさんは急に両目がかすむ症状を経験したが、この頃はすぐに回復したという。合併して3年目にLさんはカーバイド工場に移ったが、1日半もしないうちに突然、後頭部に激痛が起こり倒れ、電工病院を経由した後、会津若松市にある総合病院に4カ月入院した。退院してからもさらに2カ月通院した。この時も先の両目のかすみとともに原因は不明であった。

　翌年の春にLさんは職場復帰し、アセトアルデヒド生産部門に配置替えになった。作業の危険度がかなり大きいため、支給された解毒剤と栄養剤を飲みながらLさんは仕事をしていた。倒れて以来、Lさんの頭痛は続き、痛みはだんだんと肩から手に移り、同時にしびれも始まっていた。身体の状態はカーバイド工場で働いていたこの時期がいちばんひどく、歩いていると左の方によってしまい、くぼみで足をくじくように平らなところでもよくこけたとLさんは語った。

　その後1961年に東京の中央研究所に移り、家族とともに横浜の社宅に住んだ。ここでは敷地内に病院があり、すぐに通えたためだいぶ助かったという。保険もきいたし薬をもらっては飲んでいた。「ただ痛み止めばっかりだったけど」とLさんは語った。

家族の申請　一方、鹿瀬町に残っていた父と弟は1970年から1972年にかけて行われた行政の集団検診を受けていた。県から二人とも申請をしろと言われ、役場に書類をもらいに行ったら、役場から「申請書類はな

い」と言われ、申請ができなかったという。この出来事は個人的な出来事ではなく鹿瀬町に住む別の人も同じ体験をしている[1]。まだ一次訴訟の判決が出る前の出来事だった。

　上流まで潜在患者発掘のために運動をしていた支援者に支えられて、1973年にようやく父は申請することができたが、棄却された。前年の1972年に倒れた父は1976年に「脳軟化症」で死去した。同時期に弟も申請したが、棄却された。

申請　　月に1度の割合で横浜から鹿瀬町に帰っていたLさんは支援者に自宅で会った。支援者は「親父と弟に再申請をすすめていた」。「親父と弟の状態を見て、自分も同じだな」と思ったLさんは「どうしたらよいか」をその支援者に聞き申請することに決めた。申請することのためらいはLさんには確かにあった。横浜から新大に通わなくてはならないし、会社に水俣病の検査のため休むとは言えなかった。当時、職場では「水俣のみの字も出ない」状況だった。それでも体がつらいことがLさん自身の申請の大きな理由だったようだ。Lさんは申請するために役場に行ったが、「そんな書類はないから県へ行ってもらってこい」と言われたという。Lさんは「そんな馬鹿なことはない」と言い返し、1週間後に申請書類をもらい申請した。1974年のことだった。Lさんは検査のために横浜から年休を利用して新大まで通った。全部で9回から10回くらい通ったという。しかし、半年後に棄却された。棄却に納得いかないとして支援者の力を借りて行政不服審査請求をするが、それも7年後に棄却された。

仕事②　　申請をしたその年の暮れに、Lさんは倒れた父のこともあり横浜から鹿瀬に戻り業務課勤務になった。この時の仕事は貨車積みの立ち会いのため、危険をともなう仕事ではなかった。しばらく業務課の仕事が鹿瀬町で続いたが、戻って5年目の1979年に不景気のせいか出向する人が増え、Lさんも神奈川県の湘南に半年間の予定で出向した。この時は自動車工場での塗装の仕事を担当したが、かなりたいへんな職場

だった。「……びっくりしちゃったよ。1晩に900個を塗装する。2人で組んで1人が塗装し、1人が洗浄、乾燥させる。とてもじゃないけど大変でね。半年なんてやっていられない。だけどやめるわけにはいかないしね。食っていくために」。しかし、夕方目が覚めたら黒く腫れ上がった両腕をLさんは目の当たりにした。出向1週間後のことだった。すぐにLさんは個人医にみてもらったが「様子をみるしかない」と言われ、「こんな医者じゃ治らない」と思い、会社に「家(鹿瀬町)に帰って治してくる」といい鹿瀬町に戻った。その後、Lさんは津川町の県立病院へ行くが「痛み止めの注射しかない」と「こっちの医者にも言われる」。

　Lさんはその後2回も出向した。出向は確かに景気の動向もあったが、ちょくちょく体が悪くて会社を休んだことも原因かもしれないとLさんは思っている。「(会社側が)はやくやめさせようとしているんだね。……他の人は1回行ってくれば何年も待機なんですよね。順番みたいのがあって。だけど私はしょっちゅう出されて、やめさせようという魂胆なんですよ」。湘南へ出向した翌年の2月から7月までLさんは群馬県の伊勢崎に出向となった。この時も体がつらく「よそではつとまらないから応援(出向)に出るのは休ませてくれないか」とLさんは会社に頼んでいる。しかし「おまえの仕事はここにはないんだ」と言われ、「家族がいるし、しかたなく」のりの袋づめの工場に出向した。2年後の1980年には約半年間、長野県の塩尻市にも出向したLさんであった。

裁判提訴　　Lさんが横浜から鹿瀬町に戻ってきた間にちょうど裁判の話が出ていた。退職の半年前にLさんは二次訴訟第一陣の原告として弟とともに裁判に加わった。しかし、弟は翌年51歳の若さで亡くなった。Lさんは6月に提訴をして10月末に退職したが、その間、原告であることを会社に隠していた。昭電の社員が原告になったということでテレビ局が仕事の所を写させてくれといってきた。Lさんは裁判の影響を考えるとだめとも言えず、門から歩くところ、足だけならということでテレビにうつったが、翌日にはその歩き方で会社の人にわかってしまった。

しかし、Lさんは同僚から言われてもしらを切った。「罪をおかしたわけじゃないから平気だったけど、会社の手前が悪いからね」。そして半年後、退職勧告を受け、1カ月早い退職をした。54歳であった。

退職後8年たち、元昭電社員としてLさんは裁判で証言をした。証言そのものは緊張しなかったが、前日には弁護士の先生と一晩中相談したという。「簡単に言えば水銀が発生してどこにどう川に流れるかを証言」した。被告側にいろいろと「難癖をつけられたけど」弁護士の先生が返答してくれ「平気だった」という。

考察1　上流域

　上流域、ことに原因企業が存在する企業城下町での水俣病に対する人々の意識は、隣の津川町とともに、町をあげて水俣病との関わりを強く否定してきたという土壌に規定されている。この状況は一次訴訟で昭電が原因という判決が出ても、そして新たに問題は終わっていないとして二次訴訟が始まっても、何ら変わることはなかった。現在でも上流の人々は「自分が水俣病なのかどうか」というよりは「電工さんの流した廃液が果たして本当に水俣病という病気をもたらしたのか」という疑問をもっている[2]。自分が水俣病かどうかといって申請したり、まして「電工さん」に世話になっているのに水俣病申請など、人々にとってはとんでもないことなのである。

　他方、それらの意識に対抗する上流域での社会運動だが、津川町では認定患者は補償交渉の段階で下流の認定患者とともに活動をした。しかし、Lさんが住んでいる鹿瀬町ではそのような行動は生まれなかった。企業城下町のもつ独特な社会意識に規定され申請をためらう人が多く、またそれに対抗する運動的組織も育たなかった。

　問題が起きてから数十年たっても水俣病問題に対して微妙な距離をとっている鹿瀬町にとってLさんの存在は異質であろう。「見た目にはどこも悪そうじゃなし病気は本人と医者しかわからんからね、嘘言って

んじゃないかとか、金がほしいんじゃないかとかね、そういう陰口はあるでしょうね」とＬさんは言う。でも直接言う人はいない。しかしＬさんの「耳に聞こえて」くる。

　そのため鹿瀬町では昭電に従事した人が多いとはいえ、水俣病認定患者は３名と少ない。ましてや二次訴訟原告となった人も少ない（３名）。どちらも人口の比率から考えれば下流にくらべて少ないのは当然かもしれない。しかし、化学工場であるため水俣病を原因とする身体被害はもちろん、労働災害による身体被害も複合的に存在していたのではないかと考えられる。それがＬさんのケースであるとも言えよう。むしろ昭電に働いていた鹿瀬町の人々のことを思えばＬさんの例は氷山の一角に過ぎないのではないだろうか。

　このようなさまざまな要因がＬさんの生活世界を規定し、受容―克服過程を展開させた。Ｌさんの発病はかなり早かった。しかし、それが水俣病と結びつくまでかなりの時間がかかっている。自分は水俣病ではないかという受容の契機となったのは、上流まで患者発掘を試みていた支援者からもたらされた水俣病に対する情報と、父と弟の身体症状であった。それらのことがＬさんに自分の身体不調を水俣病と結びつけさせた。すでに問題発生から７年もたった頃であった。新潟を仕事で離れていたことを考慮しなければならないが、中上流に最初の認定患者が出てから１年後ととらえれば、Ｌさんが密接に実家と交流をしていたことがわかる。

　しかし、Ｌさんの受容から認定申請という最初の克服行為がなされるまでには約２年がかかった。その理由の一つは当時、県外にいたためなかなか検査に通えなかったことがあげられる。またもう一つの重要な理由は昭電社員という立場であった。昭電社員としての社会的な立場だけではなく、むしろ働くことで家族を養うことができる個人的な立場が、申請することで職を失う不安と直結し、申請を２年もためらわせたと思われる。しかし、途中入社であるＬさんが「昭電なんかで働く人はいな

いから、(最初の頃)県外から多くの労働者を連れてきた」と語るように、強烈な愛社精神をもっていなかったことと、自分の健康不調に対して相当の不安をもっていたことがあいまって認定申請に及んだのではないだろうか。

結果的にLさんは度び重なる体調の不調により「会社に黙って」申請をし、有給休暇を使って新大まで検査に通った。申請は棄却されたが、Lさんはさらに行政不服という第二の克服行為を試みた。そして行政不服訴訟の棄却後、二次訴訟の一陣原告となり、生活主体から明確な運動主体として第三の克服行為へと移った。Lさんは克服行為の一つの結実として自分が働いてきた職場のことについて裁判で綿密に証言をするにまで至ったのである。

Lさんの生活世界を再構築へと導いたのは中下流から展開されていた社会運動であった。またLさんの克服行為を支えたのは、同じ病に倒れた父と弟の存在であり、身体の被害をLさんにもたらし、数回にわたる出向の要請をする弱者切り捨ての会社の存在であり、さらに間接的に支えたであろう家族の存在であった。そしてすべての根底にあるものはLさんの度重なる身体の理不尽な不調であった。すべてはここに収斂され、裁判提訴にも証言にも、会社の不条理さとともにLさんを克服行為へとおし、Lさんの生活世界の再構築がなされていったのである。

事例2　中流域(1)(Mさん、60代、男性、第二陣)

水原町　水原町に住むMさんの地区は28世帯の小さな集落で住民の移動も少なく近所の結びつきも強い。ここはまさに「他人であっても川魚をとおして親子兄弟の関係をしてきた」集落であった。その28世帯のうち、26世帯に認定患者が出ている(新潟水俣病共闘会議、1990：8)。認定患者や未認定患者、そして二次訴訟原告など多様な立場の人々がいる集落となった。しかし、「多少は陰口はあったけど、みんな同じ苦しみをもっているし、この集落は川との付き合いが深いから団結力はあった。今で

も相互扶助は強い」とMさんは語った。

　Mさんは1965年に5人で砂利プラントを建設した。それ以前からもMさんは砂利産業を営みながら、釣り道具と網を持って、毎日のように魚をとっていた。

自覚症状・申請・棄却　Mさんの身体がおかしくなったのは、ちょうど砂利プラントが稼動し始めようとした頃であった。Mさんはこの時、身体がおかしくなったことで自分は水俣病かもしれないと思っている。近所でのお茶のみ話にも「夜眠れない」とか「しびれる、特に外側の手足がしびれ、じきに裏側も」などの話があったことをMさんは記憶していた。

　最初に妻の体調がおかしくなり田畑の仕事ができなくなって耕作を他人に頼んだことがあった。行政の集団検診は子どもが小さかったこともあり最初のアンケートも出さなかった二人であった。妻は1967年から1978年まで病院通いをし、Mさん自身も1969年に3カ月ほど入院した。

　集落では一次訴訟後に認定された人が「せつないものが動かなくては」と言って先頭に立って地区の集団検診を実現させた。1974年のことであった。この時はMさんも体がつらかったので検診を受けた。そしてその年に申請をした。翌年には妻も申請した。この自主検診後に70名が「疑いあり」と出たが、認定になった人は集落で23名ほどだった。残りは棄却となるか、またそれ以前に子どものことを考えて申請しなかった人もいた。Mさん自身は1976年に棄却された。その年に納得いかずに再申請したが、その後の検査は棄却されると医療手帳を取り上げられるので検査には行かなかったという。

　Mさんは大学での検査で「水俣病の症状だけど軽いからな」と言われたことを覚えている。また妻も「上半身が水俣病で下半身がそうではない」と診断され、棄却に至った。この二つの棄却にMさんは納得できず「裁判をしたい」と一次訴訟の関係者に相談をした。しかし、「裁判はたいへんだから」とその関係者に言われた。それでも、その人は一緒に県

に交渉に行ってくれたという。交渉では県側の態度もあいまいでちがあかず、裁判提訴に関しもう一度先の人に相談したが、その人は「まず(地域で)まとまらないと駄目だ」と言った。当時Mさんの集落でも未認定患者の会が作られていたので、Mさんは裁判の話を会にもちかけた。50名くらい集まったが、そのうち21名が原告になった。当時70歳以上は老人手帳がもらえ、医療費の負担が少ないので、原告にはならなかった。

思い　Mさんの根本にあるのは「将来の世代のため」という考えである。「子どもや孫たちに安心して暮らせるもとの集落にしてやる責任があるのではないか」と棄却に対する疑問とともに裁判提訴の覚悟を決めた。長年にわたる裁判活動の中では「いろいろなことがあって人を信じられなくなった時もあった」という。結びつきが強い地区だからこそ、その中にいて耐えられなくなったこともあった。また運動をしていちばん辛いことは一緒に闘ってきた人達が亡くなっていくことだという。どういう思いで死んでいったのか、「明日解決させよう」と思っているのに、今日死んでしまう。自分が水俣病かそうでないかもわからないのに死んでいく。「一人でもいいから死なないでくれ、一人でも生きてほしい」とMさんは願っている。公害の被害を知らせるのは被害者しかいないと思っている反面、自分も含めて涙を流しながら自分のつらさを人に訴えるのはなみたいていのことではないとMさんは語った。けれども「公害を二度と起こされない」ためには、少しでも生きて、そして語り、まわりに認識させることが重要だとMさんは思っている。

　砂利プラントを自ら立ち上げたMさんだけに、阿賀野川から広い世の中を見る。その結果、「自分の地域は自分で守るしかねえんだ」と言い切る。川の後継者がいないことについてもMさんは語る。「孫たちが何も知らずにこれから川で遊ぶわけだがね。彼らがおらみたいになったらさ、どうしておらのじいちゃん、ほっといたんだろう、と言われるの悔しいわけでしょ。そのためにおら裁判出たわけさ。銭金の問題じゃねえわい。それが悔しいんさ。何で安心してさ、川にこうして生きてきた者が川を

離れねばなんねえか。あんないい川、なんで怖くなるのかさ、それがいやなんさ。おら、その一心で闘ってんだ。そんでねば、こんなことしてねえさ。なんたって自分のいる場所は自分で守らなきゃだめだね。絶対自分で守らなきゃだめ。……どんなことがあろうと、ここで生きねばなんねえんだし、ここを誰かに侵されるなんて、それは許されねえ。絶対守らなければならない。どんな権力が入ろうと、何がいようと、そんなもの恐れていちゃ何もできないでしょう。そういうことです」(阿賀に生きる製作委員会b、1990：47-49)。

　Mさんは今、水俣病の教訓を生かす事業での資料館建設に関し被害者代表として積極的に関わっている[3]。

事例3　中流域(2)（Nさん、女性、70代、第一陣）

川との関わり　　Nさんは現在住んでいる町の隣町で生まれ、15の年に遠縁を頼って上京した。昼間働きながら洋裁学校の夜間部へ通った。戦時中、東京もあぶなくなり親から呼び戻され1944年に戻ったが、洋裁の技術を生かし、服を作っては野菜や米や魚と交換することで家計を助けていた。その後結婚し1950年におもちゃ屋を、そして1951年には釣り好きの夫の影響もあり釣り道具屋を始めた。家を買って自分の店を本格的にかまえたのが、1954年のことであった。

　しかし、1959年のカーバイド残渣場の決壊によって魚がとれなくなり（第2章参照）、2年間は開店休業の状態が続いた。「漁業関係者には補償はされるけど、ちいさな釣り道具屋には補償はされなかった」のである。直接的な漁業従事者ではないが、釣り道具屋を営んできたNさん夫妻にとって阿賀野川の魚は商売に密接につながりがあるもので、また重要な食も支えていた。当時、40代だったNさんはせめておもちゃ屋だけでもとリヤカーに荷を積んで五泉市や新津市のお祭りめぐりをして、生活を支えた。

　2年後に少しずつ魚が「川に戻ってきて」、同時に釣りブームとなり釣

り客が増え出した。思い切って親戚から借金をして店を釣り道具屋に重きをおいて改築した。この改築時に犬と猫が狂い死にしたが、その意味がわかったのはそれから数年後のことであった。

下流域の出来事　1965年前後は阿賀野川豊漁の時代であった。Ｎさんは、下流域で水俣病が騒がれていても「流れが早い阿賀野川」のため中流は「まったく関係ない」と思っていたという。そのためＮさんに限らず中流域の人は阿賀野川の魚を問題が発生しても関係ないと思って食べ続けている人が多かった。初期の集団検診も漁業関係者だけが対象で「関係ない」と思っていたＮさんであった。

自覚症状・申請・棄却・行政不服・再申請　Ｎさんがお客と話していると手がふるえ始め、あわててもう片方の手でおさえるようになったのは下流域で水俣病が問題となって3年ほどたった頃だった。夫も同じ頃に発病した。お酒も飲まないのにおかしいねと話し、中気かと思い翌年近所のいちばん大きな病院である水原郷病院に通院した。1970年の3月まで通院したが、しびれはよくならず悪化した。

　1971年に町で行政の集団検診が行われた。漁協関係者が対象だったがＮさんは身体も治らないから行こうとした。商売のことを考えていた夫と口論になり、結局行かなかったという。「治るか治らないかわからないのに、……川魚で商売しているやつが水俣病だとしたら、商売ができなくなる」というのが夫の言い分だった。しかし、Ｎさんの身体はあいかわらずおかしいので、また水原郷病院に通い出し、翌年水俣病に詳しいとされる沼垂診療所にも通い、そこで診断書を書いてもらい申請した。1972年のことであった。Ｎさん自身は「（水俣病になったことは）本当のことなんだから、わたしら承知して悪いことしたわけではないので、ただ商売していただけだから」と申請にふみきった。

　翌年の新大での検査で医者に「魚を食べているか」と聞かれ、「いまだに食べている」とＮさんが話すと「すぐやめなさい」と言われたという。結局1973年まで、Ｎさんは阿賀野川の魚を食べていた。当時、中上流域

に患者が出たのはその2年前の1971年だが、近くに認定患者が出るとそれがニュースになり、だいたい1週間くらい店がひまになったという。それでも1週間後には釣り人が増えた。Nさんは「流れが早いから水銀もなくなる」と思っていた。Nさんは1974年に棄却されたが、納得いかず、すぐに再申請をした。さらに行政不服審査請求もした。だが、行政不服は翌年に、再申請はその8年後に棄却された。

未認定患者の会　Nさんが検査に通い出した頃、Nさんの住む町では船頭組合の人々が集団検診を実現させた。この検診は1973年に実施されなかば公的性格をもっていた(関、1994)。その後、船頭さんたちよりさらに広い範囲で川魚を日常茶飯事にとって食べていた町の人々が集まり、1976年に未認定患者の会を結成した。この未認定患者の会は町や県に働きかけて自主検診を実現させ行政不服も行った。Nさんもこの会の重要な一員となった。しかし、行政不服もなかなかうまくいかず、未認定患者の会は流域での他の未認定患者たちと合流する形で二次訴訟提訴へと向かった。

自分の病名　提訴した翌年、Nさんは再々申請をするが棄却された。Nさんの夫も提訴の年に申請したが、入退院を繰り返していたこともあって、また大学での不快な思いも重なり途中で取り下げた。夫は釣りに来るお客さんたちに水銀の入った毒魚を食べさせてしまったという、無言のうちに公害に加担した罪の意識もあり「どうせ治りもしないくせに、その上補償金を出せなんて言うことはとても強欲で、なかなか踏み切れなかったのではないか」とNさんは思っている。

　Nさん自身は再々申請も棄却され二度目の行政不服を行ったが、それもまた棄却された。この繰り返し試みられる行為のエネルギー源は「自分の病気は何か」につきると言う。「確かに自分は無知だったかもしれない。けれども、自分は何も悪いことをしているわけではない、ただ(自分の病名を)知りたいだけ」とも言う。逆に言えば水俣病でなければ治る可能性もあるし、という思いもNさんにはあった。

その後、Nさん自身、身体がままならなくなり二度目の行政不服をした年の頃にまずおもちゃ屋を閉め、さらにその２年後に釣り道具屋も閉めた。もし身体が悪くならなければまだまだ商売はしていたというNさんは「腰は痛いし、顔をしかめて出てきたんじゃお客さんだっていやになるだろうし。買うのに不愉快だし自分もつらいから。まだからだが動けるうちにやめた方がいいということで店をたたみました」と語った。

二次訴訟　　Nさんは被害者の会の初代副会長として提訴の時も先頭に立って活動した。「引っ込んでいては駄目だし、するだけのことはしなきゃ」という思いでがんばってきたNさんであった。

　裁判は1992年に一陣分離判決をむかえNさんは水俣病と認定された。申請することもまた原告になることもとても勇気がいるという状況の中でNさんは常に前を向いていた。「自分たちは何も悪いことしていないし、むしろ被害者なんだから顔を隠すなんてせずに堂々としましょうと言っていました。自分で悪いことをしてるならともかく、当たり前のことをしているだけなんです」と言う。しかし、実際多くの人が地裁に行くのに一つ手前の停留所から乗ったり、着替えをバス停でして行ったり、またテレビカメラに写らないようにと下を向いたりした。二次訴訟原告は家族に黙って原告になった人が多い。子どもや家族に迷惑をかけないためだ。しかし、一陣分離判決が出て大半の人々が認定されたことはNさんを始め、他の原告を勇気づけた。

和解という決着　　1995年12月に新潟水俣病問題も「和解」という一つの結末を迎えた。体調のため、解決協定の締結式にも出席できなかったNさんだったが、初期に先頭を走っていたNさんにとってこの13年間は長いものだったに違いない。

　最後の段階で運動の中心にいられなかったNさんだが、昭電との交渉を思い出して「まるで子どものけんかみたいだった」と語った。昭電は水銀を流したのに絶対罪を認めない。証拠がないと言うし、広く救済したと昭電は思っているようだが、Nさんにとっては「とんでもない」ことだ。

2,000万円で提訴して、それが13年もかけて260万円の補償金だ。Nさんは「とても腹が立ってこんな金、昭電からもらいたくないわね」とまわりに言ったら、苦笑されたという。いろいろなことを振り返ってみれば「企業のやり方ってすごいと思った」とNさんはいう。「わたしら原告は切ない思いして、バスが少ないから他の知り合いの人と一緒になって病院にいく。タクシーに乗れればいいが、経済的余裕もないし、昭電はみんな死ぬの待っていたんじゃないかって（思う）」。

　長期にわたる裁判や運動を考えると「よくこんな長くやってきたと思う。自分一人だったらしりもちついてやめてしまっただろう」ともNさんは言う。支援者や共闘会議や弁護士の先生などの人たちに「つかまって」いたから何とかやってこれたとNさんは思っている。患者だけだったら「一陣判決が限界」だったかもしれない。支援者に対し「欲とか得とかの問題ではなくて、本当に最後までまとめてくれて感謝している」とも言う。それでも「運動は同じことの繰り返し」だった。このまま続けていれば「みんな消滅」してしまう。「ほんとうにこれ以上のないほど力を出してきたが、むこうはやはり強かった。……病院にいる人もやれやれという感じで疲れ切っている。条件のことなんか、もういいという思いだろう。行動することは緊張が必要で早く何とかなってくれねばという思いがみんなにある。不平や不満よりも決着してよかったと思っている。決着がつかなければ、死ぬだけで、底なし沼に落ちて行くだけだったかもしれない」とNさんは語った。

事例4　中流域(3)（Oさん、女性、60代、第一陣）

　OさんもNさんと同じ町に住む60代の女性である。Oさんの住む地区は100戸に満たない集落でほとんどが川船業に従事している所である。女性が農業を営み男性が川船業に従事する。小さくて結びつきが強い集落であった。それが水俣病問題により「昔と違う」雰囲気になった。「もう（昔のような）結びつきはない」とOさんは思っている。「代が変わった

からというわけではなくて、何ていうか、この水俣のが始まってから、何となくぎこちなさが出てくるんです」。この地区もやはり認定患者もいれば未認定患者もいる。原告ではない人もいれば原告となった人もいる。しかし、昔はみんな阿賀野川でつながっていた。

つらかった時期　学生時代陸上の大会に出るくらい健康的だったOさんは30歳になったかならないくらいに身体の調子が悪くなり、「農家の嫁」なのに「寝たり起きたり」という状態が続いた。1963年頃のことであった。1965年、実家の祖母のお葬式にも出席できず、また娘の小学校の入学式にも出られず、義母から「農家の嫁なのに」と言われ、精神的にも身体的にもいちばんつらい時期を過ごした。その後、いろいろな病院に通院したが、Oさんの身体は、なかなか治らなかった。1975年頃、近くに住む実母が認定申請をした。この時、実母に認定申請をすすめられたが、実父に反対され申請ができなかった。

　反対している父親の言い分は「裁判なんていうと大事でね、そこの家、傷つくのなんだなんて言ったでしょ。（まして）この家かぶって水俣の申請するの、水俣病なったらどうする、言われたんですよね。子どもたちに影響したらどうする言われて」。

　Oさんが身体的にも精神的にもいちばん辛かったのは20代後半から30代にかけてである。子育てをしながらのいちばんの働き盛りの時であった。当時男の子がほしいと妊娠するが、体調がいちばん悪い時で「そんなんで育てられるのか」と義母に言われ、泣く泣く中絶したという。この時のつらくせつない思いを30年近くたってからようやく口にできたOさんである。

申請・棄却・裁判　Oさんは実母のすすめがあっても申請することのためらいがあった。Oさんは水俣病は治る見込みがないし寝込んでしまう奇病だと思っていたため、まさか自分がなるとは思ってもいなかった。末の子の就職が決まった翌年、1977年にOさんは初めて認定申請した。その年、実母は認定された。水俣病に詳しい木戸病院に行くように実母

にすすめられた。申請後、新大に行くために家を「こっそり出て」いったOさんであった。

　Oさんはようやく申請したが翌年棄却された。認定された実母とほとんど同じ食生活をして何故棄却されたのか、水俣病でないのならいったい自分は何の病気なのかという思いでOさんも行政不服を起こした。そのような状態でもやはり夫以外の家族には黙っていたという。

　町で住民の自主検診が行われたあとに裁判の話が出たが、その時はまだ裁判に出るという人はそんなにいなかった。それでもOさんは「こういう状態で、いっくら行ったっても、棄却なるでしょ。だからいっそう、これは裁判以外ないなと思うから私はいっちばん最初から裁判やりますっていうた」。「（検査のために）大学行ったって不愉快なことばっかりしてこねばなんねえでしょ。……まあいろいろと我慢していましたからね」。しかし、こんなに裁判が長くなるとは思わなかった。「証言出るとか考えていなかったし、それとね、裁判こんなに長引くとは思わなかったんです。……たいてい３、４年くらいかなって」。夫には話したが同居している義母や子どもには裁判に原告として加わることも話さなかったという。加わったあとも話していない。「外に出るけど、いちいち今日どこへ行くなんていうあれも言わなかったんですよね。孫が生まれてからは世話もあるしあんまり嘘もつけないから、結局」義母や子どもに話すことになり、自分の代わりに義母に地裁などに行ってもらったりした。「ある程度、年とってくればいっくら嫁でもね、やっぱり言わんばねっ時、言わんばねば。また気ばっか、つこうてでも……せっかく裁判やった以上はね、……せっぱつまってから話したんです。でもほらまあ、うちん中のやりくりは私がやる頃なってからだから、そんなに」といった感じで、驚かれたものの「よけいなことも言われませんかった」。その後、Oさんは裁判の活動をする際には家族に話すようになった。

地裁判決　　地裁での一陣分離判決はOさんにとって大きな出来事であった。たとえ控訴されても水俣病に認定されたことに変わりない。O

さんの中でそのことは一つの小さな自信となった。「地裁でああいう判決もらって、いくらかその原告でもニセ患者扱いはね、されないから、今までと違う……あんなにこそこそしなくってもね、やれるし」と語った。そのうえ自ら県内をまわって運動した総合対策医療事業が新潟にも適用され、がんばってきた成果がかいまみえ、それも一つの支えとなった。

　「わたしだってもうはあ、負けていられませんさ。今まではほんとにその、小さくなってねえ、裁判に行くにしても、会合あるにしてもねえ。ほんとになんていうか、こうわりいことなんかしてないんだども、隠れてね、肩身悪い（思い）して出かけてましたのにさ……」と語るほどになった。しかし「それ以前は周囲の目がね。……ここ裁判に行くときあればむこうの方の自動車あるあそこへ集まるんですよね。そすとバスそこまで来るから、そのときなんか、まず隠れてね、バス来るまで待ってたりさね。ほんね、そういう今までは繰り返しね、してたわけなんですよね」。それが勝訴判決を獲得し、制度を勝ち取っていくことで、少しずつ「人前に出てもちょっと」自分に自信がつき以前とは違ってくる。

30年後の訴え　　Oさんは1990年の口頭弁論で初めて証人尋問に立った。他の原告と一緒だったが、精神的な圧迫は強く「証人台に立ったけど、やっぱり最後なったら、ふらふらなって倒れてしまった」という。しかし、「何度かそうやって出ていけば、だんだん慣れてくるというか」翌年の結審時には原告席で被害の訴えもした。けれども、中絶した子どものことは言えなかった。しかし、1992年の判決後の昭電交渉でOさんは初めて当時のつらい思いを語った。今でもそのことを話すときには涙が出てくる。人前で言葉にできるようになったのは実に30年近くたってからだった。

　「相手から知ってもらうためには、訴える以外ないんだなと思う気持ちも出てくるんですよね。……そのときまだ自分で話す気にならなかったこと、あったんですよね。あってそれだけはわたしは言わないですま

そうと思ったんだけども。でもね、いろいろ考えてくると、今ここで自分で話したくないことをね、我慢して話ししておかないと、あとからまたね、『や、やっぱりこれも言えばよかったなって、何をすればよかったな』ってあとからそういうこと感じても、悪いしなって」。しかし、今でも「いつになったらこの自分の気持ちの整理ができるんだろうかなって、やっぱり思いますよね」とOさんは語った。

　地裁判決や医療手帳の適用など、自分たちが自ら苦しい思いをさらけ出してがんばって得られた結果がOさんに先の言説をもたらした契機となり、そして支えともなった。しかし、それだけではない。運動の過程で出会う支援者、そして身体的・精神的つらさをわかちあえる公害被害者たちとの出会いなどもOさんを支えてきた。

お金に換えられないこと　　Oさんは九州へも出向き水俣の人々と出会い、話をし「ああ、やっぱりみんな同じなんだな、差別っていうか、世間ていうものは、みんな同じなんだな」と感じ、「自分たちばかりじゃないんだから」と力づけられた。また支援者の暖かい励ましの言葉を「いちばん（心強く）感じる」という。

　それでも「十年以上も裁判やってきてね、自分一人の症状だったら、なにね、治療でていうか、まあ気休めでもありながらね、何でもやりますけども、相手があることは一人で解決できませんからねえ」とOさんは差別のまなざしのきつさを語る。

　Oさんは集落の内部での差別構造に自ら抵抗し、外に出ていくことで力を得、語る言葉をつむぎ出した。それを支えたのが、いろいろな人との出会いだった。

1995年　　自分の言葉で切ない思いを語ることができるようになったOさんにとって1995年は解決に向けて望みをかけたところがあった。特に9月から10月の昭電責めは「はりあいがあってのぞみをかけた」。しかし、9月末に熊本が政府解決案をのんで、新潟もそうなるかもと考えたらOさんは「先がまっくらになった」と言う。そのせいかOさんの右耳は前か

ら聞こえない状態だったが、左耳も聞こえなくなり精神的にもおちこんで「神経がそうとうやられている」と医者に診断された。その後Oさんは活動を休むことが多くなり、多少休むと良くなり、また会合に出ると悪くなるという状態を繰り返した。

　1995年の和解案を受け入れてOさんは「13年も闘ってきて金の問題じゃなくて責任を明確にさせたかった」と言う。また「命の時間を止めてくれるなら国も企業の責任も裁判による判断を待ちたかった」とも語る。けれども「命は限られているし、がんじがらめでどうしようもなかった」。Oさんにとって納得いく結果では当然ない。それでも受け入れざるをえない状況であった。身体が治るわけではない。しかし、全国の人々に優しい言葉をかけてもらい、それはOさんの宝物となっている。この宝物を生涯死ぬまで心の支え、励みにして水俣病の身体と付き合って阿賀のほとりで暮らしていこうと思っているOさんである。

考察2　中流域

　中流域では認定患者が1971年に出るまで水俣病問題はあくまでも下流域の出来事であった。このことは水俣病という病像に関する情報量が中流域には少ないことを意味し、またたとえあったとしても劇症型にまつわる水俣病のうわさ話にとどまっていた。行政の集団検診が行われたが、それらのうわさ話が人々に検診受診を躊躇させ、専業漁師のみ対象であってまったく「関係のない話」として人々に受け止められた。このような状況が中流域での水俣病に関する差別・偏見構造を創出した。その主な規定要因は、劇症型患者の不在、病像に対する無知、ゆがめられた病像、派生するうわさ話であった。

　また中流域では一次訴訟関係者がいない。中流域での水俣病に関する社会運動は下流での一次訴訟に関する動きが終わりつつある段階から始まった。1970年代後半以降にようやく全流域にわたって、当事者自らがともに水俣病に対して何らかの行動を起こし、各地で未認定患者の会が

発足した。Мさんの地区のように認定患者とともに、そしてNさんやOさんの住む地区のように未認定患者自らが立ち上がっていった。その前提には、自分の症状と水俣病が結びつきさまざまな障害を乗り越えて一度申請をして棄却を経験した人々が少なからずいたことであった。自分の病名はいったい何か知りたいという解決目標もあった。以下、事例であげた三人の生活世界の変容過程を受容―克服の観点から比較考察していこう。

　事例からもわかるように三人とも自覚症状はありながらも原因不明の時期が長く続いた。症状がありながらもまさか自分が水俣病だとは三人とも思わなかった。ここに水俣病に関する情報との関係が関与していることがわかる。つまり、自分のイメージする水俣病とは違うためである。しかし、茶飲み話から、あるいは家族との会話から自分の身体がどこかおかしいと気づく。そこで水俣病とのつながりを予測し、不確かな受容がなされた。しかし、三人とも自分のからだがおかしいと受容しながらも集団検診は受けなかった。子どものため、商売のため、家のため、つまり三人の克服への行為を規制しているのは、第一に水俣病に対する社会意識であった。そのため水俣病ではないかという受容をしつつもそれを確認する克服行為、すなわち申請へと至らなかった。

　その後、三人ともようやく申請という克服行為がとられたが、この時有効に作用したのは、つまり水俣病に対する社会意識に打ち勝つ契機となったのは一つには未認定患者たちの会による運動であった。社会運動としては小さなものではあったが、同じ状況にある人々の会結成、自主検診の実現など小さな運動行為が申請行為をうながした。時間がそれらの存在を顕在化させたことも当然あるだろう。

　この申請行為は病名追求という一つの要求をもった受容に関する確認の行為でもあり、水俣病がもたらした差別や偏見に対するある種の乗り越えの行為でもあり、一つの解決目標に基づく克服行為でもあった。

　しかし、他方で申請をしても家族にも長い間黙っていた人や[4]、申請

しても棄却された事実が「自分は水俣病である」という受容を制度的に否認し、そのまま沈黙してしまった人々も大勢いた。事例にあげた人々は、たとえ制度に適用されなくても自らの受容に確信をもった。これは一つには他の認定患者の存在——Ｏさんの母の認定、Ｍさんの近所の認定患者など——が受容を補強したこともあった。そして棄却されたのち再申請、行政不服など三人とも次なる克服を試みた。この克服行為は自らの病名を明らかにするための個人的なそして身体面での対自的な克服であった。それに加えて差別・偏見という世間的なものに対する対外的な克服が付加された。それは裁判の原告になることで顕著となった。

新たな差別との闘いが始まることを承知で人々は二次訴訟の原告となった。しかし、その関わり方は実はさまざまであった。最初からＭさん、Ｎさんのように、積極的に前に出て運動を展開していった人々もいれば、原告となることで精一杯であり、原告となりながらもそれに対する社会意識にしばられながら、運動の実践において表に出ることなく運動を展開していった人々もいた。運動主体として自覚しながらも、Ｏさんのように自分の言葉をつむぎ出すのに長い間時間がかかった人もいた。

事例5　下流域(1)（Ｐさん、女性、50代、第一陣）

Ｐさんは、阿賀野川の下流から15kmほどさかのぼったところに住んでいる。Ｐさんは学校を卒業してずっと働いてきた。結婚は20代前半で夫に家に入ってもらい、両親と近居の関係である。定年まで勤めたかったが、身体が続かなくなり「とてもくやしかった」が50代前半で退職をした。夫も父も専業漁師ではないが、魚とりが大好きで川が近いこともあり、仕事の合間をぬって朝に晩に魚をとった。Ｐさん自身も小さい頃は泳ぎに行っては魚をとっていた。Ｐさんは問題が発生した頃お産もあったため、よけい魚を食べており、また好物でもあった。魚が好きだということがわかるとまわりは魚を持ってきてくれる、そんな地域社会でもあった。

認定申請に至るまで　Pさんは当時、出産したため行政の毛髪検査を受けた。のち再検査に来るようにと言われたが、仕事や育児で忙しいため再検査に行かなかった。その後、保健婦さんが「水銀が含まれているから」とわざわざ家に言いに来た。親がそれを受けてPさんに伝える時「水銀て水俣病じゃないんかね」と言ったが、まだ自覚症状はなく「水俣病なんかじゃない。水俣病になんかなりたくない」という思いがPさんの中で強く「そんなこと言いなさんな」と親の言うことを強く否定した。しかし、出産した秋に職場で手がふるえ、立とうと思っても転び、身体が普通ではないことに気づき病院に行った。病院では「お産の疲れだろう」と診断されたが、なかなか治らず、眼も悪くなり眼科へも通い出した。親もかなり心配して「水俣病でないんか」と言うが、「何言うか、そんなこと人に言うんでないよ」と身体の状態がかなり悪くなっても「水俣病である」ことを自分では認めない状態が続いた。

　一次訴訟が始まり、親に加わった方がいいんじゃないかと言われたが、裁判をしたら職場を首になるからそんなことできないと言って、Pさんは認定申請すらしなかった。一次訴訟の判決が出て初めて近所に認定患者がいることがわかった。その頃父の身体の具合も悪くなり、仕事に支障をきたすようになった。父が「みんなで魚食べたし、特にPはお産でたくさん食べたから（水俣病に詳しい）医者のところでみてもらおう」と言った。Pさん自身はみてもらうつもりはなく、父を車で水俣病に詳しいとされる沼垂診療所へ連れていった。そこで診察を受ける父に診療所の斎藤恒先生が「ほかに家族は？」と聞いたので、Pさんを呼んで診察を受けるようにすすめた。Pさんは最初断ったが結局みてもらうことになり、父と自分の診断書を書いてもらった。Pさんのこの土壇場の拒否は医師に水俣病だと断定されることの恐れから生じるものであろう。以下、Pさんは認定申請に至るまでことごとく躊躇し、葛藤した。しかし、Pさんは診療所で斎藤医師によってはっきり「水俣病」と診断され、認めたくない思いが強くても「自分が水俣病である」ことを認知した。

診察の帰りにそのまま父を役場へ連れていき、父は申請するが、Ｐさんは迷いその場では申請をしなかった。父は役場の人に「お前のとこ一人か？」と聞かれ、娘のことを話したら、診断書がないと受け付けられないことを言われた。手続きを終えて戻ってきた父が「役場の人にも言われたし、お前さんも出すがね」とＰさんに言った。Ｐさんはここでも迷うが、やはり病名を認めたせいか日にちをおかずして申請した。

申請・棄却・不服申し立て　父が検査のための大学病院通いを始めた。Ｐさんは仕事のためそうそう休めず、父の検査の様子を聞き、とてもしんどそうなので検査に行くことを迷い始めた。すると父が「なに言うて、お前若いすけ、俺よりいいかもしんないし（しんどくないかもしれない）、はよ、さっさと行かせえ」と言ったが、なかなか行かれない状態が続いた。父は補償協定締結の１カ月後に認定されたが、遅れて検査に通ったＰさんは、約３年後に棄却された。

　Ｐさんの方が多く魚を食べたため、父はＰさんの棄却に疑問を感じた。またＰさん自身も自分の棄却に疑問を感じ、県に問い合わせた。そして夏の暑い日、県に呼び出され、「あなたは水俣病になりたいのですか」と聞かれ、「水俣病でなければそれは喜ばしいことでしょう」とも言われた。Ｐさんが、目の前に座っている４人の役人に対して「それでは私は何の病気なんでしょうか」と問うても「あなたがかかっている医者にかかってください」と言われるのみで、結局何もはっきりしなかった。親に「もういっぺん（申請を）した方がいいんでないか」と言われても「いやいやもう黙ってるわ」と約５年間、提訴準備の集まりまで、申請もせず身体のつらさに耐え続けたＰさんであった。迷い迷いながらも父の認定という事実を支えにＰさんは県庁まで行くが、とてもひどい対応をされた。そして５年も沈黙した。その間に２人の子どもが勤め始め、結婚して嫁いだ。

裁判の原告となって　Ｐさんが沈黙ののちに原告となったのはひょんなことからだった。たまたま知り合いが沼垂診療所からの提訴のお知らせを持ってきた。その人は当然Ｐさんもその知らせを知っていると思っ

て「どうする？ 行く？」と聞いたが、「そんな通知もらってないから行かねわね」とＰさんは言った。するとその人が「おめさんがついていってくれるなら行くわね」と言うので、連れて行くぐらいならと一緒に行ったのが始まりだった。百人ほど集まっていたという。最初は裁判をすることに賛成の挙手をしなかったＰさんだが、その後、何度も集まりをしていろいろと積極的にまわりの人々をまとめ始めた。

　病名を自ら認め棄却を納得できないとして一人で県庁へ行くという行動を起こしたＰさんは、県の対応で精神的に打撃を受け、その後行動は停滞した。しかし、二次訴訟提訴準備をきっかけに、また行動を起こすようになった。一次訴訟時の親の裁判に対する言葉、また「おまえの方がたくさん食べた」と言う父の認定が停滞からの乗り越えをうながし、また提訴準備の集まりで同じ病気で苦しんでいる人々の存在がＰさんに力を与えた。Ｐさんが裁判に関する活動などやってこられたのは「身体のつらさがわかり合える原告の人々がいたから」だった。身体のつらさがわかり合えることは、そこから派生してくるさまざまな問題も同時に理解し合えることであった。Ｐさん自身も家庭の問題で一時期不安定な時を過ごした。この「つらさが分かり合える人々」の存在はＰさんの裁判活動を支えた原動力の一つであった。

和解　　Ｐさんは1995年の和解について、「手をはたくほどではないが、あれでよかった」と思っている。しかし他方で、提訴からずっとがんばり続けたＰさんにとって「昭電はこういう状態になるのを待っていたのでは」という思いもあった。長い闘いのあとで「することはしてきたし、やるだけのことはやったけど、こういうことをすればこうしてくれるとか、こうなる、なんてわからなかった」。東京を始めいろんな所に行って、泊まり込みや座り込みをたくさんしても「問題が慢性化していったことがわかった」とＰさんは語った。

　ただ、13年間「やるだけのことはやった」という気持ちはＰさんはもっている。自分の身体が苦しくても出かけなければならないとき、「行きま

す」と返事をしたら、とにかく行ったという。行けば精神的にもよくなるのではないかとPさんは思っていた。今まで運動することで勇気づけられてきたからこそ、解決したとたんに「らっくり（がっくり）きてがく然としてしまうことのないようにしたい」とPさんは語った。

　問題はお金じゃなくて二度とこういうことが起こらないようにとPさんは願っている。今後は新潟水俣病の教訓を生かす事業に関して関わっていきたいとも思っている。最後にPさんは「終わってみればの話で悔いはないが、でもこんな結果ならもっと早めに出せたのではないかとも思う」と言い「終わったからといって身体が治るわけではないんだしね」と語った。

事例6　下流域(2)（Qさん、男性、60代、第五陣）

　Qさんは豊栄市の劇症型患者が出た集落の近くに住んでいる。早くに両親を亡くしたQさんは学校を卒業して12歳ですぐに農業を始めた。終戦後、復員して農業に戻った。18歳の頃であった。

職の変遷　Qさんは農業の経験を生かし農機具修理販売会社に住み込みを始めた。23歳の頃であった。Qさんは5年ほどそこにいて仕事を覚え、独立するため現住所に事務所を構え農機具修理販売店を始めた。この年3歳年下の女性と結婚した。しかし、1966年の水害のため農業そのものが打撃を受け、農家相手のこの仕事はたちゆかなくなり農機具修理販売店をやめざるをえなくなった。

　Qさんにとって、この農機具修理販売店時代がいちばん充実していたという。農作業が終わったあとの農家相手だったので、かなり自由に時間が使え、友達4人で漁業権を買い、暇さえあれば阿賀野川に魚をとりに行った。その頃妻は病弱な弟夫婦の農家を手伝い夕食の支度もしていた。ふた家族そろって、Qさんがとったり、親戚や友人からもらった川魚をおかずにして食べることが多かった。その弟夫婦は認定された。

　農機具修理販売店をたたみ、1967年にQさんは新潟競馬場の警備員と

なったが、その頃から身体の様子がおかしくなった。Qさんは巡回の時つまずくようになった。そのためQさんは同僚からしばしば「おかしいんでないのか」と言われた。4年後にQさんは警備員の仕事から掃除監督の仕事にまわされ、さらに1年後に電気室へまわされた。この仕事はスイッチを入れたり消したりする楽な仕事で、この配置転換は一種の格下げを意味した。ここでQさんは初めて「会社がおれのことをやめさせる気だ」と思い、結局1カ月くらいして自分からやめてしまった。何故このように思ったかというと、仕事をまわされるとき必ず前もって次に仕事をする人が先に決まっていたことだったという。「これこれだから、この仕事へまわってくれ、というんじゃないんさ。この仕事はこの人がやるから、あんたはそっちの仕事にまわってくれ、ということだったんさ」。ちょうど5年勤めたところであった。

　その後、Qさんは清掃会社に勤めた。仕事の内容はごみ収集車の運転だった。身体はそんなに使わなかったので仕事自体はきつくなかったという。しかし、1980年頃運転中に目の前が突然真っ暗になり30分ほど休んで仕事をしたことがあった。その後1週間くらいは何でもないが、しばらくしてまたそういうことが起き、ついには運転しているトラックで、とめてあったバイクをひっかけてしまった。そのためQさんは約十年勤めた清掃会社もその事故を機に退職した。

　Qさんは全部で4回職場を変えた。仕事の内容からみればそれ以上である。農機具修理販売店をやめたのは自然災害が原因だが、あとの仕事のやめた理由はすべて身体の具合が原因であった。

遅れた認定申請および裁判参加　　Qさんが初めて認定申請したのは1975年で、翌年棄却された。1970年頃にはすでに身体の状況がおかしくなり、食をともにしていた弟夫婦が認定されたこともあって自分も水俣病ではないかと疑いはもちつつも、子どもたちが学校を卒業してから病院に行った。二次訴訟の原告となったのは1985年、第五陣であった。二次訴訟提訴から3年後のことで、Qさん自身が棄却されてから10年ほど

たっていた。
　Qさんは直接には語らないが末の子どもを含む二人の子どもが1985年と1986年に相次いで独立したことも、約10年の沈黙のあとに裁判に参加したことと関係があった。地域には裁判に対する差別偏見があった。Qさんの住む地区の近くに一次訴訟の関係者がおり、当時一次訴訟に参加している人から「お前さんも魚を食べたのだから、裁判に加わらないか」と誘われた。しかし、子どももまだ小さく（末の子どもは小学生）、身体も何とかなると思い、仕事も変えたばかりのため、応援はするが裁判には加わらなかった。当時は新聞でかなり報道されたこともあって、近所の中傷はひどかった。「裁判をやるヤツと口をきくな」とか「裁判を起こすなんてとんでもない」という陰口も多数耳にして、「ほんとうに、いやあなもんだった」とQさんは言う。
　Qさんがいちばん気を使ったのが子どもの就職と結婚であった。このことは何もQさんだけではない。流域に住む人々すべてにとって重要なことであり、行動を規制する最大の要因でもあった。先のPさんも沈黙の5年間に子ども二人の就職、結婚を経験している。
　Qさんが二次訴訟に加わるきっかけは、認定患者や二次訴訟原告からのすすめであった。それとともにQさんの言葉で言えば「うち方（家の中）の問題も片づいてきた」からであった。Qさんにとって「うち方の問題」は相当な比重を占めていた。身体がどんなにつらくてもやはり子どものことが一つの大きな要因となって、申請するあるいは原告となることを妨げた。
　認定申請に至るまでに約10年、棄却されてから原告になるまでの約10年は、家族のことがいちばん大きな問題となりQさん自身の行動を規制した。「事情がよければ、もっと早く申請あるいは原告になっていましたか」という問いに対して、Qさんは「あれでよかった」と語った。どんなに身体がつらくても、やはり家族に対する責任からあの時期にしか申請、そして裁判参加はなかった。その責任感の強さが原告のまとめ役として

の活動にも出ている。原告となってからはQさんは積極的に地区を、そして被害者の会全体を支えていった。

地区のまとめ役　Qさんは1989年に被害者の会の副会長となった。被害者の会は各地区に幹事がいるが、その幹事を支える形で大勢いる原告を引っ張ってきた。また会全体を支えながら自分の住む地区のまとめ役でもあった。

　初期の水俣病問題がもたらした多様な中傷・偏見によるわだかまりが、一次訴訟の原告を中心とする認定患者との間に残っていた。Qさんはまずそのわだかまりをなくそうと、同じ地区に住む被災者の会の会長にきちんと挨拶に出かけた。最初はぎくしゃくしていたが徐々にその関係が変わってきたという。この地区では現在、認定患者と未認定患者が一緒に病院の送迎バスに乗って通院している。地区レベルではあるが、関係の修復をはかったQさんの力はやはり大きい。

　Qさん自身も身体がつらいながらも役職に就いたことで、いろいろな人たちと出会い、「運動というものは人がしてくれるものじゃなく、自分がしなきゃダメだ」という意識が生まれてきたと話す。地区をまとめていくのは大変だったが、自ら動き「上に立つ人が動けば自然と動くようになる」と語り、不眠や耳鳴り、口のしびれなど身体のつらさをこらえながらも会を支えてきた。みな高齢となり外に出るのさえままならない人々が増えている中、そのような人々に少しでも励みになればとQさんは積極的にマスコミなどに前面にでて被害の訴えを続けてきた。

阿賀野川への思い　Qさんの人生の中でいちばん充実していた時期は先ほども述べたように農機具修理販売店の時代であった。自分で商売することの楽しさもさることながら、時間が自由に使え、大好きな魚とりもできたからだ。その後、自らとってきた川魚を食べたことで身体がおかしくなり、仕事も続かなくなった。「もう仕事辞めてから10年以上もたつんだ」とQさんは言う。そんなQさんの阿賀野川に対するイメージは「きれいなイメージ」しかないという。「死に水だったんぜ、阿賀野川は

(注；死に水にして飲ませるほどのきれいさ)。ほんとうにきれいなもんだった。今でも水銀なんてなかったら絶対阿賀野川に漁に行っただろうなあ」とＱさんは語った。自ら川に出て、川という自然のもつ恐ろしさ、そして何よりも豊かさを知る人の言葉である。Ｑさんの人生に対する大きな危機的出来事への直接的な原因が川魚であっても、Ｑさんはその怒りの対象を原因企業に向けるのである。

事例7　下流域(3)（Ｒさん、男性、70代、第五陣、被害者の会二代目会長）[5]

　Ｒさんは松浜で生まれ育った。前述のとおり、松浜では漁協の取り決めで「松浜に水俣病患者はいない」と申し合わせた。自分の身体がおかしいと実感しても松浜の人々は「水俣病患者だ」と名乗ることもできず、行動も起こせない立場にあった。問題が起きた下流域に位置し水俣病患者の子どもは就職できない、結婚できないなどうわさ話が直接入ってくる所でもあり、Ｒさんには二重に「水俣病患者であること」が名乗れない内的な葛藤があった。

仕事　Ｒさんは代々漁業を営む家に生まれ、川と海の両方の漁協に属し小学生の頃から船に乗ってきた。戦後、軍隊から戻り、すぐに結婚をし、川と海で一年中、漁をし続けた。松浜に化学工場ができると1961年に漁協代表という形でＲさんは一人入社した。工場が川や海に影響を与えないようお目付役でもあった。工場は三交替制だったためＲさんは以前のように海漁はできなかったものの川漁は合間にしていたという。

自覚症状・申請・棄却　Ｒさんの身体がおかしくなったのは問題が起きた1965年頃だった。ちょうどサケとりをしている時に手足のしびれを感じた。「モズモズといった感じ」がして、秋頃までに3カ所の病院に通うが「神経痛のひどくなったもの」という診断に終わる。当時、夫婦で体がおかしくなるものの「水俣隠し」が行われたことや漁協を代表して会社に入社している経緯もあり、また結婚前の子どもたちがいたことも

あってRさん夫婦は1965年当時と1970年代に行われた県の集団検診を受けなかった。

Rさんが水俣病ではないかと思ったのは一次訴訟の判決が出てからである。松浜で認定患者が出たのもちょうどこの頃であった。勤め始めていた子どもたちはまだ結婚前だったので妻と相談した結果、二人とも申請はしなかった。その後1975年に、棄却された人々を中心に認定作業促進や医療費救済を目的にKさんを会長とする「松浜未認定患者の会」が結成された(第5章参照)。Rさんは入会し、症状が出てから約10年後にようやく申請した。その頃子どもたちの結婚が決まったことも申請をうながした理由の一つだった。子どもたちに反対されるかもしれないと思っていたRさんだったが、逆に「病気だと思ったら何でもっと早く(申請に)行かなかったのか」と子どもたちに言われたという。しかし、Rさんの申請は翌年、棄却された。

初期に「水俣隠し」が行われたことは微妙に漁師の世界に影響を与えた。認定患者がそばを通りさらに補償金を獲得するようになると面と向かっては言わないものの「大将、大金持ちになったな」「今度は一生楽して飯食っていける。良かったな」という言葉が船着き場で投げかけられた場面をRさんは記憶している。

第五陣・被害者の会会長　Rさんの申請から5年後の1980年、松浜漁協の二階に弁護団と支援団体が来て二次訴訟提訴の話し合いが行われた。松浜からは家族に認定患者をもつ人たちがまず一陣として提訴した。Rさんは定年退職をし、1年間整形外科に通うほど体は弱っていたが、翌年から別の会社に勤め始めていた。松浜未認定患者の会に入りながらもRさんはこの時原告とはならなかった。

提訴して2年たった1984年に弁護団団長がRさんの自宅に来て近所の人を集めて裁判の話をもちかけた。Rさんもここで決心をして10月に第五陣で提訴した。しかし、これからという時1年半入院し、退院後、今度は薬の飲み過ぎで胃潰瘍になり、また2カ月入院することとなった。

ようやく退院したところ被害者の会の総会があった。前会長の体調の悪さからＲさんが会長としての要請を受けた。Ｒさんは退院したばかりで最初は「できない」と断ったという。しかし、会員になった時から「自分の闘い」であることを自覚し「外には出て（活動はして）行く」という姿勢をもっており一期だけと会長を引き受けた。

　会長職は一期だけではなかった。10年以上も続けることとなった。1カ月の3分の1は新潟や東京、熊本まで出かけていった。若い時は遠洋漁業に出ても船酔いすることはなく健康で、軍隊の水泳競争では常に一等だったＲさんだが、水俣病になり病院通いや幾度かの入退院を繰り返し、その後になった被害者の会会長であった。かなり身体的につらかったことが推測できる。何がＲさんを支えたのか。234名の原告の先頭でいられたのか。

　「自分の闘いだと思って。ほんとう、正直そうですよ。……わたしなんて、あのくらいの人をまとめきるというような自信はもっていませんしね」。自ら動きつらい身体をおして先頭に立つことで、Ｒさんのリーダーシップが発揮された。「松浜は魚を食べている人はいない」といった被告側の証言に対し反対尋問を行い、自らも証言に立った。身体が弱っていたものの「自分のための闘い」としてできる限り運動をしていったＲさんであった。

第一陣分離判決　　Ｒさんは五陣でありながらも1992年の一陣分離判決を自分のものとして評価している。一陣の分離判決でＲさんは「とにかく患者として認めてもらうこと」が重要だったと語った。判決によって原告のほとんどが患者として認められ、みんな精神的に元気になったともいう。一陣判決は「ニセ患者よばわり」からの解放を意味した。「金ほしさ」という世間の目も変わってきた。一陣判決は二陣以降にとっても「大きな光」となり、誰にもきがねなく運動できるようになった。「恥ずかしいという人がいなくなり、（司法）認定された事はおおいばりできること」になった。

和解という解決　1995年3月は水俣病問題解決に向けていちばん気運が盛り上がってきた時だった。熊本の動きとも関連して政治的な変化の中で「1年で解決せんばだめだ、もっと運動せんばだめだ」と「暑い日も寒い日も、もうできないほどに運動を繰り広げた」。その後、政府与党（自由民主党、日本社会党、新党さきがけ）の解決案ができた。「とってもいいのができたと思った」Rさんであった。6月に入り「判断基準外（ボーダーライン層のこと）の水俣病でなじら（注；どうか）」と社会党の議員が言ってきた。「水俣病」とはっきり文面に書けないからだ。「判断基準外の」とあったが「水俣病」という言葉がそこにあった。その言葉は被害者の位置づけが明確であり、ニセ患者の汚名返上を意味した。内々の打診があってRさんは「解決してくれ、これで行ってくれ」とお願いした。その後、環境庁の手に移ったら「基準外の水俣病」が削除されていた。「有機水銀の影響はあるけれども水俣病ではない」と変わっていたのである。Rさんは「こんげなもんではだめだ」と思ったが年内に解決せねばとも思っていた。

新潟は独自で自主交渉もやることになり6月以降は自主交渉が中心となった。しかし、熊本が与党案を受け入れたため新潟の動きがとれなくなり、しかも期限が決まってきた。「今後、裁判を続けながら自主交渉は難儀だ」という状況だった。ここにはRさんの被害者の会会長としての対外的な葛藤が存在している。被災者の会会長であったCさんの場合、判決金を生活主体として位置づけた決定を下した。Rさんの会長としての決断はどうだったのか。

協定の調印をする2日前の被害者の会総会ではRさん同様、会の人たちは極限状態だった。「みんな一生懸命闘った。これ以上もうできない」と確認し合い、結果として昭電と協定を結んだ。政治的解決になったこの解決は被害者の会からもっていったことだが、「私たちがやってきたこれが最高の解決と思うと涙も出ない」とRさんは語った。

「闘いの内容が負け戦であっても自分たちが決めたこと、遊んでの闘

いならしょうがないけど、みんな一生懸命やってきたし、納得してやったことだ……ただ患者自身は納得しているが支援の人たちは決着に対して、是非は別としてくやしいと思っているかもしれない。不本意な解決だと思っているかもしれないが……一つの闘いの成果だと思ってほしい」。

わたくしたちは被害者の会のこの決断を「不本意な解決の受諾」と単純にみてよいのだろうか。Ｒさんたち未認定患者の決断は確かに「苦渋の決断」であった。同じ阿賀野川流域に生活しながらＣさんたちとは違った意味での生を生きた主体が決めた決断でもあった。この決断は長年にわたって地域の中で闘い、世間に訴え、法廷で闘ってきた人々によってなされた重い意味をもつものではないだろうか。経済至上主義の日本という大きな社会に飲み込まれないよう人間として最後まで抵抗を試みた人々の決断ではなかったか。

今、被害者の会の運動はＲさん亡きあと水俣病の教訓を生かす事業の取り組みへと新しい段階に進んでいる。

考察3　下流域

下流域において中・上流域と大きく違うことは、劇症型患者がいたこと、一次訴訟原告がいたことであった。今回取り上げた事例は劇症型患者が出た集落に住んでいる人々ではない。劇症型患者が出た集落ではほとんどの人々が認定され、二次訴訟原告はいなかった。下流域においては身内や親戚に劇症型患者がいた人々をとりかこむようにして未認定患者の生活世界が形成された。つまり、水俣病に関するうわさ話一つとっても中上流域と違い、実際に顔も名前も見えるうわさ話であり、劇症型患者の存在も患者家族のことも固有名詞で人々の耳に届いた。それらは水俣病のイメージや情報をよりリアルに伝えた。そして、人々に感情のレベルにおいて水俣病であることの受容を遅くさせ集団検診を拒否させ、さらに申請行動をためらわせた。

また下流域は被災者の会が運動をしていたこと、一次訴訟の判決が出ても補償交渉という運動が引き続き行われていたことが直接、間接を問わず、未認定患者の受容―克服過程に影響を与えた。そして下流域でも未認定患者の会が結成された。しかし、被災者の会が問題発生当時、隣近所のレベルで会への参加を呼びかけたところ、それに応えなかった人々がいた。問題が最初に発生したことや、隣近所のこととして水俣病に対する情報が入ってきたことなどが下流域の独特の社会意識を形成し、差別・偏見構造を創出した。運動に対する正当性根拠に欠く批判や中傷もあった。その構造に規定され、多くの人々は、つまり潜在患者たちは被災者の会という運動主体のはたらきかけに応えられない状況下にあった。

　一次訴訟の運動をしていた人々にとっては自分たちが呼びかけた時に応えないで、遅くなって実は自分もと出てきたことに対して、複雑な思いをもっている。そのような事情の中、下流域の人々は時間をへてさまざまな要因に支えられて患者として遅れて顕在化した。二次訴訟原告の参加の推移をみると、最初に中流・上流域の人々が原告として加わり、下流域の人々はあとから多数が原告として加わっている[6]。

　さて、下流域の未認定患者の受容―克服過程をみていこう。三人とも自覚症状があってもなかなか水俣病だと受容するのに時間がかかっている。特に下流域においては認定患者がたくさんいながらもそのことが当てはまる。水俣病に関する情報はあったにもかかわらず、あったからこそ「あんな病気になることは避けたい」という思いが強かったことはＰさんの事例でも確認される。そのため自覚症状があってもすぐに受容されなかった。Ｒさんのように地域社会での取り決めやＱさんのように家族のこと、Ｐさんのように個人的になりたくないという強い否定、逃避の思いがあったからだろう。しかし、受容の第一歩としての申請という確認行為は、時間をかけて、例えばＲさんは未認定患者の会が支えとなって、あるいはＰさんのように父の存在が支えになって行われた。

結果的に申請が棄却され、次なる克服としてPさんのような県に対して問い合わせるといった事例もあったが、他の事例においてはすべて沈黙をして克服に関する行為は停滞した。その間、子どもの独立や、仕事のことや入院などいろいろなことがあったからだと考えられるが、実際に原告になるまでにも時間がかかった人々であった。
　ことにPさんは何ごとにも前向きで仕事をもちながらも裁判活動に積極的に参加し、精神的にとても強い人のように筆者は感じていた。二次訴訟が始まる前もバラバラに住んでいる人々を、持ち出しで会場をとり、連絡をこまめにしながら、まとめてきた人であった。おそらく原告の中でも1982年の提訴以来、長年月にわたって志気を落とすことなく、また身体のつらさにも耐えながら、がんばってこられた方の一人に数えられるのではないだろうか。しかし、認定申請に至るまで、そして裁判の原告になるまでに相当の葛藤があったことが確認された。
　下流域という地域社会は、問題発生時から複雑な要素が多数提示され、それらがすべて人々の生活世界の変容を規定した。一次訴訟と関わりのある人々を遠い親戚にもっていたり、住居がそういった人々と同じ空間を形成していたり、その他勤めているなどの諸条件が、前述した認定患者と違って強くマイナスに作用した。そこがまた中上流域と大きく違うところでもあった。

第2節　未認定患者の受容、克服、解決（受諾）

　時を重ねることで地域社会におけるさまざまな関係性の中に多様な受苦が存在し、患者としての顕在化の困難さを体験してきたのが未認定患者であった。未認定患者をとりまく社会的な制度の変遷も克服過程に影響を与えた。事例にも明らかなように、上流域・中流域・下流域ではそれぞれ微妙に違いがみられた。水俣病問題がそれぞれの地域社会に顕在化してきた時期、それに関わる運動の創出、それらの違いも未認定患者

の克服過程に、そして生活世界の再構築に影響を与えた。最後に未認定患者の受容—克服過程における生活世界の変容とその再構築過程を解決（受諾）という視点からまとめておく。

　第5章と同じように本節の主体は、未認定患者という個人主体と被害者の会という集団主体の二つであった。まず未認定患者を主体にした身体的レベルでの解決からみていこう。未認定患者にとっての身体的な解決とは認定患者と同じである。すなわち水俣病を完治させることである。しかし、それは前述のとおり不可能でありせいぜい軽減させることぐらいしかできない。しかし、未認定患者の場合、経済条件の違いから認定患者の克服過程との違いが生まれた。認定されれば補償金制度の受給者となり医者に通うことができ、痛みも軽減させることが可能であった。しかし、未認定患者はそれすらかなわず、認定申請の前段階で、克服行為を阻むいくつもの要因がとりまいていた。ようやく申請しても棄却された。未認定患者にとっての身体的なレベルでの解決は1992年の総合対策医療事業制度が確立され、それが受諾されることで一段落したとみなせるが、問題発生から約30年後のことであった。

　未認定患者における経済的克服は先の総合対策医療事業制度の開始、1995年の解決協定の受諾により、認定患者とはまったく違う結末を迎えた。認定患者と同様に諸個人の克服行為は集団での克服過程へと収斂されたが、未認定患者が迎えた解決は満足のいくものではなく金額的にも認定患者の受ける補償金よりずっと劣った。不完全な経済的克服だったとはいえ、それは受諾され、個人主体においても集団主体においてもさらなる経済的克服過程は始まらなかった。

　次に、精神的な克服だが、未認定患者は認定申請前から精神的克服過程が始まっていた。認定申請をすること、裁判の原告となること、それらを自分の納得する形で自らの行為を方向づけていく、それが未認定患者の精神的克服過程であった。そしてそれぞれの克服行為を支えてきたのは事例にも明らかなように家族の存在や次世代への強い思い、さらに

運動を行っていく上で出会ってきた非日常的な関係、そして同じ病をもつ者同士の精神的連帯、共苦の関係であった。そこでの克服過程は同時に諸関係の変容に対しても克服を試み、解決へと向かった。「以前とは違うけれど……前よりは(関係が)よっぽどよくなった」という言葉が語られたようにある程度諸関係の回復が見られたところもあった(Qさんの事例)。

　被害者の会という集団を主体にして解決(受諾)の面から考察すると、問題の社会的解決をめざそうとして現在も運動そのものは続けられている。これは被害者の会の運動目標が自分たちの経済生活を取り戻すといった個人的要求に終始したわけではなく自らの病名を追求するとともに、そのような問いを提出せざるをえない社会構造に対して一石を投じる運動を展開していったためである。長い克服過程をへて、医療事業制度や解決協定を獲得したあとでも「教訓を生かす事業」として、新たなる克服過程を継続し始めている。それは個人的な解決(受諾)ではなくましてや個人的な回復でもなく、真の意味での社会的な解決を求めて集団主体が社会の中で投げかける重い克服過程をも意味している。

　未認定患者には前章であげた認定患者が機会を利用する際可能となった条件を資源としてもっていなかった。認定患者と違って克服行為に対して阻害要因が大きく働き、未認定患者は認定患者と違う克服過程を踏み出した。その中で克服過程を可能にした一つの要因は、血縁、地縁に代わりうる原告集団や運動を行う上での新しい出会いという非日常的な関係性であった。阿賀野川という自然環境を背景に全流域にわたり生活様式が同じでありながらも、この問題がなければ関係をもたなかったであろう原告同士での出会い、環境問題へと世論の視点が移っていったにしても、新たな世論形成により出会うこととなった支援者たちとの出会い、熊本の水俣病患者との出会い、そして地元の生活者、医師、弁護士、支援団体などの出会いによる関係性が、未認定患者を支えた。

　新潟水俣病問題は多様な立場の人々を生み出してしまった複雑な問題

である。それは社会学的なアプローチからだけ考察されるべき問題ではない。しかし、社会学的に新潟水俣病問題を考察することは重要であり、その複雑さを多少はほぐすことができるのではないかと筆者は考える。そのためにも次章では、公害被害者全体の受容—克服過程は、被害者運動を重要な要素としながら、新潟水俣病問題において何を意味したのか考察する。

注
1) 1992年の未認定患者調査よりそれは聞き取られた。
2) 1992年の聞き取りによる。
3) 資料館の名前などをめぐって、いろいろと問題が噴出したものの「新潟県立環境と人間のふれあい館」として2001年8月に福島潟の近くにオープンした。
4) 1992年の未認定患者調査において、筆者たちが面接に訪問したことがきっかけとなって家族に水俣病であり、かつ原告となっていることがわかってしまった事例があった。もともと地域社会で隠しているから慎重に行くようにというケースだったが、まさか家族の人に隠しているとは知らずに、うかがった事例であった。
5) Rさんは2000年1月5日に77歳で亡くなった。心よりご冥福を申し上げます。
6) 1982年の提訴、下流は43名、中上流は21名、1984年の提訴、下流は9名、中上流は7名、1985年の提訴、下流は77名、中上流は5名、1986年の提訴、下流は12名、中上流は2名、1987年の提訴、下流は4名、中上流は2名、1989年の提訴、下流は2名、中上流はなし。

第7章　新潟水俣病問題と受容－克服過程

　本章では克服過程の規定要因とは何かを考察し、重要な要素と思われる被害者運動の意味について言及する。最後に新潟水俣病問題からわたくしたちは何を学ぶべきかをまとめる。

第1節　克服過程の規定要因

　公害被害者の克服過程はいったい何によって規定され、認定患者、未認定患者という違いを生み出したのだろうか。
　認定患者と未認定患者の克服過程に共通することは、行為と意識と制度が相互に規定し合っていることであった。人々の水俣病に対する意識は諸個人の申請行為を規定した。人々は行為を規定する意識に立ち向かうために血縁、地縁や知り合いの認定患者、家族の存在を支えに、申請しあるいは集団検診を受診した。さらに非日常的な運動行為も遂行してきた。この意識と運動の相互作用の展開が一つの成果として補償制度をもたらした。この確立された制度はさらに人々の意識を変え、行為に影響を与え、同時に運動の方向づけもした。人々は諸制度のもとで社会意識に規定され社会運動によって支えられながら、自らの困難を乗り越えようとした。運動集団そのものは社会意識を変革し社会運動を実践し諸制度創出に間接的に働きかけてきた。その基底部分に公害被害者たちの

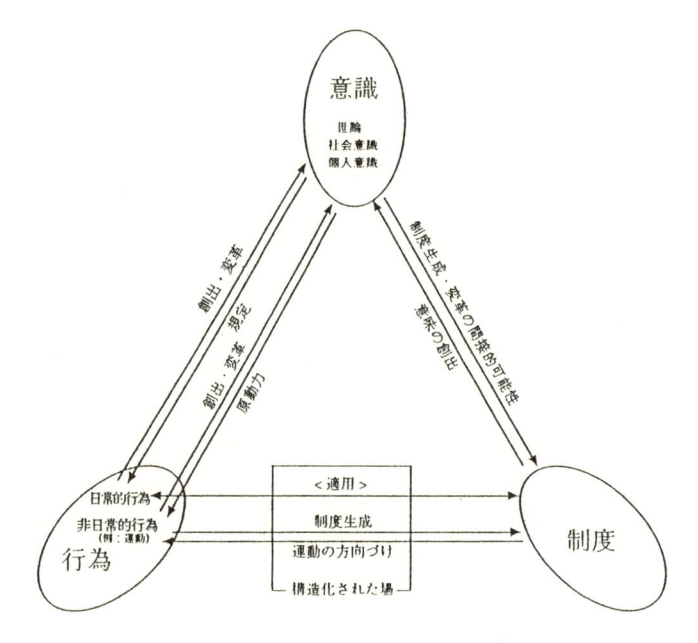

図7-1 新潟水俣病問題における行為・意識・制度の相互連関図

受容—克服過程が存在している(**図7-1**)。

　しかしながら、血縁関係、地縁関係の存在、上流域、中流域、下流域という居住地域、職業の違い(農業専門、漁業専門、半農半漁、常勤など)といった条件が、認定患者、未認定患者など立場の違う克服過程を生み出した。さらに、水俣病問題がそれぞれの地域社会に顕在化した時期、それに関わる運動の創出、それらの違いも立場による克服過程の展開の違いをもたらした。それらの要因は行為戦略における資源ともとらえられる。その諸個人をとりまく資源の状況、「構造化された場」が、諸個人の行為と制度の間を媒介した。

　厳密に言えば克服過程は諸個人の数だけ存在した。しかし、被害者運動がその過程において重要な位置を占めていたこと、そして主体性の発揮がみられることは認定患者・未認定患者ともに共通していた。次節では、その被害者運動を裁判提訴という側面からとらえ、当事者たちはど

のように新潟水俣病という危機的出来事を非日常的な行為によって乗り越えようとしてきたのかを考察する。

第2節　新潟水俣病患者の克服行為
―― 二つの訴訟と被害者運動 ――

(1) 新潟水俣病第一次訴訟

始まり　裁判活動の母体となった被災者の会は、裁判提訴が第一の目的ではなく水銀を流した犯人をみつけること、また医療手当、見舞金、生活困難のための補償など、行政との交渉をするために互助を目的として作られた集団であった。結成して約2年後、交渉という運動方法だけではなく裁判という方法をとるに至り、被災者の会の3家族13名がまずは代表となって昭電を被告に損害賠償請求訴訟を起こした。

経過　結果的に、裁判へと進んだがあくまでも原因追究と生活援助を求めての裁判であった。同時に行政や企業との交渉も重ねていったことは言うまでもない（第3章、第5章参照）。他の被災者の会員も原告にならずとも、会の代表を送り出すという意味で気持ちは原告と同じだった。

提訴1年後に国の結論が出たが、昭電は認めなかった。そのような企業の態度に対して原告は徐々に増え、1968年に21名、1969年に15名、1970年に16名と加わり、1971年1月までには合計77名、被災者の会全員が加わった。家族で会員となった人もいたが、会員にならなくとも「女衆は朝早く集まって、おむすびを作りました」というように後方支援の立場をとった。ビラまきやカンパに立った人も原告とその家族であり、家族単位で運動が行われていった。

1967年から1971年の約4年間、一次訴訟は展開された。二次訴訟の半分以下の日数で、社会的な追い風にのり、かなり密度の濃い訴訟だった。専門的なことは弁護士にまかせても自らの生活、身体的な苦痛を述べる

にあたり、少ない時間ながらも多くの人が証言に立った。以下審理の形式的な内容を述べておこう(**表7-1**参照)。

表7-1　新潟水俣病第一次訴訟　日程記録

西暦	元号	月・日	内容	西暦	元号	月・日	内容
1967	昭和42	6月12日	3世帯13人昭電被告の損害賠償請求訴訟提訴 8陣まで77名、合計請求金額約5億2千万	1970	昭和45	6月6日	第6陣、6名、追加提訴
						9日	第8回出張尋問(東京地裁)
						10日	第9回出張尋問(同)
		9月13日	第1回口頭弁論			11日	第10回出張尋問(同)
		10月18日	第1回現地検証			7月7日	第26回口頭弁論
		11月13日	第2回現地検証			8日	第27回口頭弁論
		22日	第3回現地検証			8月17日	原告側弁護団、慰謝料請求理由を「過失」から「未必の故意による殺人、傷害」に切り換える
1968	昭和43	3月7日	第2回口頭弁論				
		6月6日	第3回口頭弁論				
		7月8日	16家族21人、第二陣追加提訴			27日	第7陣、5名、追加提訴
		11日	第4回口頭弁論			9月8日	第28回口頭弁論
		8月8日	第5回口頭弁論			9日	第29回口頭弁論
		9月27日	第1回出張尋問(東京地裁)			10日	第30回口頭弁論
		10月14日	第2回出張尋問(熊本地裁)			10月5日	第4回現地検証(鹿瀬工場)
		15日	第3回出張尋問(熊本地裁)				第11回出張尋問(原告患者4家族宅)
		12月6日	第6回口頭弁論				
1969	昭和44	1月24日	第4回出張尋問(東京地裁)			6日	第31回口頭弁論
		2月25日	第7回口頭弁論			7日	第32回口頭弁論
		4月7日	第8回口頭弁論			11月10日	第33回口頭弁論
		5月24日	第5回出張尋問(東京地裁)			11日	第34回口頭弁論
		6月12日	8家族、14人が第三陣追加提訴			12月8日	第35回口頭弁論
		24日	第9回口頭弁論			9日	第36回口頭弁論
		7月8日	第6回出張尋問(東京地裁)	1971	昭和46	1月19日	第8陣、2名、追加提訴
		9日	第7回出張尋問(東京地裁)			19日	第37回口頭弁論
		9月3日	第10回口頭弁論			20日	第38回口頭弁論
		10月14日	第11回口頭弁論			2月8日	第12回出張尋問(水俣市)
		15日	第12回口頭弁論、裁判所、被告の鑑定申請を事実上却下			9日	第13回出張尋問(水俣市)
						3月1日	第14回出張尋問(東京地裁)
		11月12日	第13回口頭弁論			9日	第39回口頭弁論
		13日	第14回口頭弁論			10日	第40回口頭弁論
		12月9日	第15回口頭弁論			11日	第41回口頭弁論
		10日	第16回口頭弁論			4月6日	第42回口頭弁論
1970	昭和45	1月27日	第17回口頭弁論			7日	第15回出張尋問(原告患者宅)
		28日	第18回口頭弁論			28日	第43回口頭弁論
		2月9日	第19回口頭弁論			5月17日	第44回口頭弁論
		3月10日	第20回口頭弁論			18日	第45回口頭弁論
		17日	第21回口頭弁論			19日	第46回口頭弁論
		4月7日	第22回口頭弁論			9月27日	昭電、いかなる判決が出ても控訴権放棄を表明
		8日	第23回口頭弁論				
		16日	原告側、地裁に慰謝料増額請求			29日	判決、昭電の責任を明示、判決金額は約2億7千万、損害額は大幅減額
		17日	第4陣、10名、追加提訴				
		18日	第5陣、6名、追加提訴				
		5月7日	第24回口頭弁論			10月11日	被災者の会、控訴しない方針決定
		8日	第25回口頭弁論				

出典)阿賀に生きる製作委員会、1992、他関連資料より作成

第7章　新潟水俣病問題と受容―克服過程

まず口頭弁論だが46回行われた。証人は原告側58人、被告側24人、現地検証4回、出張尋問が東京、熊本を中心に15回、本人尋問が1人が数回にわたり、また1日に何人も証言をしており少なくとも77人中39人が証言した。

結果　1971年9月29日の判決では原告勝訴だったが、判決金額は請求金額の半分とされた。判決金額は患者、保有者、家族、親族、妊婦とこまかく分けられ、最高で1,900万円、最低で約50万円となっており、77名合計で約2億7千万円となった。昭電が上訴権を放棄したため、被災者側も金額をめぐってかなりの議論をしたが、自主交渉を行っていくことで原告側も控訴せずに確定した。しかし、確定した時点で2年にわたる企業との補償交渉が始まった(第3章参照)。

(2)　新潟水俣病第二次訴訟

始まり　下流から上流に個別に分布していた未認定患者を中心とする小さなグループが二次訴訟原告団のもととなった。それぞれの小さな集団が1980年代に共闘会議に支えられ全流域をとおして一つの大きな流れとなり、二次訴訟原告団被害者の会となった。被害者の会は初期に裁判提訴を決め、陳述書の用意ができた94名がまず第一陣として提訴した。以下、1982年10月に第二陣の20名が追加提訴し、1989年の第八陣まで全流域にわたり合計234名が原告となった。

　二次訴訟は昭電と国を被告とする国家賠償請求訴訟となった。損害請求額は1人一律2,200万円で合計51億円であった。原告の数、そして原告を支援する側も一次訴訟と違い大規模であった。原告団、弁護団、医師団という三者体制で裁判を展開した。

経過　二次訴訟は1982年から1995年という実に13年にもわたる裁判であった(**表7-2**)。審理内容としては地裁で89回の口頭弁論、東京高裁で16回の口頭弁論が行われた。地裁では現地検証が2回、出張尋問が熊本、東京を中心に4回あった。原告側証人で本人尋問が合計17名であった。

表7-2　新潟水俣病第二次訴訟　日程記録

西暦	元号	月・日	内容	西暦	元号	月・日	内容
1982	昭和57	6月21日	国と昭電を被告の損害賠償を求める二次訴訟を地裁に提訴(8陣まで234人、請求額一人2,200万円)	1988	昭和63	6月17日	第33回口頭弁論
						7月29日	第34回口頭弁論
						9月6日	第35回口頭弁論
						10月11日	第36回口頭弁論
		10月12日	第2陣、20名、追加提訴			11月25日	第37回口頭弁論
		12月21日	第1回口頭弁論			12月20日	第38回口頭弁論
1983	昭和58	5月13日	第2回口頭弁論	1989	平成1	1月20日	第39回口頭弁論、原告側裁判促進要請署名、18,600人提出
		7月15日	第3回口頭弁論				
		9月30日	第4回口頭弁論			3月17日	第40回口頭弁論
		11月25日	第5回口頭弁論			4月4日	原告弁護団、一陣原告の分離審理を地裁に申し入れ交渉
1984	昭和59	2月14日	第6回口頭弁論				
		3月9日	第3陣、16名、追加提訴			4月14日	第41回口頭弁論、第8陣2名、追加提訴
		4月20日	第7回口頭弁論				
		6月26日	第8回口頭弁論			5月16日	第42回口頭弁論
		9月4日	第9回口頭弁論			6月20日	第43回口頭弁論
		11月6日	第10回口頭弁論			7月14日	第44回口頭弁論
1985	昭和60	1月22日	第11回口頭弁論			8月22日	第45回口頭弁論
		2月19日	第12回口頭弁論			9月22日	第46回口頭弁論
		3月19日	第13回口頭弁論			10月20日	第47回口頭弁論
		5月28日	第1回現地検証(旧昭電鹿瀬工場、患者多発地域17カ所)			11月21日	第48回口頭弁論
						12月15日	第49回口頭弁論
		6月11日	第4陣、35名、追加提訴	1990	平成2	1月23日	第50回口頭弁論
		7月9日	第14回口頭弁論			2月13日	第51回口頭弁論
		9月9日	第15回口頭弁論			3月13日	第52回口頭弁論
		10日	第16回口頭弁論			4月17日	第53回口頭弁論
		10月4日	第5陣、47名、追加提訴			5月8日	第54回口頭弁論
		11月25日	第17回口頭弁論			5月31日	原告側、一陣分離、早期結審判決を求める署名、第一次分92,085人提出
		26日	第18回口頭弁論				
1986	昭和61	1月28日	第19回口頭弁論、第6陣、14名、追加提訴			6月12日	第55回口頭弁論、弁論更新手続き、原告一陣分離要請
		3月25日	第20回口頭弁論				
		4月25日	第21回口頭弁論			7月4日	一陣分離、早期結審判決を求める署名、第二次分19,146人
		6月10日	第1回出張尋問(熊本地裁)				
		7月29日	第2回出張尋問(東京地裁)			7月9日	同上、署名、第三次分、1,904人(計113,135人)
		9月16日	第3回出張尋問(熊本地裁)				
		10月28日	第4回出張尋問(東京地裁)			7月10日	第56回口頭弁論、地裁、一陣分離審理を決定
		12月2日	第22回口頭弁論				
1987	昭和62	2月13日	第23回口頭弁論			8月10日	第57回口頭弁論
		3月24日	第24回口頭弁論			9月11日	第58回口頭弁論
		5月15日	第25回口頭弁論、第7陣、6名、追加提訴			10月8日	第2回現地検証(旧昭電鹿瀬、阿賀野川流域)
		7月7日	第26回口頭弁論			10月9日	第59回口頭弁論
		8月25日	第27回口頭弁論			11月13日	第60回口頭弁論
		10月9日	第28回口頭弁論			12月11日	第61回口頭弁論
		11月24日	第29回口頭弁論			12月18日	第62回口頭弁論
1988	昭和63	2月16日	第30回口頭弁論	1991	平成3	3月19日	第63回口頭弁論
		3月25日	第31回口頭弁論			6月28日	共闘会議、早期公正判決を決める112,366人の署名を地裁に提出
		5月10日	第32回口頭弁論				

西暦	元号	月・日	内容	西暦	元号	月・日	内容
1991	平成3	10月21日	原告側追加弁論、結審	1996	平成6	1月27日	高裁、第6回口頭弁論
1992	平成4	1月29日	共闘会議、前年12月に開かれた世界NGOパリ会議で集めた約70カ国330人の署名を提出			3月8日	第78回口頭弁論
						3月23日	高裁、第7回口頭弁論
						5月10日	第79回口頭弁論
		2月12日	共闘会議、地裁に公正判決を求める233,301人(120団体)分の署名を提出、3/19にも提出			5月30日	高裁、第8回口頭弁論
						6月14日	第80回口頭弁論
						7月12日	第81回口頭弁論
		2月28日	地裁、3/31に判決言い渡し決定			7月13日	高裁、第9回口頭弁論
		3月26日	共闘会議、地裁に1,830団体の署名を提出			9月13日	第82回口頭弁論
						9月21日	高裁、第10回口頭弁論
		3月31日	一陣原告に判決、提訴後認定された3名を除く、91名中88名を水俣病と認定、300万〜800万、国の責任は否定			11月4日	高裁に対し、解決勧告を求める上申書提出
						11月5日	第83回口頭弁論
						11月28日	高裁、第11回口頭弁論
		4月7日	被告、昭電、高裁に控訴			12月13日	第84回口頭弁論
		4月13日	原告側も控訴	1995	平成7	1月30日	高裁、第12回口頭弁論
		4月24日	共闘会議、第二陣以降の弁論再開を地裁に申し入れ			2月14日	第85回口頭弁論
						3月14日	第86回口頭弁論
		10月13日	地裁、弁論再開、第64回口頭弁論			3月27日	高裁、第13回口頭弁論
						5月9日	第87回口頭弁論
		11月10日	第65回口頭弁論			5月10日	高裁に対し、和解申立
		12月8日	第66回口頭弁論			5月29日	高裁、第14回口頭弁論、裁判長、次回弁論終了後、和解手続きを協議したいと言明
1993	平成5	2月9日	第67回口頭弁論				
		3月2日	第68回口頭弁論				
		4月13日	第69回口頭弁論			6月13日	第88回口頭弁論
		4月28日	東京高裁、第1回口頭弁論			7月12日	高裁、第15回口頭弁論
		5月11日	第70回口頭弁論			9月12日	第89回口頭弁論
		5月26日	高裁、第2回口頭弁論			10月9日	高裁、第16回口頭弁論、和解協議打ち合わせ
		6月8日	第71回口頭弁論				
		7月13日	第72回口頭弁論			11月27日	高裁、和解協議打ち合わせ
		7月21日	高裁、第3回口頭弁論			12月11日	被害者の会、共闘会議、昭和電工と協定書調印
		9月14日	第73回口頭弁論				
		9月27日	高裁、第4回口頭弁論	1996	平成8	2月8日	地裁折衝(和解条項)
		10月14日	第74回口頭弁論			2月27日	一陣、和解成立、二陣〜八陣、和解成立、国に対して訴訟取り下げ
		11月9日	第75回口頭弁論				
		11月24日	高裁、第5回口頭弁論				
		12月14日	第76回口頭弁論			2月29日	国、高裁及び地裁に提訴取り下げ同意書提出
		1月11日	第77回口頭弁論				

出典)表7-1に同じ

　本人尋問の数は一次訴訟にくらべて少ないが1人に対し長時間にわたっていることが特徴的である。

　審理は初期の頃は頻繁に行われたが、徐々に1カ月おきや2カ月おきになり、展開は遅くなっていった。そのため1989年、原告側が裁判促進要請書を裁判所に提出した。さらに被害者の会は、原告の数も多く、す

べて同じ被害に基づくため一陣分離判決を申し入れた。

結果　1992年の一陣分離判決も金額は大幅に減額された。400万、600万、800万の三ランクに分けられた。判決内容は原告をほとんど水俣病認定患者として認めたが、国の責任は第二の水俣病でありながら認められなかった。その後、控訴審となり、それ以降は新潟地裁と東京高裁の同時並行審理となった。1994年に被害者の会は高裁に解決勧告を求め、1995年に和解申し立てを行った。

政治的な動きもあり、1995年の12月には昭電との解決協定により1人につき一時金260万円が支払われ、医療費は総合対策医療事業制度において支払われることになった。1996年2月に地裁、高裁とも裁判の取り下げをして、訴訟における人々の動きはひとまず終わった。

(3)　二つの訴訟と諸個人における被害者運動の位置づけ

裁判提訴とそれに関わる運動という非日常的な行為によって水俣病問題の当事者たちは自らの危機を乗り越えようとしてきた。それは個人を含む運動集団主体の克服過程でもあった。しかし、1960年代の一次訴訟、1980年代の二次訴訟はその時代的背景も異なれば、当事者たちの意味づけも違う。

被災者の会と被害者の会の運動の大きな違いは運動目標と運動要求である (塩原、1976)。被災者の会も被害者の会もどちらも結果的に裁判という方法をとった。被災者の会は途中から、被害者の会は最初から裁判そのものを運動の手法に入れていた。被災者の会の目標は原因を明らかにし、補償交渉相手を定めること、つまり企業の責任を認めさせることだった。そして自らの生活を補償させることがその要求であった。そのため病像の程度に関係なく水俣病による多様な被害を受けた——それは家族という集団に直接的に起きた——という前提に立ち、世帯単位で原告になった。認定された、されていないという区別はあまり重視されなかった。たとえ症状が重くなくても患者を持つ家族として被害を受けた

という一次訴訟の判決は、水俣病被害をより広い視野でとらえている。

　それに対し被害者の会の目標はそのような問題を起こした国の責任を認めさせることであり、その要求とは当事者たちを水俣病患者として認めさせることであった。1980年代の公害訴訟は1960年代のそれと違って問題の根本を追求する目標がとられた。しかし、裁判過程において、水俣病被害全体ではなくその人が水俣病であるかどうかという病像論が重視され、水俣病被害者になることでどのような精神的、社会的、経済的被害を受けてきたかが副次的な問題になった。実際には問題は逆であり、長年にわたって精神的、社会的、経済的苦痛（被害）を受けてきたのに、何故、制度的に認められないのかが重視されるべきであった。

　証言にしてもそこを克服すべく二次訴訟は一次訴訟にくらべて、人数は期間のわりには少ないが1人につきじっくり時間をかけた。裁判は非常に非日常的な出来事である。弁護士という裁判の専門家が主役となり、生活者としての人々が問題上は主役になっても法廷ではなかなか生き生きと証言できない。裁判で証言をした人に話を聞いても、たとえ専門家としての医師であっても、いつもと違う雰囲気に「頭があつくなって」反対尋問で相手側の弁護士からの問いかけを何度も聞き返すこともあったという[1]。ましてや健康ではない、しかも水俣病にならなければ法廷で話すことなどなかった人々が異質な劇場的な空間において尋問に答えていったのである。証言が終わったあと倒れてしまった人もいた。それぞれの原告は裁判という行動を起こして主体的に乗り越えようとしてきたが、弁護団の支えがあることで、また弁護団が前面に出ることでなしえる克服行為であった。

　そのため未認定患者も、認定患者のＥさんの発言にもみられるように（第5章参照）、法廷という場で主体的に活動していくよりは裁判の原告という立場から全国各地に出かけ、同じ公害被害者として受苦を共有し、支援の人に助けられ、座り込みやビラまき、カンパを募っていったことの方が心に深く刻み込まれていた。そこに乗り越えの一つの小さなきっ

かけが存在した。一人で母親大会に出て自分の訴えが人々に届き、あたたかい心に触れ、涙が出てとまらなかったという50代の女性や、東京でのカンパやビラまきに思いもよらない金額を寄付され感激したという60代の女性のように[2]、自らの地域社会では差別のまなざしのもとに裁判をしている未認定患者だが、地域社会から出たときに多くの心からの支援を受けるという新しい関係性が創造され、当事者たちを支えた。

　被災者の会の運動は患者となってしまった身内への思いから来る一つの怒りの具現化であった。被害者の会の運動は自らのさまざまな経験からくる思いから始まり、運動をとおして新しい出会いおよび新しい関係性が獲得され諸個人の克服過程に関与するものとなった。

　運動論の観点からすれば、例えば一次訴訟は狭義の公的状況変革運動であり、二次訴訟は制度変革運動から体制変革運動をめざしたものとして位置づけられよう（片桐、1995）。しかし、新しい社会運動論が運動の潜在的機能に着目したように、本書でも運動を個人の側にひきよせ、個人における運動の存在をみてきた。

　序章でも述べたとおり、被害者運動を運動論として展開するのではなく、本書では運動と主体の関係に着目したい。運動と個人の相互作用に着目し組織過程と自我過程の相互プロセスが人間変革を意味し、主体性を形成するのなら（塩原、1976：199）、この組織過程と自我過程の相互プロセスを本書では諸個人の克服過程とする。塩原は運動の組織過程に焦点をあてたが、本書では運動を生活史の一部として位置づけてきた。そのため運動のあり方を組織論的にみるのではなく運動は個人に何をもたらしたのか、運動は個人を含む地域社会に何をもたらしたのかということを重視してきた。

　人々はあまりにも法制度や時代に規定され、翻弄されてきた。しかし、多くの人々は翻弄されながらも、被害者運動を一つの契機として主体的に自らの生活世界を切り開き、創造していく力をもっていた。次節では、受容－克服過程における被害者運動の意味を考察する。

第3節　被害者運動の豊穣性

　多くの克服過程を内に含んだ新潟水俣病問題は、問題発生から約30年間、大勢の人々が運動を担ってきたとはいえ、政治的力関係の平面の上で中途半端な結果となった。一次訴訟から二次訴訟の流れの中で国家賠償責任を追及した初志は貫徹されず、不完全な勝利に終わった。運動を担ってきた諸個人にとっても身体的不自由は続き、水俣病患者として認められることを目標に活動してきた運動も不完全に終わった。特に二次訴訟原告はなかば納得しなかばあきらめの境地で「苦渋の選択」をし、解決協定を受諾した。二次訴訟だけでも13年にわたる闘いの結果をみると人々の運動はまったくむだなものだったということになるのだろうか。世論を巻き込んだとはいえ水俣病の身体的治療と同様に、問題に対しても対症療法的解決がとられたとするならば、13年も運動に時間をかけた意味があったのだろうか。

　受容―克服過程において運動が一つの要素として展開されるとき、そこに公害被害者独特の過程が存在した。諸個人の克服過程が運動集団そのものの克服過程と重なり、諸個人一人一人が運動の支えとなってきた。しかし、Ｃさんが運動によってその視野を拡げたように、またＲさんが運動を「自分の闘いである」と位置づけたように、運動そのものは同時に諸個人の生の支えともなった。

　初めての運動でたった一人の患者代表としてある大会に出かけた女性は以下のように語った。「……みんなの前でしゃべるのは苦手だったんだけど、……自分のせつないことやらを訴えました。……そこへ行ってからというもの自分自身も変わったと思うし、がんばろうという気持ちにもなりました」(女性、50代)[3]。また「身体がね、それこそ毎日つらいけど共闘会議が『〇〇さん、今度、いっかの日に(注：△△日の日に)どこどこへ行ってくれる？』と言ってくると、体調が悪くても『はい、行きます』て

言う。そうすると少しは身体のつらさも忘れるし、運動が自分の支えになっているのかもしれない」と語る人もいた (女性、50代)[4]。

　自分の克服過程において遂行された運動、手段として選ばれた運動がそれ以上のものとして諸個人を支えるもの、内面にまで深くコミットするものになっていた。この運動の自我支援作用が克服過程に大きく作用した。運動の勝ち負けでは言い尽くすことのできない人々の生を支える運動のもつ豊かさがそこに存在している。そして運動と、諸個人の生を基底とする受容―克服過程の力強い発展のダイナミズムが確認される。

　このダイナミズムを導き出した要因は何か。限定的だが、それらは運動の成功要因あるいは達成要因としてもとらえられよう。その要因の一つに歴史的状況が考えられる。一次訴訟は高度経済成長の折り返し地点で提訴された。高度経済成長の功罪を問える時であった。また公害問題の顕在化を可能にさせた時期でもあった。他方、1980年代に提訴された二次訴訟は時代的に環境問題が注目を浴びる中での提訴であった。この時期、日本各地で提訴された数々の水俣病訴訟は環境問題の視点から逆照射する形でとらえ返されていた。

　二つめに運動を支えた良き条件があった。支援者の存在はその代表的なものであろう。一次訴訟から二次訴訟へと引き続き法廷をひっぱっていった弁護士、長期間にわたって心身ともに支えた医師、さらに「自分が水俣病と診断した患者が棄却されて何とも思わないのか」と言われ、二次訴訟原告への支援をあらためて決意しなおした医師もいた。患者たちを支援する闘いが、「自分の診断した患者を否定されていいのか」という言葉によって自分の診断書の正しさを主張する闘いとなり、そして医療のあり方に対する闘いに変わったとその医師は語った。そのような専門家が常に当時者たちの傍らにいた。また一生活者として自らの住む町を拠点に草の根的に当事者たちの病院への送り迎えをし、良き話し相手として支えた人もいた。支援団体が存在し、専従の事務局員がいたことも組織の面からみて運動を支える大きな要因であった。

支援者自身の生活経験の豊富化も当然そこには存在する。ここに公害被害者を支えたよき支援者の存在を確認しつつも、その支援者の、運動がもたらす参集過程がみえる。支援者は当事者たちと出会い、関係をつむぐことで一人一人のそれぞれの立場での決意をする。この支援者の参集過程が運動主体の克服過程に加味され、問題の社会的認知の拡大への媒介要因ともなった。

 第三に最も重要なものとして、同じ公害被害者との交流や連帯関係が当事者たちの自我を支え、生の変容過程とでもいうべきものの大きな支えとなったことは言うまでもないだろう。いわゆる共苦の関係性がそこに存在する。水俣病患者に限らず、ガン患者、慢性疾患患者、原爆被爆者など危機的出来事の生活史における共苦の関係性は重視されるべきものである（石田、1986；大江他、1990；Glaser & Strauss, 1965；Kubler-Ross, 1969など）。特に阿賀野川を生活の場として生きてきた各地区の当事者たちから出てきた運動リーダーの存在は重要である。その存在はそれぞれの訴訟の原告が顕在化する形で有効に作用し、同じ仲間として人々を支え続けてきた。

 新潟水俣病問題史においては最初から最後まで同じ人々が運動を担ったわけではなかった。問題に対するある時点での解決が他の主体にとって不完全なため、次の運動の担い手が登場した。初期患者を中心にした認定患者から、新認定患者、さらに未認定患者である二次訴訟原告へと主役は交代していった。それぞれの受容-克服過程が異なるサイクルによって存在した（図7-2）。しかし、運動そのものは常に一貫して潜在患者の顕在化をうながし、同時に第三者である他者にも問題の認知を浸透させた。一次訴訟の担い手にしても二次訴訟の担い手にしても自らの生活経験の中で問題を克服していこうとするその過程は、同じ地域社会に住む人々はもちろん、間接的な他者にまで共鳴を呼び起こす力をもっていた。「同心」させる力をもっていた（宮澤、1997）。

 健康な人々の政治的なそして非日常的な言葉で語られ運動がなされて

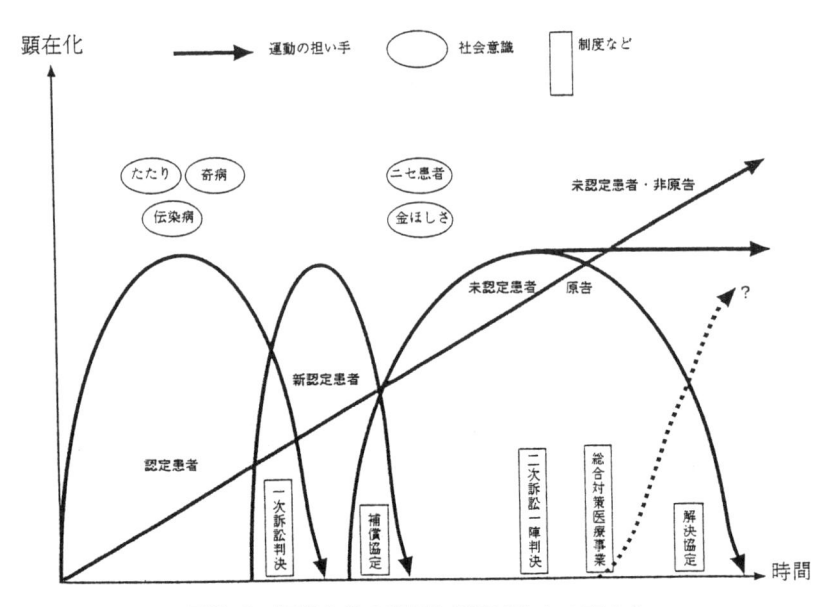

図7-2 運動主体の変遷と当事者たちの顕在化

いくのではなく、身体的不自由をおして生活者としての日常的な言葉で語られ、運動がその人たちの存在を根拠にしてなされていく。そこに問題を無意識のうちに社会化する大きな力が存在したのである。

第4節　公害被害者の存在と「わたくしたち」

　社会学の研究レベルを超えて、同時代に生きる一生活者であるわたくしたちまでも引きつける当事者たちが、新潟水俣病という公害病を受容し自らの力で乗り越え生活世界をダイナミックに創造していく。おそらくその力そのものにわたくしたちはひきつけられる。ではその力を支えるものはいったい何であるのか。
　例えば森岡は「自己の役割へのメソディカルな態度」が、極限の状況に追い込まれた「決死の世代」を特徴づけるという(森岡、1993)。「決死の世

代」の場合、人間の自然に対する関係や社会諸関係がそれを決定するのではない。一方、社会関係はもちろんのこと人間の自然に対する関係が「思想的に凝縮化」されているとみなす大塚の人間類型論もある（大塚、1977）。自己の役割へのメソディカルな態度も社会諸関係もそして自然との関係も、人間類型にとどまらず、主体的な生活世界を創造する力の支えとみなすことはできる。それゆえ、本書では大塚の言う「思想的に凝縮化」されたものとして、人々と阿賀野川との関係をみてきた。

　阿賀野川流域に住む人々は普遍化された自然との関係を形成してきたのではない。有機水銀という重金属によって大きく（目に見えない形で）変化した阿賀野川に人々は直面してきた。ほとりに暮らす人々が自ら働きかけ変化を要望したのではない。自然が科学・技術のもとで変化した場合、人間の力が及ばないところでの対自然との関係、つまり、変化した自然からの働きかけという自然と人間の関係であった。そのように変化した自然と人間の関係からとらえると、阿賀野川は人々の中で現前する自然から象徴化された自然へと変化していったのではないだろうか。目の前の自然は生活するための自然であり、生活世界での「周囲の自然」（Schutz, 1970=1996）であり、具体的に存在する。それはもちろん生活世界を構成する。だが、人々の生活世界の中でのほんの一部分である。それに対して人々の中で象徴化された自然とは問題以前の長い時間と、水俣病という公害病とともに生きてきた人々の生活史の中からつむぎ出されるものである。

　阿賀野川とともに暮らしながら、当事者たちは、水俣病という大きな問題に直面し、地域社会や家族において多くの関係性がゆがめられるというさまざまな経験をして、独自の生活世界を創造してきた。その多様な経験において阿賀野川という自然は、ともに生きてきた分だけ、そして生活と深い関わりがあったゆえに、昔の機能的な面は失われたとしてもその関係性は遮断されることなく人々とともにあるのではないだろうか。

そのような自然を生活世界の一要素として構成させながら、水俣病という公害病は地元地域社会の中で「意味を獲得し（根深い不安を代弁することによって）烙印をおしつけてきた」(Sontag, 1988＝1992：269)。人々はそこからもたらされる多くのまなざしをあるときは投げかける側にまわり、あるときは受ける側にまわり多くの関係性を形成してきた。そこにそれぞれの「わたくしの問題」が存在した。公害病のもつ複雑な「隠喩」を「暴露し、批判し、追求し、使い果た」(Sontag, 1988＝1992：270)すために「受難体験をもたない人々」(宗像、1983：96)であるわたくしたちは、どのようにそれらを「わたくしたちの問題」とすることができるのだろうか。

問題発生から30余年、高度経済成長とともに川という自然の急速な変化を目のあたりにしながら、そこに生きてきた人々の長い苦難の過程を知ることは重要である。同じ高度経済成長を生き、自然との関係がさらに希薄になっているわたくしたちにとって、そのことは生活者として共有されるべき大切なことである。その苦難の過程にわたしたちは、自然と人間の関係のあり方、そして人々の主体的な世界の創造を学ぶことができる。たとえ直接に会わなくてもメディアを通じて伝えられる人々の「存在」そのものに何かを感じ、その心の襞を推し量ることは自らの想像力をもって可能なはずである。そこに石牟礼のいう「人間」(石牟礼道子、1995年10月31日の朝日新聞)が存在し、わたくしたちも「人間」のまなざしをもって新潟のあるいは水俣の人々と「関係」することができるのではないだろうか。

1983年のエイズフォーラムで「われわれは『エイズとともに生きる人々』なのだ」と語られたように(Sontag, 1988＝1992：301)、新潟の人々も「水俣病とともに生きる人々」である。公害被害者であるよりは、水俣病とともに生き阿賀のほとりで生活し続ける人々でもある。そうした存在ゆえに人々はそれぞれの克服過程において無意識的に問題を社会化する契機を内にもった。「わたくしの問題」から「わたくしたちの問題」へと展開させていく力をもったのである。

「水俣病とともに生きる人々」の語る言葉は「生きられた苦痛」(見田、1995：159)の中でつかみとられたものであり、その言葉にわたくしたちは真摯に耳を傾けることが必要である。語る言葉が「水俣病とともに生きる人々」の「存在をはなれて持ち回られるなら」(見田、同)、わたくしたちは表層的なものしか受け取ることはできない。

ひとごとではなく、「水俣病とともに生きる人々」と共鳴するためにあるいは「同心する」ために、そしてわたくしたちも「水俣病とともに」生きるためには、さらに栗原のいう「やさしさ」を身につけることが必要である(栗原、1994：219-227)。それは「他の生命の波長に共振する」ための「生命への感受性」をもつこと、さらに他の生命の苦しみを苦しむことである「ヴァルネラヴィリテ＝可傷性＝共苦」を理解すること、さらに排除したり差別しない心の広さである「心の寛やかさ」をもつことである。これらのことが公害病の当事者である水俣病関係者、「水俣病とともに生きる人々」に対するわたくしたちの態度ではないだろうか。この態度をとることで、わたしたちはさらに一段階越えて「まなざし」を転回し、より深く共鳴するに至るのではないだろうか。そして「わたくしたちの問題」とすることができるのではないだろうか。

公害被害者の受容—克服過程は生活経験において被害者運動を重要な要素とし、社会レベルで潜在患者の顕在化を可能にした。さらにその過程は支援者を参集させる力をもち、同時代に生きる他者たちにも問題の社会的認知の拡大を可能とした。この生を基底とした克服過程と運動のダイナミズムにわたくしたちは敏感でなくてはならない。このダイナミズムからわたくしたちは実に多くのことを学ぶことができる。

第5節　新潟水俣病問題における「解決」の意味

本章最後に、新潟水俣病問題からわたくしたちは何を学ぶべきなのか、より具体的に克服過程の視点、特に「解決」という視点から考えよう。そ

こからいかなる教訓を引き出すことができるだろうか。

　まず、経済的側面から考えたい。地域社会においては打撃を受けた地域経済を回復させることが一つの解決目標であった。具体的には阿賀野川の豊かな川漁を回復させることであった。県による阿賀野川総合調査で1978年に阿賀野川の安全宣言が出され、現在水銀は含まれていないとされても人々は川魚をとらないし、食べない。魚そのものを食べなくなった人もいる。結果だけをみるならば地域社会における川漁を中心とした経済的解決はなされていない。しかしながら、この解決目標に基づき克服過程がまったくなかったわけではなかった。地元漁協は海漁への影響も考慮し、関係自治体や省庁などに陳情をし、企業との補償交渉も行ってきた。その結果、補償金や転業資金、見舞金などある種の制度が確立された。だが、それらは対症療法的なものでしかなかった。一方、間接的に河川経済に関わるものとして被災者の会や共闘会議なども先の総合調査を県に約束させ、自らも調査をした。しかし、やはり対症療法的解決を地域社会のそれとして得たに過ぎなかった。

　日本社会を主体とした場合の経済的打撃も高度経済成長の流れの中では小さなものであった。阿賀野川がもたらす経済的効果も、人々が新潟水俣病によってその働き手としての能力を失うといったことも日本社会の経済状況の中では微々たるものだった。日本社会においては明確な経済的克服もなければ経済的な解決も求められなかった。

　次に制度的側面では、諸個人や集団主体が運動を担い、問題の段階に応じてその都度、解決がなされてきた。初期には市町村や県レベルで被災者に対する生活援助、医療援助などが確立されたが、貸付けであったことや金額等の問題点はあった。国レベルで制定された救済法は医療援助のみであったが、国レベルで確立されたことに意義があった。しかし、救済法から移行した補償法にもあてはまるが、本人申請制度をとったことが人々の行為を規制する方向に働き、申請行為につながらず、結果的に未認定患者問題を生み出すしくみを作ったことは問題とすべき点であ

ろう。補償法と同年に制定された企業の補償協定は一律補償であったこと、生活補償を含んでいたこと、金銭的にも国の制度よりは充実していたことは評価すべき点であった。だが、一律補償と金銭的な充実さが裏目に出てしまい、水俣病に社会的な意味が付与され、逆にそのことが人々の申請行為の阻害要因となった。

　1990年代に入って、未認定患者問題への対策として総合対策医療事業制度が制定された。今まで救済の対象となっていなかった未認定患者に医療費だけでも援助が出たことは評価すべきであった。しかし、その対象者は四肢末梢に感覚障害はあるものの水俣病患者ではないと位置づけられた。制度生成過程をみても問題のあいまいな決着をめざしたものとしてとらえられよう。そのような制度を生み出さざるをえなかった構造的原因までは追求されなかった。加えて1995年の解決協定は問題の一応の終焉を意味したが、1973年の補償協定とくらべると金額の不充実、責任の所在のあいまい化という大きな問題点が残されたままであった。ある程度運動の力によって個々の問題に対して制度が生成されたが、根本的には解決されなかったのである。もし根本的解決がされていたら、総合対策医療事業制度も1995年解決協定も、そして未認定患者を中心とする裁判そのものも当然存在しなかっただろう。

　社会意識の点から考えると、それは運動遂行過程において諸制度の確立とあいまって地元地域社会や日本社会において変容してきたと言える。水俣病に対する社会意識、すなわち差別・偏見意識を払拭することが運動主体にとって克服であり解決であった。被災者の会や被害者の会のそれぞれの受容―克服過程は人々の意識を変え、間接的に多くの潜在患者を顕在化させた。しかし、現在においても関係のゆがみがそれぞれの立場間において生み出されたことを確認するならば（第3章第7節参照）、意識に関する社会的解決とはそのあり方からして身体的克服と同様に困難であることがわかる。

　次にその身体的な面では、水俣病の有効な治療方法はいまだみつかっ

ておらず、対症療法しかないのが現状である。国は1978年に水俣市に国立水俣病総合研究センターを設立し、日々水俣病に関する医学的な研究を続けている。さらに近年、センター内に国際総合研究部社会科学室が開設され水俣病を社会的病としてみていく方向にある。ここでは当然新潟の水俣病も視野に入っている。成果やその取り組みの質は別にして医学の枠を広げ公害病をとらえようとしていることは新潟水俣病問題にとっても社会的克服の一側面としては重要なことである。

さて、問題において重要な位置を占めていた運動についてはどうだろうか。戦略レベルでは一次訴訟を中心とした運動はあくまでも当事者たちを中心にして展開されたことは評価すべき点であったが、生活と運動の両立の難しさや運動目標の設定の困難さなどが問題点としてあげられよう。一次訴訟は史上初の提訴に意義はあったものの、法廷では原告は脇役にのき専門家を主体とした運動の場となってしまった。また初の公害裁判ということもあり、立証の困難さもあった。

それに対して二次訴訟の原告集団である被害者の会を中心とする運動は、阿賀野川で根底に結ばれ、いわば「水俣病」を縁とした新しい関係性に基づき、最初から裁判を目標としていた。そのため運動目標と要求、その手段には整合性があった。しかし、一次訴訟とくらべてあまりにも裁判に時間がかかり過ぎたことは大きな問題である。

以上のように考えると新潟水俣問題の根本的解決とは、宮本の環境問題の全体像の図からも明らかなように(宮本、1996：33)、公害問題でありながら、底辺にある「自然生態系の変化」ならびに「環境の質の悪化」である「地域社会・文化の変容」をもたらしたところにまず視点をもっていかなければならない。つまり、それは問題が生み出された構造的な原因を追究することであり、諸関係のゆがみを解決することである。具体的には未認定患者をまず認定患者と認めることである。すなわち、現在の制度上の認定患者も未認定患者もどちらも社会的な公害病患者としてお互いに認識し、地域社会の人々も認識することである。

しかしながら、問題が発生して30余年もたち時間も加味して作り出されたそのゆがみを直すには、それ以上の時間を必要とするだろうし、簡単に解決などできる問題ではない。そうした事実を頭に入れながら、わたくしたちは、このあまりにも重い問題から、どのような教訓を引き出すことができるだろうか。

この問題は数多くの主体が関与してきた。主体間の有機的関係性が、問題解決への有効な要因となることを鑑みれば（舩橋、2001）、まずは主体別にみていくことが必要となるであろう。

施策遂行者すなわち行政主体は、問題の初期にはみられたが、現場に入り住民とコミュニケーションをとることが必要である。その際、常に住民の「生活」を視野に入れなくてはならない。阿賀野川流域に住む人々にとって「川魚を食べる」とはどういうことなのか。川魚とは地域社会での人間関係を円滑にするものとして施策遂行者たちが把握していたのであれば、対象者の範囲を広げた検診がなされ、潜在患者発掘につながり未認定患者問題という複雑な問題もあらわれなかったかもしれない。

表面の被害だけに対応するのではなく根本から問題をみすえて対策を立てないと、いずれまた別の方向から問題が立ち上がってくる。その根本をみすえることができるのは住民とともにある地域自治体である。上級官庁も現場視察はもちろん大切だが、意思決定過程においては市町村や県行政から立ち上がってくる「生活」に根ざした施策を優先して決断することが重要である。

また司法の場では、法廷でさまざまに語られる被害者の言葉から生活をみることのできる豊かな想像力があれば、いくら論理的な判断が必要とされていても、人間としての判決は導き出せるのではないだろうか。身体が破壊されるのは、ほんの始まりに過ぎない。あらゆる関係性がゆがめられ、経済的な状況の変更が余儀なくされ、精神的にも立ち直りがきかなくなり、地域社会そのものまで変容させてしまうという根の深い問題が水俣病問題という公害問題である。そこを司法の場においても認

識することが必要ではないだろうか。

　当事者たちは行政の場においてもまた司法の場においてもいやされることはなく、さらに政治の場にいきついた。政治的解決案は当事者たちを当初は納得させたものであった。しかし、環境庁が介入することによってその内容が変わってしまった。なぜ真の意味での政治的解決ができなかったのか、なぜ被告となっている国、つまり環境庁が政治的解決に向かっている段階で新たに案を出し、それが受け入れられてしまうのか。なぜ当事者たちが最終的に政治的解決を望んだにもかかわらず「苦渋」とする政治的解決がなされるに至ったのか。水俣病問題を通して国民にとって真の政治とは何かを考えなければいけないだろう。

　最後に研究者という主体からみていこう。「水俣病は全身病である」というように（白木、1989）、その人の生活においてどのような苦しみや痛みがあり、生活の中で少しでもそれをやわらげるにはどうしたらよいかを考え対応するのが医学者の役目であろう。生活での不自由を患者が訴える際に人々がどのように日々暮らしているのかを想像することが大切である。患部をみて治療をすることのみが社会的病としての公害病に求められているのではない。

　自然科学者にしても河川の水銀値だけをみるのではなく、一つの生態系における破壊、すなわち魚類、プランクトン、珪藻類など、そしてそれらを採捕する人間をも含む生態系がどう変わってしまうのか、全体的な視点から研究することが必要である。時には科学的な知識よりも、流域に住む人々の日常的な知識がまさることがある（鳥越・嘉田編、1991；鳥越、1997）。熊本にしても新潟にしても最初から魚が原因だと直感的にわかっていたのはそこで生活を営んでいる人々であった。それを論理的に明らかにするためにはもちろん科学的な見解が要求される。しかし、問題の性質上、早急に対策を行うためには人々の日々の生活の中から獲得される日常の科学知の重要性をここで確認すべきであろう。

　法律や施策の点からもさまざまなことが提示される。例えば公害問題

が起こり始めた60年代には公害に関する多くの法律が成立した。また救済法から補償法への移行からもわかるように身体への補償だけではなく生活を補償するという法律も生み出された。しかし、その法律で位置づけられている認定審査会は新たな未認定患者問題を生み出した。その運用についても議論が必要である。環境庁の認定基準に関する二つの通知は問題を深刻化させ長期化させた。施策のあり方を研究者の視点から市町村、県、上級官庁すべてにおいてとらえ直すことは重要である。問題の根本的なものをみすえないで、施策を遂行したことの問題点をもう一度考察することは大事なことである。

　さて本書のよって立つ立場である環境社会学においては、日常知という視点を重視し、自然と人間の関係を考察することが重要である。このことは、公害問題研究の一つの切り口にもなる。その時、住民を被害者、漁業者、農業者、原告などとしてとらえるのではなく、それらを含めた生活者として諸個人をとらえることが必要である。さらに公害問題研究において当事者たちはその社会構造の中で、どう位置づけられているのか、また主体的に自らの生活世界をどのように変革し、創造していくのかを考察すべきである。つまり、被害を明らかにすることに加え、その被害をどう受けとめ、どのように乗り越えようとしてきたのかが重要であり、このことをとらえる克服過程論は被害構造論を豊富化させ、かつ運動論を緻密にする。

　新潟水俣病問題は実にさまざまな教訓を反面教師的に示唆する。しかし、当事者たちの存在そのものがもたらす克服過程の個別の感動と力強さも同時にわたくしたちに与えられる。そのことを示したのは克服過程論という社会学的アプローチであった。その意味では、運動の担い手である当事者たちにとって運動は決して無意味でもなければむだなものだったのではなかった。このことを大きな教訓として最後に確認しておきたい。

　1996年7月、解決協定から約半年後、第6章事例4のOさんから手紙が

届いた。そこには水俣病にかかることがなければ、運動とも無関係に静かに暮らしたであろう阿賀のほとりに生きる人々の、水俣病にかかり、運動を担い、結果的に中途半端に終わったとしても主体的に生きようとしてきた充実した生の重み、その軌跡を読み取ることができる。そして13年にもわたる運動行為の歴史の上に、さらに社会的場面での克服過程をも継続していこうとする真摯な姿が浮かび上がる。

「……私達被害者は三十年余りになる長い年月を水俣病と闘いながら病と社会的差別に苦しめられ身も心もバラバラにされ一日として笑える日はございませんでした。「今回の協定」(1995年12月)は私達……にとって不十分で満足のできる内容ではございませんでしたが、仲間が一人でも多く生きているうちに解決せねばと苦悩の選択でございました。命の時間を止めてくれれば本当に国の責任も企業の責任も私は判断を待ちたかったけど、もう命の時間は限られております。十三年余りも闘って……お金の問題じゃなくてやっぱり責任をはっきりさせてもらいたいのが願いだったのですがこの様な結果になりました。でもその反面で十三年間余りの間全国のご支援の方々に出会い励ましのお言葉をいただき……その中に人間のやさしさ素晴らしさを知ることができました。それが……ほんとに私としてはお金で買えない『宝物なんだなあ』と思ってあきらめて、あきらめがつくのです。

苦しいとき、つらいとき、水俣病と闘いながらも全国の皆様から寄せられた激励のお言葉に強くなってきたことを実感しつつ、一日一日時間を大切にご支援の皆様には感謝の心を一日として忘れることなく今後の人生を送りたいと思います。

私達に残された時間はあまり長くありませんが今日の励ましをバネに今後とも体のつづく限り公害の根絶に力を尽くしたいと思います……かしこ」[5]

注

1) 1994年の聞き取りによる。
2) 1995年の聞き取りによる。
3) 1991年の聞き取りによる。
4) 1994年の聞き取りによる。
5) 1996年7月Oさんからの私信。

結　び

　新潟水俣病問題について社会学的考察を続けてきた。そこで得られた一つの方法は公害被害者の生活経験をもとにして受容―克服過程をとらえることであった。仮にこの受容―克服過程を中心に展開される論理を克服過程論と名づけるならば、この克服過程論は新潟水俣病問題においてどのような論点を抽出するのか、また克服過程論は序章で述べた社会学の三つの潮流とどのような関係にあり、現在の環境社会学の中でどのような可能性をもつのかを考察して結びとしたい。

　克服過程論から新潟水俣病問題をとらえたとき、まずどのような論点が抽出されるのかを簡潔にまとめておこう。それは新潟水俣病問題のもつ独自性からもたらされた克服過程論の主要命題とも言えよう。

　第一に克服過程論は、何らかの出来事や問題などを受容することから始まる。しかし、時間が経過しても受容されず克服に至らない場合もある。また長い時間をかけて受容する場合もある。受容した場合、そこから克服行為が重ねられ、ある解決状態を迎える。しかし、その解決状態が受諾される場合もあれば、受諾されない場合もあり、新しい克服行為が次なる解決に向かって始められることもある。

　次に克服過程論は生活史の視点を内にもつため、「生活」、特に自然との関係を根底に位置づける。ゆえに高度経済成長とその帰結としての公害問題によって阿賀野川流域に暮らす人々の生活世界が二重に変容した

ことを確認できた。

　第三に克服過程そのものに「行為」「意識」「制度」が規定要因として作用していた。「行為」とは日常的行為としての申請行為を始め、非日常的行為として運動行為などがあげられる。特に未認定患者の場合は、行政から司法、そして政治へと運動方法とその場を転換せざるをえない状況にあった。

　第四にこの克服行為としての運動は、諸個人が支えていたと同時に、諸個人の生を支え、運動そのものが諸個人の克服過程において手段以上のものとなっていた。

　克服過程の規定要因としての「意識」とは自らの意識もさることながら、地域社会レベルでの意識や社会レベルでの水俣病に対する人々の意識などを意味する。第五に被害構造の中で、運動を主軸にしながらも克服過程をとらえていくと、その過程において、他者が持つ公害被害者たちに対する視線や意識が変容し、良くも悪くも社会諸関係の変更がうながされた。

　また「制度」とは、生活補償制度や医療制度などがあげられるが、特に新潟水俣病問題に関しては県レベルでの初期の患者救済制度から始まり、国レベルでの申請制度、企業との補償協定、解決協定、近年の医療事業制度などがある。六番めとしてこれらの制度が当事者たちに適用されることで生活設計の変更を可能にした。しかし、同時にそれら制度の存在は人々の意識を規定し、諸行為に影響を与えた。

　七番めとして克服過程の差異を創出したのは、個人をとりまく資源の違い、すなわち構造化された場の違いであった。それは当事者たちの克服行為である認定申請行為を大きく規制した。この規制要因は「水俣病に関する情報」や「社会的不利益への警戒心」だが、細かくみると「身近なところにいる認定患者の有無」「身近なところにいる初期患者の有無」「運動との距離」などが「水俣病に関する情報」の資源となり、「居住地域」「職業」「認定患者の有無」などが「社会的不利益への警戒心」の資源と

なっていた。
　八番めとしてあげられることは公害被害者の克服過程は運動を契機に集団主体の克服過程へと収斂され、地域社会において潜在患者の顕在化をうながし、支援者の参集過程と重なり、そして日本社会において問題の社会的認知の拡大を帰結したことであった。
　それでは最後に、序章で述べた三つの社会学の潮流との関係をあらためてまとめ、現在の環境社会学における克服過程論の可能性について述べよう。
　第一の潮流である被害構造論は、被害主体がどのような被害構造の中に位置しているのか、その被害構造を明らかにすることが特質であった。しかし、被害構造は内側から変更され、その構造を脱していく可能性をもつ。被害構造論は、構造を変容させる力として運動集団主体を位置づけるが、その後の被害構造が変容していく視点を被害構造論はもたない。それに対し、克服過程論では、被害構造を出発点としながら、その構造を動的なものとしてとらえ、被害主体を能動的・主体的存在としてみる。つまり被害構造を変えていく力を個人主体、集団主体の中にとらえ、その変化をみていくことを可能にした。それらの主体によって克服行為が重ねられ、被害構造が変容されていく。
　次に、第二の潮流としての運動論は資源動員論にせよ、新しい社会運動論にせよ、「どのようにして人々は運動を起こしていくのか」、「運動そのものが問題の中でどのような役割を果たしているのか」、「運動は何によって成功しまたは失敗するのか」などといったある意味でマクロ的な運動を焦点とし、運動の担い手である諸個人をあまり重視してこなかった。むしろ一つの要素として諸個人をとらえていた。しかし、克服過程論では、被害者運動が問題の中でどのような役割を果たしたかを運動論に依拠してとらえつつ、それが運動の担い手にどう意味づけられているのかをみていった。つまり、克服過程論では運動の担い手としての諸個人と運動の関係が主題であり、運動論で扱われていた「運動－問題」の関

係から「運動－個人」の関係の軸を新たに提示した。そこには潜在的に問題と個人、問題と運動の軸が存在する。克服過程論では個人の生活経験の中で手段としてとられた被害者運動が、その中でいったい何を意味していたのか、それが問題にどうはね返り、問題史を形成していったのかを明らかにした。

　さて第三の潮流である生活史だが、克服過程論では、社会的な危機的出来事に直面した人々の生活史によって、個人の克服過程を集団主体の克服過程に収斂させてとらえることができた。新潟水俣病問題の場合、常に社会的な背景を擁し、「わたくしの問題」にすべてを収斂させてはならない。それは「わたくしの問題」でありながら「わたくしたちの問題」であり、生活史の中に「受容と克服」という視点を取り入れることで、そのことが明確になったのである。

　克服過程論の独自性は、環境社会学において別々に語られていた被害構造論と運動論を生活史的手法を用い、媒介することにあった。このことは同時に個別の論理の豊富化を意味する。そして公害・環境問題研究に新たな一つの視点を提示することも可能にした。

　さて現在の環境社会学における克服過程論の可能性に関してだが、現在の公害・環境問題は自然生態系の変化からアメニティの悪化、そして公害問題など連続性をもちつつも個別に相互性をもち、しかも重層化してわたしたちに現前している (宮本、1996；堀田、2000)。そのような状況に対して環境社会学は「環境問題の社会学」と「環境共存の社会学」という二つの大きなアプローチをもつが、克服過程論は主に「環境問題の社会学」の領域において有効なアプローチとなる。地球温暖化や酸性雨など地球生態系の変化に関わる問題にしても、地域における自然環境の破壊の問題にしても、そして本書で展開してきた公害問題にしても、克服過程論では、それらの問題を各主体がどう受容しているかいないかをまずみる。公害問題の場合は当事者として直接的に問題を受容する契機を資源としてもつが、地球環境問題では問題との距離があまりにも遠すぎ

て、受容することが困難な場合が多い。問題の認知のレベルでも同様である。しかし、問題を受容し克服行為へと至っている主体も現実に存在している (岡島、1990; V.B. Scheffer, 1991=1994；ワールドウォッチ研究所編、1999)。ある主体が存在している場所、そして主体をとりまく諸資源の状態、構造化された場を明らかにすることで、認知の違いや受容の有無を確認できる。そして次にどのように克服行為を展開したらよいかを考えることができよう。克服過程論では、出来事や問題の受容のされ方の違いが何に依拠するのかを確認すべきであるし、そのことが次の克服行為への展開にも関わってくる。

　克服行為の段階では、多様な解決目標に基づき、どのような克服行為が展開されているのか、あるいは可能であるのかをみることで、その問題における行為・意識・制度の相互作用をとらえることができる。このことは問題に対する克服のあり方を検証することにもつながっていく。逆に解決目標に向かってどのような行為をすれば、意識や制度が変容していくのかということも予測できるであろう。過去を振り返る場合には過去を生かした提言を、また現在進行中の問題の場合にはよりよい解決へ向けての克服行為のあり方を提言することが可能と思われる。

　そして部分的にせよ、ある解決の受諾がなされたら、克服─解決の過程、さらに受諾へと至るその過程も検討して、あらためて問題の全体性をとらえることが重要である。そこから類似の問題への応用として有効な解決を迎えるための過程のあり方や、重要な要素となる運動・活動をどう展開するべきかを提言できよう。

　公害問題研究で得られた克服過程論は現在の環境社会学において、他の環境問題研究に対してもその可能性は開かれているのである。

参考・引用文献

阿賀に生きる製作委員会, 1990a, 『AGA草紙1 阿賀野川の河道の変遷』.
——, 1990b, 『AGA草紙2 阿賀野川の舟運』.
——, 1991, 『AGA草紙3 阿賀野川の川漁』.
——, 1992, 『AGA草紙4 阿賀野川と新潟水俣病』.
『阿賀に生きる』スタッフ, 1992, 『焼いたサカナも泳ぎだす―映画『阿賀に生きる製作記録』記録社.
味岡申宰・白川博清・淡路剛久・宇井純・柴田徳衛・原田正純・宮本憲一・清水誠, 1995, 「水俣病事件の『解決』に思う」『環境と公害』25-2：29-35.
天野正子, 1996, 『「生活者」とはだれか 自律的市民像の系譜』中公新書.
有馬澄雄編, 1979, 『水俣病〜20年の研究と今日の課題』青林舎.
朝日新聞社, 1965, 「新潟・水俣病を追求する」『朝日ジャーナル』8/8：87-95.
——, 1967, 「新局面にはいった新潟・水俣病」『朝日ジャーナル』7/9：89-94.
——, 1967, 「阿賀野川・中毒の悲劇」『アサヒグラフ』7/21：8-15.
——, 1968, 「時の動き パズルもどきの政府見解」『朝日ジャーナル』10/13：105-106.
——, 1996, 「特集 水俣40年」『アサヒグラフ』10/11：1-25, 36-43.
浅野直人, 1984, 「公害健康被害補償制度の『認定』の実状と問題点」『ジュリスト』821：36-42.
浅岡美枝, 1993, 「米トリプトファン訴訟で明らかにされた事実」『エコノミスト』1/19：62-67.
淡路剛久, 1970, 「水俣病補償問題の一視点」『ジュリスト』453：73-81.
——, 1979, 「環境訴訟の現状と課題」『ジュリスト』15：43-49.
坂東克彦, 1970, 「新潟水俣病訴訟」『ジュリスト』458：157-160.

――, 1979, 「新潟水俣病の現状と今日の問題点」『ジュリスト』15：17-20.
――, 1982, 「新潟水俣病の現状と課題」『公害研究』11-4：13-20.
――, 1985, 「新潟水俣病第二次訴訟」『公害研究』15-2：36-40.
――, 2000, 『新潟水俣病の三十年』NHK出版.
Brown, L.R., M. Renner, and B. Halweil, *Vital Signs,* 1999, W.W. Norton & Company, Inc., New York, USA=1999, 山藤泰監訳『地球データブック1999-2000』ダイヤモンド社.
Buttel, F.H., 1987, "New Directions in Environmental Sociology," *Annual Review of Sociology,* 13: 465-488.
――, 1996, "Environmental and Resource Sociology: Theroretical Issues and Opportunities for Synthesis," *Rural Sociology,* 61 (1): 56-76.
Catton, W.R. and R.E. Dunlap, 1978a, "Environmental Sociology: A New Paradigm," *The American Sociologist,* 13: 41-49.
――, 1978b, "Paradigms, Theories, and The Primacy of The HEP-NEP Distinction," *The American Sociologist,* 13: 256-259.
Carson, R., 1962, *Silent Spring,* Marie Rodell=1974, 青樹簗一訳『沈黙の春――生と死の妙薬――』新潮文庫.
地方資料センター編, 1986, 『新潟県の地名』平凡社.
土肥秀一, 1970, 「公害補償と水俣のたたかい」宮本憲一編『公害と住民運動』自治体研究社：264-287.
Dunlap, R.E. and S.G. Mertig, eds., 1992, *American Environmentalism: The U.S. Environmental Movement, 1970-1990,* Taylor and Francis=1993, 満田久義監訳『現代アメリカの環境主義――1970年から1990年の環境運動』ミネルヴァ書房.
Dunlap, R.E. and W.R. Catton, 1997, "The Evolution of Environmental Sociology: A Brief History and Assessment of the American Experience," In M. Redclift, and G. Woodgate eds., *International Handbook of Environmental Sociology,* Edward Elgar Publishing Ltd.
Durkheim, E. 1895, *Les Règles De la Méthode Socologique,* Felix Alcan=1979, 宮島喬訳『社会学的方法の規準』岩波書店.
Frankl, V.E. 1947, *Ein psycholog erlebt das konzentrationslager,* Velag für Jugend und Volk=1961, 霜山徳爾訳『夜と霧』みすず書房.
Freidberg, E. 1972, *L'Analyse Sociologique des Organisations,* GREP=1989, 舩橋晴俊／クロード・レヴィ=アルヴァレス訳『組織の戦略分析――不確実性と

ゲームの社会学』新泉社.
藤岡謙二郎編, 1971, 『地形図に歴史を読む 第三章』大明堂.
藤島宇内, 1968, 「公害―その政治地図」『中央公論 冬季号 経営問題』257-271.
深井純一, 1977, 「水俣病問題の行政責任」宮本憲一編『講座 地域開発と自治体2 公害都市の再生 水俣』御茶ノ水書房:98-188.
――, 1985, 「新潟水俣病行政の研究―熊本水俣病との比較―」『公害研究』15-1:54-61.
――, 1999, 『水俣病の政治経済学―産業史的背景と行政責任―』勁草書房.
舟場正富, 1977, 「チッソと地域社会」宮本憲一編『講座 地域開発と自治体2 公害都市の再生 水俣』御茶ノ水書房:38-97.
舩橋晴俊, 1993, 「検診と認定申請における被害者にとっての困難」飯島伸子・舩橋晴俊編『新潟水俣病未認定患者の生活と被害―社会学的調査報告』178-207.
――, 1995, 「熊本水俣病の発生拡大過程と行政組織の意志決定㈠」『社会労働研究』41-4:109-140.
――, 1996, 「熊本水俣病の発生拡大過程と行政組織の意志決定㈡」『社会労働研究』43-1. 2:97-127.
――, 1997, 「熊本水俣病の発生拡大過程と行政組織の意志決定㈢」『社会労働研究』44-2:93-124.
――, 2000, 「熊本水俣病の発生拡大過程における行政組織の無責任性のメカニズム」相関社会科学有志編『ヴェーバー・デュルケム・日本社会』ハーベスト社:130-211.
舩橋晴俊・渡辺伸一, 1995, 「新潟水俣病における集団検診の限界と認定審査の欠陥―なぜ未認定患者が生み出されたか―」『環境と公害』24-3:54-60.
Glaser, B.G. and A.L. Strauss, 1965, *Awareness of Dying*, Aldine Publishing Company, Chicago=1988, 木下康仁訳『死のアウェアネス理論と看護―死の認識と終末期ケア』医学書院.
――, 1967, *The Discovery of Grounded Theory: Strategies for Qualitative Research*, Aldine Publishing Company, Chicago=1996, 後藤隆・大出春江・水野節夫訳『データ対話型理論の発見』新曜社.
Goffman, E., 1963, *Stigma: Notes on the Management of Spoiled Identity*, Prentice-Hall, Inc.=1987, 石黒毅訳『スティグマの社会学―烙印を押されたアイデンティティ』せりか書房.
五條英司, 1990, 「河川砂利採取の変遷と実態」澤田清編『地理学と社会』東京書

籍：314-320.
反差別国際連帯解放研究所しが,1995,『語りのちから—被差別部落の生活史から』弘文堂.
原田正純,1972,『水俣病』岩波書店.
——,1979,「水俣病事件における裁判と今後の課題」『ジュリスト増刊 公害総点検と環境問題の行方』15：12-16.
——,1985a,『水俣病は終わっていない』岩波書店.
——,1985b,『水俣病にまなぶ旅』日本評論社.
——,1992,『水俣の視図』立風書房.
——,1994,『慢性水俣病・何が病像論なのか』実教出版.
——,1995,『裁かれるのは誰か』世織書房.
原田利恵,1997,「水俣病患者第二世代のアイデンティティ—水俣病を語り始めた『奇跡の子』の生活史より—」『環境社会学研究』3：101-116.
長谷川健編,1993,『阿賀に生きる』阿賀に生きる東京上映委員会発行.
旗野秀人編,1993,『市川さん、小浮のジイちゃん、ありがとう』越書房.
——,1995,『追悼文集 阿賀の岸から』越書房.
早川典生,1988,「信濃川の治水と新潟平野の開発」『河川』505：32-39.
本郷左智夫編,1986,『写真集 昭和の子どもたち』学研.
星野和枝,1990,「砂利採りが舟運の中心になる」阿賀に生きる製作委員会『阿賀草紙2 阿賀野川の舟運』12-31.
——,1991,「阿賀漁連の成立と変遷」阿賀に生きる製作委員会『阿賀草紙3 阿賀野川の川漁』4-15.
——・弦巻英市,1991,「聞き書き サケの地曳き網漁」阿賀に生きる製作委員会『阿賀草紙3 阿賀野川の川漁』68-75.
細川一,1968,「今だからいう水俣病の真実」『文藝春秋』12：140-148.
堀田恭子,2000,「公害・環境問題」地域社会学会編『キーワード地域社会学』ハーベスト社：304-305.
——,2001,「公害被害者の生活経験と被害者運動—新潟水俣病の事例より—」舩橋晴俊編『加害・被害と解決過程』有斐閣：61-87.
Humphrey, C.R. and F.H. Buttel, 1982, *Environment, Energy and Society*, Wadsworth=1991, 満田久義・寺田良一・三浦耕吉郎・足立清史訳『環境・エネルギー・社会』ミネルヴァ書房.
五十嵐文夫,1969,「新潟水俣病と昭和電工の立場」『現代の眼』3：220-229.
——,1971,『新潟水俣病—おそるべき昭和電工の水銀公害』合同出版.

――,1985,「少なき日々を患者のために―白川教授と新潟水俣病―」『世界』3:169-183.
飯島伸子,1979,「公害問題と研究者の活動」『ジュリスト増刊 公害総点検と環境問題の行方』15:56-60.
――,1984,『環境問題と被害者運動』学文社.
――,1995,『環境社会学のすすめ』丸善.
――,1994,「新潟水俣病未認定患者の被害について―社会学的調査結果からの報告―」『環境と公害』24-2:59-64.
――編,1993,『環境社会学』有斐閣.
飯島伸子・舩橋晴俊編,1993,『新潟水俣病未認定患者の生活と被害―社会学的調査報告』非売品.
――編,1999,『新潟水俣病問題―加害と被害の社会学―』東信堂.
稲垣吉彦・吉沢典男監修,1985,『昭和ことば史 60年』講談社.
井上孝夫,1996,『白神山地と青秋林道―地域開発と環境保全の社会学―』東信堂.
色川大吉,1982,『同時代への挑戦』筑摩書房.
――編,1983,『水俣の啓示』上下,筑摩書房.
石田忠編,1973,『反原爆―長崎被爆者の生活史』未来社.
――編,1974,『続反原爆―長崎被爆者の生活史』未来社.
――編,1986a,『原爆体験の思想化 反原爆論集Ⅰ』未来社.
――編,1986b,『原爆被害者援護法 反原爆論集Ⅱ』未来社.
石牟礼道子,1968a,「わが不知火3 新潟水俣病の人たちがやってきた」『朝日ジャーナル』5/19:66-68.
――,1968b,「阿賀のニゴイが舌を刺す」『朝日ジャーナル』10/20:127-131.
――,1972,『苦海浄土』講談社.
伊藤千穂,1967,「新しい段階をむかえた新潟水俣病闘争」『議会と自治体』96:83-89.
嘉田由紀子,1995,『生活世界の環境学』農文協.
金田勲,1969,「水俣病と住民運動」『住民と自治』1:54-59.
金田利子,1968,「胎児性水俣病と障害児・者施設」『住民と自治』6-7:66-73.
環境庁,1994,「水俣病対策について」(冊子).
――編,1989,『日本の河川環境』.
片桐新自,1995,『社会運動の中範囲理論』東京大学出版会.
加藤一郎・佐藤竺・成田頼明・野村好弘,1968,「公害の紛争処理と被害者救済」

『ジュリスト』408：14-31．
加藤一郎・橋本道夫・森島昭夫・吉田克己，1984，「座談会、公害健康被害補償法の問題点」『ジュリスト』821：6-28．
加藤秀俊ほか編纂，1988，『人づくり風土記』農文協．
川名英之，1987，『ドキュメント日本の公害第一巻 公害の激化』緑風出版．
――，1989，『ドキュメント日本の公害第四巻 足尾・水俣・ビキニ』緑風出版．
川手恒男・坊野光勇，1970，『石油科学工業』東洋経済新報社．
建設行政実務研究会編，1982，『河川法』第一法規．
建設省・北海道開発庁・牧田茂・桜井満監修，1989，『日本の川――自然と民俗Ⅲ』新公論社．
聞き書 新潟の食事編集委員会，1985，『聞き書 新潟の食事』農文協．
北見俊夫，1992，「川の文化」『河川』548：3-12．
北岡秀郎，1981，『水俣病患者の調査から 公害患者への接近』新日本医学出版社．
小林勲，1970，「新潟水俣病の訴訟闘争」宮本憲一編『公害と住民運動』自治体研究社：238-263．
小林繁，1992，「仮託としての"水俣"――水俣病闘争にみる自治と共生の思想――」社会教育基礎理論研究会編『叢書生涯学習Ⅹ 生活世界の対話的創造』雄松堂出版：125-177．
公害等調整委員会事務局編，1980，『公害紛争処理制度10年の歩み』．
――編，1992，『公害等調整委員会20年史』．
小島敏郎，1996，「水俣病問題の政治解決」『ジュリスト』1088：5-11．
国立国会図書館調査立法考査局，1968，「新潟水俣病被災者の状況と問題点――現地調査報告――」『レファレンス』1：92-97．
駒形覕先生退職記念事業の会編，1988，『新潟県の歴史と民俗』堺屋図書．
Kubler-Ross, E., 1969, *On Death and Dying*, Macmillan Company＝1971, 川口正吉訳『死ぬ瞬間――死にゆく人々との対話』読売新聞社．
栗原彬，1989，『やさしさの存在証明』新曜社．
――，1994，『やさしさのゆくえ 現代青年論』ちくま学芸文庫．
――，1996，「差別とまなざし」栗原彬編『講座 差別の社会学第2巻 日本社会の差別構造』弘文堂：13-27．
――編，1996，『講座 差別の社会学 第2巻 日本社会の差別構造』弘文堂．
――編，1997，『講座 差別の社会学 第4巻 共生の方へ』弘文堂．
毎日新聞メディア編成本部編，1991，『戦後の重大事件 早見表』毎日新聞社．
毎日新聞社，1967，「犯された"阿賀"」『エコノミスト』5/30：24-27．

漫画集団編, 1982, 『漫画 昭和史 漫画集団の50年』河出書房新社.
松井やより, 1975, 「公害問題と企業」『ジュリスト』578: 123-129.
松浦以津子, 1984, 「公害健康被害補償法の成立過程㈠」『ジュリスト』821: 29-35.
――, 1984, 「公害健康被害補償法の成立過程㈡」『ジュリスト』822: 80-90.
――, 1984, 「公害健康被害補償法の成立過程㈢完」『ジュリスト』824: 91-97.
Merton, R.K., 1949, *Social Theroy and Social Structure,* The Free Press=1961, 森東吾・森好夫・金沢実・中島竜太郎訳『社会理論と社会構造』みすず書房.
水上勉, 1968, 「阿賀野川の岸から」『婦人公論』12: 106-119.
――, 1974, 『金閣と水俣』筑摩書房.
見田宗介, 1979, 『現代社会の社会意識』弘文堂.
――, 1995, 『現代日本の感覚と思想』講談社学術文庫.
三浦耕吉郎, 1995, 「環境の定義と規範化の力」『社会学評論』45-4: 71-87.
宮本憲一, 1973, 『地域開発はこれでよいか』岩波書店.
――, 1996, 「環境問題と現代社会」井上俊・上野千鶴子・大澤真幸・見田宗介・吉見俊哉編『環境と生態系の社会学』岩波書店: 13-55.
宮澤信雄, 1997, 『水俣病事件四十年』葦書房.
森岡清美, 1993, 『決死の世代と遺書』吉川弘文館.
宗像巖, 1983, 「水俣の内的世界の構造と変容―茂道漁村への水俣病襲来の記録を中心として」色川大吉編『水俣の啓示 不知火海総合調査報告 上』筑摩書房: 91-154.
中田実, 1995, 「環境問題と環境社会学」『社会学評論』45-4: 4-15.
中野卓編, 1977, 『口述の生活史―或る女の愛と呪いの日本近代』御茶ノ水書房.
中野卓・桜井厚編, 1995, 『ライフヒストリーの社会学』弘文堂.
中山茂, 1995, 『科学技術の戦後史』岩波書店.
日本環境会議編, 1984, 『水俣～現状と展望』東研出版.
日本公衆衛生協会, 1991, 『水俣病に関する総合的調査手法の開発に関する研究(昭和55年度～平成元年度)の要約』(平成2年度環境庁公害防止等調査研究委託費による報告書).
新潟県, 1972, 『昭和46年度 公害の状況に関する年次報告』.
――, 1973, 『公害白書』.
――, 1974, 『公害白書』.
――, 1975, 『公害白書』.
――, 1976, 『環境白書』.

——, 1977,『環境白書』.
——, 1978,『環境白書』.
——, 1979a,『阿賀野川水銀汚染総合調査報告書』.
——, 1979b,『環境白書』.
——, 1980,『環境白書』.
——, 1981,『環境白書』.
——, 1982,『新潟県の環境』.
——, 1983,『新潟県の環境』.
——, 1984,『新潟県の環境』.
——, 1985,『新潟県の環境』.
——, 1986,『新潟県の環境』.
——, 1987,『新潟県の環境』.
——, 1988,『新潟県の環境』.
——, 1989,『新潟県の環境』.
——, 1990,『新潟県の環境』.
——, 1991,『新潟県の環境』.
——, 1992,『新潟県の環境』.
——, 1993,『新潟県の環境』.
——, 1994,『新潟県の環境』.
——, 1995,『新潟県の環境』.
——編, 1990,『新潟県史 概説 新潟県のあゆみ』.
新潟県企画調整部地域振興課編, 1990,『新潟ふるさと事典』.
新潟県民主団体水俣病対策会議, 1967,『怒りは川をさかのぼる』.
新潟県歴史教育者協議会編, 1982,『新潟 歴史散歩1 下越佐渡』歴史散歩刊行会.
新潟水俣病弁護団, 1984,『新潟水俣病裁判 第二次訴訟』.
新潟水俣病被害者の会・新潟水俣病共闘会議, 1996,『阿賀よ 忘れるな——公害根絶をめざす人間の尊厳をかけた闘い』.
新潟水俣病共闘会議, 1990,『新潟水俣病ガイドブック 阿賀の流れに』.
——, 1984,『いま なぜ"みなまた"か 第二次新潟水俣病のたたかい』.
新潟水俣病共闘会議東京事務局, 1972,『新潟水俣病裁判・判決全文』.
新潟水俣学校聞き取りクラブ, 1984,『怒れ阿賀・新潟水俣病被害者川べりの生活』.
新潟日報事業社出版部, 1984,『図解 にいがた歴史散歩〈豊栄・北蒲原1〉』新潟日報事業社.

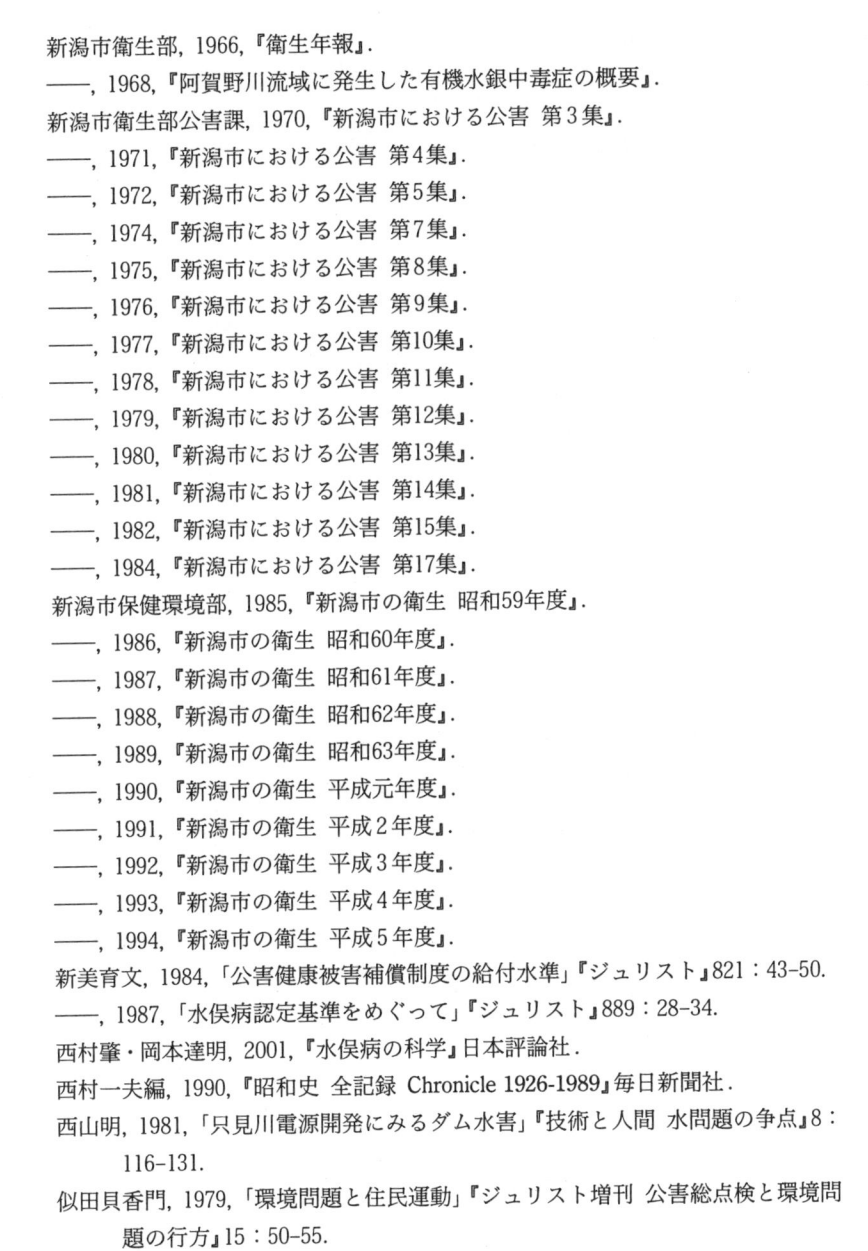

新潟市衛生部, 1966, 『衛生年報』.
―――, 1968, 『阿賀野川流域に発生した有機水銀中毒症の概要』.
新潟市衛生部公害課, 1970, 『新潟市における公害 第3集』.
―――, 1971, 『新潟市における公害 第4集』.
―――, 1972, 『新潟市における公害 第5集』.
―――, 1974, 『新潟市における公害 第7集』.
―――, 1975, 『新潟市における公害 第8集』.
―――, 1976, 『新潟市における公害 第9集』.
―――, 1977, 『新潟市における公害 第10集』.
―――, 1978, 『新潟市における公害 第11集』.
―――, 1979, 『新潟市における公害 第12集』.
―――, 1980, 『新潟市における公害 第13集』.
―――, 1981, 『新潟市における公害 第14集』.
―――, 1982, 『新潟市における公害 第15集』.
―――, 1984, 『新潟市における公害 第17集』.
新潟市保健環境部, 1985, 『新潟市の衛生 昭和59年度』.
―――, 1986, 『新潟市の衛生 昭和60年度』.
―――, 1987, 『新潟市の衛生 昭和61年度』.
―――, 1988, 『新潟市の衛生 昭和62年度』.
―――, 1989, 『新潟市の衛生 昭和63年度』.
―――, 1990, 『新潟市の衛生 平成元年度』.
―――, 1991, 『新潟市の衛生 平成2年度』.
―――, 1992, 『新潟市の衛生 平成3年度』.
―――, 1993, 『新潟市の衛生 平成4年度』.
―――, 1994, 『新潟市の衛生 平成5年度』.
新美育文, 1984, 「公害健康被害補償制度の給付水準」『ジュリスト』821：43-50.
―――, 1987, 「水俣病認定基準をめぐって」『ジュリスト』889：28-34.
西村肇・岡本達明, 2001, 『水俣病の科学』日本評論社.
西村一夫編, 1990, 『昭和史 全記録 Chronicle 1926-1989』毎日新聞社.
西山明, 1981, 「只見川電源開発にみるダム水害」『技術と人間 水問題の争点』8：116-131.
似田貝香門, 1979, 「環境問題と住民運動」『ジュリスト増刊 公害総点検と環境問題の行方』15：50-55.
似田貝香門・梶田孝道・福岡安則, 『リーディングス日本の社会学10 社会運動』

東京大学出版会.

野村好弘,1984,「因果関係の側面から見た公健法の問題点」『ジュリスト』821：51-57.

緒方正人・辻信一,1996,『常世の舟を漕ぎて』世織書房.

大江健三郎・正村公宏・川島みどり・上田敏,1990,『自立と共生を語る—障害者・高齢者と家族・社会』三輪書店.

大熊孝,1988,『洪水と治水の河川史—水害の制圧から受容へ—』平凡社.

────,1993〜1994,『川とふれあう 命をはぐくむ流れ』1993.10.6〜1994.3.30の毎日小学生新聞.

大阪人権歴史資料館,1993,『日本の公害』.

大島美津子ほか,1990,『新潟県の百年 県民百年史』山川出版.

大塚久雄,1977,『社会科学における人間』岩波書店.

大矢雅彦,1993,『河川地理学』古今書院.

岡島成行,1990,『アメリカの環境保護運動』岩波新書.

Redclift, M. and T. Benton, eds., 1994, *Social Theory and the Global Environment*, Routledge.

斎藤恒,1970,「新潟水俣病闘争の教訓」『ジュリスト』458：106-109.

────,1989,「新潟水俣病の実状」都留重人ほか編『水俣病事件における真実と正義のために』勁草書房：105-108.

────,1990,「新潟水俣病第2次訴訟原告患者の実状」『医学評論』88：25-31.

────,1992,「新潟水俣病第2次訴訟の争点」『医学評論』91：1-9.

────,1996,『新潟水俣病』毎日新聞社.

斎藤恒・荻野直路,1988,「新潟水俣病の認定をめぐる『科学』—新潟水俣病第2次訴訟から—」『医学評論』84：38-45.

「30年のあゆみ」編纂委員会,1983,『30年のあゆみ 新潟勤労者医療協会30年記念誌』新潟勤労者医療協会.

佐藤真・星野和枝,1991,「聞き書き 漁協私史」阿賀に生きる製作委員会,『阿賀草紙3 阿賀野川の川漁』40-55.

佐藤慶幸編,1988,『女性たちの生活ネットワーク』文真堂.

佐藤慶幸,1991,『生活世界と対話の理論』文真堂.

Scheffer, V.B., 1991, *The Shaping of Environmentalism in America*, University of Washington Press USA=1994, 内田正夫訳『環境保護の夜明け—アメリカの経験に学ぶ—』日本経済評論社.

Schutz, A., 1970, *Reflections on the Problem of Relevance*, edited, annotated, and with

an Introduction by Richard M. Zaner, Yale University Press, New Haven and London=1996, 那須壽・浜日出夫・今井千恵・入江正勝訳『生活世界の構成―レリヴァンスの現象学』マルジュ社.
関礼子, 1994,「新潟水俣病における地域の社会的被害―重層的差別の生成およびその要因としての制度・規準の媒介―」『年報社会学論集』7:13-24.
島津暉之, 1991,『水問題原論』北斗出版.
下野克己, 1987,『戦後日本石炭化学工業史』御茶の水書房.
塩原勉, 1976,『組織と運動の理論』新曜社.
――編, 1989,『資源動員と組織戦略』新曜社.
白木博次, 1989,「臨床・病理学的視点からみた水俣病の本質」『公害研究』18-3:2-7.
昭和電工株式会社化学製品事業本部編, 1981,『昭和電工石油化学発展史―昭和油化の設立から合併まで』.
昭和電工株式会社総務部広報室, 1990,『昭和電工のあゆみ』.
Smelser, N.J., 1963, *Theory of Collective Behavior,* Macmillan Company=1973, 会田彰・木原孝訳『集合行動の理論』誠信書房.
曾我廣見, 1984,『横越村地名考』非売品.
曾根田春雄, 1976,「第二豊実発電所水圧鉄管ならびに除塵機の概要」『水門鉄管』97:1-8.
Sontag, S., 1977, *Illness as Metaphor,* Farrar, Straus and Giroux, New York=1992, 富山太佳夫訳『隠喩としての病 エイズとその病』みすず書房.
――, 1988, *AIDS and Its Metaphors,* Farrar, Straus and Giroux, New York=1992, 富山太佳夫訳『隠喩としての病 エイズとその病』みすず書房.
Strauss, A.L. et al., 1984, *Chronic Illness and the Quality of Life,* The C.V.Mosby Company=1987, 南裕子・木下康仁・野嶋佐由美訳『慢性疾患を生きる』医学書院.
須賀尭三, 1992,『川の個性―河相形成のしくみ』鹿島出版会.
杉澤あつ子・山崎喜比古・園田恭一・片平洌彦・牧野忠康, 1990,「有機水銀汚染地域から移住した水俣病と診断された人々の生活史と実態―近畿地方での調査による検証―」『公害研究』19-4:38-46.
杉田昌久, 1975,「公害健康被害補償制度について」『ジュリスト』579:26-32.
杉山節夫, 1990,「聞き書き 砂利船の船頭」阿賀に生きる製作委員会,『阿賀草紙2 阿賀野川の舟運』50-59.
水原町議会, 1971,『水原町議会議事録』.

水原町史編纂委員会, 1986,『水原町編年史 第5巻』.
鈴木広, 1995,「方法としての環境社会学」『社会学評論』45-4：103-116.
鈴木哲, 1976,「新潟水俣病の原因を追跡する」『技術と人間』8：99-107.
鈴木繁次, 1977,「公害健康被害補償法実施の現状と問題点」『ジュリスト』647：107-118.
田所(現姓, 堀田)恭子, 1994,「阿賀野川とその生活世界(1)——1965年以前を中心に——」『法政大学大学院紀要』33：129-143.
——, 1995,「危機的出来事としての新潟水俣病——『関係性』の視点から——」『法政大学大学院紀要』34：127-135.
——, 1995,「危機的出来事とその受容——克服過程〜新潟水俣病を事例に〜」『年報社会学論集』8：215-226.
——, 1995,「阿賀野川とその生活世界(2)——高度経済成長と昭和電工——」『法政大学大学院紀要』35：111-121.
——, 1996,「生活世界における『環境』問題の意味」田中義久編『関係の社会学』弘文堂：175-194.
——, 1999,「阿賀野川流域における生活世界の変容」飯島伸子・舩橋晴俊編『新潟水俣病問題——加害と被害の社会学——』東信堂：151-178.
高田昭彦, 1995,「環境問題への諸アプローチと社会運動論」『社会学評論』45-4：16-38.
高橋裕, 1992,「河川文化と現代日本」『河川』548：40-44.
滝澤行雄, 1970,『しのびよる公害——新潟水俣病』野島出版.
——, 1991,「新潟水俣病症例における健康影響評価、とくに妊産婦の量・反応関係——研究補遺」日本公衆衛生協会『水俣病検診・審査促進に関する調査研究』：87-100.
田中正造全集編纂会編, 1978,『田中正造全集 第二巻』岩波書店.
谷口知平, 1980,「阿賀野川・新潟水俣病事件」『ジュリスト』65：41-46.
寺尾邦宏, 1990,「聞き書 川は自分で守らねば」阿賀に生きる製作委員会,『阿賀草紙2 阿賀野川の舟運』40-49.
手塚泰彦, 1974,『河川の汚染』築地書館.
富樫貞夫, 1975,「水俣病認定の遅れと法律上の問題点」『ジュリスト』579：38-43.
——, 1978,「水俣病をめぐる最近の状況——水俣病認定とチッソ救済——」『ジュリスト』673：22-28.
富樫貞夫・丸山定巳, 1983a,「水俣病患者補償に関する調査報告(一)」『熊本法学』

36: 213-243.
―――, 1983b,「水俣病患者補償に関する調査報告㈡」『熊本法学』37: 137-173.
―――, 1984a,「水俣病患者補償に関する調査報告㈢」『熊本法学』39: 97-126.
―――, 1984b,「水俣病患者補償に関する調査報告㈣」『熊本法学』42: 67-97.
鳥越皓之, 1997,『環境社会学の理論と実践』有斐閣.
―――編, 1989,『環境問題の社会理論』御茶ノ水書房.
鳥越皓之・嘉田由紀子編, 1991,『水と人の環境史 琵琶湖報告書増補版』御茶ノ水書房.
Touraine, A. et.al., 1980, *La prophetie antinucleaire*, =1984, 伊藤るり訳『反原子力運動の社会学』新泉社.
豊栄町議会, 1965,『豊栄町議会報』.
豊栄市商工公害課, 1975,『公害防止のしおり 第2集』.
豊栄市, 1988a,『豊栄市史 資料編1 考古編』.
―――, 1988b,『豊栄市史 資料編2近世編』.
―――, 1988c,『豊栄市史 近現代編』.
豊田誠, 1996,「水俣病問題の解決をめぐって」『ジュリスト』1088: 12-20.
椿忠雄, 1988a,『神経学とともにあゆんだ道 第一集』非売品.
―――, 1988b,『神経学とともにあゆんだ道 第二集』非売品.
津川保健所, 1966,『衛生年報』.
―――, 1967,『東蒲衛生の推移 続東蒲衛生10年の歩み』.
―――, 1968,『衛生年報』.
―――, 1973,『東蒲衛生の推移 保健所改築記念号』.
―――, 1980,『東蒲衛生の推移 保健所創立30周年記念号』.
鶴巻武則, 1989a,「阿賀野川最下流域における羔虫をめぐる民俗」『市史 にいがた』4: 21-46.
―――, 1989b,「阿賀野川堤外地(新潟市域)の土地利用慣行」『市史 にいがた』5: 33-52.
通商産業省・環境庁・通産技術資料調査会編, 1974,『公害行政と企業 1974年版』.
宇井純, 1970,「水俣病」『ジュリスト』458: 38-42.
渡辺伸一, 1998,「水俣病発生地域における差別と抑圧の論理―新潟水俣病を中心に―」『環境社会学研究』4号: 204-218.
渡辺徳二, 1972,『化学工業―その産業論的研究―』日本評論社.
Woog, P., 1992, *The Chronic Illness Trajectory framework,* Springer Publishing

Company=1995,黒沼ゆり子・市橋恵子・寶田穂訳『慢性疾患の病みの軌跡』医学書院.
山田幸男,1975,「白新線 阿賀野川橋梁の設計と施工について」『橋梁』11-7:52-57.
山口賢俊・森谷周野・駒形悳・佐藤和彦,1982,『生きている民俗探訪 新潟』第一法規.
山中由紀,1995,『水俣市民にとっての水俣病事件』大阪市立大学経済学研究科理論経済学経済史専攻修士論文.
吉田方明・合田昌満・真木浩之,1974,「会津地区大規模総合開発計画の概要」『発電水力』131:19-33.
1968,「官報 阿賀野川水銀中毒事件について」10/9:6-8.

資　料

資料1　新潟水俣病簡略年表
資料2　調査票ならびに単純集計結果
資料3　新潟水俣病問題に関する協定書(1973年補償協定書)
資料4　協定書(1995年解決協定書)

＊資料1の年表に関しては、飯島・舩橋編、1999にある年表に詳細があるので簡略化した。
＊調査票に関しては紙幅の都合上、認定患者に対する調査票と単純集計結果のみ提示した。未認定患者に対する調査票は飯島・舩橋編、1993を参照されたい。また生活史調査の質問項目に関しては省略した。

　資料2の調査票に関しては、飯島・舩橋編、1993にある調査票をもとにして作成したものである。Ⅱの5、Ⅳの3-1と5～7、Ⅴの4、Ⅶの7とⅨを認定患者独自の質問項目として設定した。そのほか、質問項目の選択肢の中に認定患者独自の項目を付け加える形もとった。

資料1　新潟水俣病簡略年表

1946.11.　阿賀野川、昭電の排水で赤濁（昭電の赤水）
1956.5.　熊本水俣病公式発見
1959.1.　昭電鹿瀬工場カーバイド残渣堆積場決壊
1965.6.　新潟水俣病公式発表
　　　6.　新潟県、住民検診開始
　　　6.　沼垂診療所、現地調査開始
　　　8.　新潟県民主団体水俣病対策会議（民水対）結成
　　　10.　新潟県「水銀中毒患者及び水銀保有者に対する特別措置要項」施行。
　　　12.　新潟水俣病被災者の会結成、民水対に加盟
　　　12.　新潟県、新潟県有機水銀中毒症患者診査会、設置
1967.2.　NHKTV「2つの証言」で昭電重役が「国の結論が出ても従わない」と発言
　　　6.　新潟水俣病第一次訴訟提訴（3家族13名）
1968.9.　政府、水俣病について正式見解。熊本・新潟の両水俣病を公害病認定
1969.4.　熊本水俣病、四日市、富山、新潟市の公害被害者ら、新潟市において交流会
　　　6.　熊本水俣病第一次訴訟提訴
　　　12.　「公害に係る健康被害の救済に関する特別措置法」（救済法）公布
1970.1.　新潟水俣病共闘会議結成（民水対が発展解消）
1971.8.　環境庁事務次官通知「水俣病の症状のうちいずれかの症状が在る場合は水俣病とする」と表明
　　　9.　昭電社長「新潟水俣病判決に従う」と表明。上訴権放棄
　　　9.　新潟水俣病第一次訴訟判決、原告勝訴
1972.1.　新潟県、初めて中上流域の患者を認定
　　　4.　被災者の会、共闘会議、昭電と第一回直接交渉
1973.3.　熊本水俣病第一次訴訟判決、原告勝訴
　　　6.　被災者の会と昭和電工が補償協定締結
　　　10.　「公害健康被害の補償等に関する法律」（補償法）公布
1974.9.　新潟水俣病未認定患者の会結成
1975.4　松浜未認定患者の会結成

1976.	2.	新潟水俣病不服審査患者連絡会結成
1977.	7.	環境庁環境保健部長通知「後天性水俣病の判断条件について」
1978.	4.	新潟県、阿賀野川安全宣言
	7.	環境庁事務次官通知「水俣病の認定に係る業務の促進について」
1981.	11.	未認定患者の原告団組織化のための地区別懇談会始まる
1982.	5.	新潟水俣病被害者の会結成
	6.	新潟水俣病第二次訴訟提訴
1984.	8.	水俣病被害者・弁護団全国連絡会議（水俣病全国連）発足
1986.	5.	環境庁、特別医療事業制度（新潟県除く）決定
1990.	6.	日本社会党に水俣病対策特別委員会が発足。自民党政務調査会環境部会に「水俣病小委員会」も発足
1990.	9.	東京地裁が水俣病東京訴訟で和解勧告
	10.	国、熊本地裁和解勧告拒否
	12.	環境庁、特別医療事業制度の拡大を発表（新潟県は除外）
1991.	11.	中公審「今後の水俣病対策のあり方について」答申
1992.	3.	新潟水俣病第二次訴訟第一陣分離判決
	4.	昭電、東京高裁に控訴
	5.	環境庁、水俣病総合対策医療事業実施要領発表（新潟県含む）
1993.	1.	福岡高裁が最終和解案を提示。
	12.	連立与党内に水俣病対策プロジェクトチーム設置決定
1994.	11.	新潟水俣病第二次訴訟第一陣控訴審、東京高裁に解決勧告申し入れ
1995.	5.	新潟水俣病第二次訴訟第一陣控訴審、東京高裁に和解勧告申し入れ
	6.	与党調整会議「水俣病問題の解決について」正式合意。
	8.	環境庁「水俣病問題の解決について―調整案―」提示
	9.	連立与党、熊本水俣病について最終解決案を提示
	12.	被害者の会、共闘会議、昭和電工との解決協定に調印
1996.	2.	新潟水俣病訴訟、東京高裁、新潟地裁で和解成立

資料2 調査票ならびに単純集計結果

```
調査日時　月　日　：　～　：　　　面接場所：
```

1995年 新潟水俣病調査票

　　　　　　　　　　　　　　法政大学大学院　社会学専攻
　　　　　　　　　　　　　　　　　　　田所恭子
　　　　　　　　　　　　　　　　　（舩橋晴俊研究室）

　私は法政大学の田所と申します。本日は先に手紙と電話でお願いしましたように、新潟水俣病の被害について皆様からいろいろとお聞かせいただきたく、おうかがいしました。私達は皆様がこれまでに経験してこられた苦しみや悩み、不満、ご意見などをうかがって、新潟水俣病対策の前進に役立たせたいと考えております。
　お体の具合のすぐれないところを、またお忙しい中を恐縮ですが、どうかご協力くださいますようお願い申し上げます。
　なお、お聞かせいただいた事柄は、わたくしたち研究者の中だけで、扱い、そのままの形で外部に出すようなことは決してございませんので、率直なところをお聞かせいただきますようお願い申し上げます。

```
F0  ケース・ナンバー _____
F1  対象者氏名 _____
F2  性別         1 男    2 女
F3  生年月日    明治・大正・昭和　　年（西暦　　年）　月　　日生（満　　才）

F4  対象者住所 _____
F6  昭和40年当時の住所 _____

G1  居住経験地の移動の有無　1 有　2 無　（　　回）
       ┌─────────────────────┐
       │ 場所                                     │
       │ 理由                                     │
       └─────────────────────┘

G2  船の所有　1 なし　2 あり（　　　雙）（　　トン）
G3  田の所有　1 なし　2 あり（　　　反（町））
G4  畑の所有　1 なし　2 あり（　　　反（町））
```

Ⅰ．まずお体の具合や日頃の暮らしでのご不自由についてうかがいます。
1．おからだの具合はいかがですか。次の中から一つだけ選んでください。

> ①寝たきり ②日常生活に不自由で仕事もできない。
> ③日常生活は何とかこなすが、仕事はできない。
> ④仕事に行ける。⑤その他

2．日常生活のなかでの、次の事柄はどの程度おできになりますか。次の中から一つだけ選んで、それぞれお答えください。（1で①以外の人）

> ①全然できない ②思うようにできない ③不自由だがどうにかできる ④一人でできる

> 1.ふとんのあげおろし 2.洗顔、歯磨き 3.食事 4.テレビ・ラジオの視聴
> 5.電話の使用 6.お手洗い 7.入浴 8.人と話す 9.字を書く
> 10.電車やバスに乗る 11.自転車にのること 12.歩く、立つ、座ること
> 13.高い場所にあるものをとる。 14.雪下ろし 15.その他

3．炊事、洗濯、掃除、買物、針仕事はどうですか。やはり上記2．の中から選んでお答えください。（もともと家事をしていない人は非該当）

> 1.炊事 2.洗濯、3.掃除 4.買物、5.針仕事

4．家族の中での次の仕事は、現在主に、誰がなさっておりますか。

> 1 家事（炊事、洗濯、掃除など）　①本人 ②配偶者 ③子
> 2 寄り合いなどの出席　　　　　　④孫 ⑤親 ⑥その他

Ⅱ．次にご家族や友人、ご近所の方との人間関係についてうかがいます。
1．あなたのお体の具合が悪くなられ、ご主人（奥さん）との結びつきが強まったと感じられたことはありましたか。

> ①あった ②なかった
> ↓

1-1．それはどのようなことで感じられましたか。（複数回答）

①体をいたわってくれるようになった　②病気のことを通して会話ができるようになった　③支えあうことが多くなった　④その他

2．それでは逆に、あなたのお身体の具合が悪くなられたことでご主人（奥さん）との間が悪くなられたと感じられたことはありましたか。

①あった　②なかった

2-1．そのきっかけとして次ぎの中に当てはまるものがありますか。

①家の仕事が以前よりできなくなったから
②仕事をやめなくてはならず経済的に苦しくなったから
③夫婦生活に多少支障をきたしたため
④身体のせつなさが伝わらないため
⑤自分が病気のせいでいらいらすることが多いため
⑥その他（　　　　　　　　　　　）

3．お子さんとあなたとの関係には影響がありましたか。

①あり　②なし　　　　「あり」と回答した方へ、それはどういうことでしたか。おさしつかえなければお聞かせください。

自由回答

4．日頃からお付き合いのあるご親戚、ご近所の方や友人の方は、あなたが水俣病だとご存じですか。

親戚　　①知っている　②知らない
隣近所　①知っている　②知らない
友人　　①知っている　②知らない

4-1．知っていると答えた方へ、その方はあなたが水俣病だということを知ってから変化がありましたか。

資料2 247

```
①変わらない ②付き合うが以前とちがう ③付き     親戚
合ってくれなくなった ④こちらから付き合わなく
なった ⑤よそよそしい関係になった ⑥うらやま    隣近所
しがられるようになった ⑦疑いの目で見られるよ
うになった                                    友人
```

5．特にあなたが、認定されてから、周囲との関係に変化がありましたか。次の中から選んでください。

```
1家族内部 2親戚付きあい 3近所づきあい 4医者病院の態度
5商店の態度 6市町村の職員の態度 7その他
```

```
①親切になった ②変わらない ③よそよそしくなった ④その他
```

<u>Ⅲ．次にお仕事に関することでうかがいます。</u>
1．現在、あなたはお仕事についておられますか。あてはまるものを選んでください。
（あてはまるものに○、ただし重要なほうに◎）

```
①農業②漁業③林業④建設業（大工など）⑤製造業（修理工場を含む）⑥小
売・卸業（商店など）⑦不動産業⑧金融。保険業⑨運輸・通信（自動車運
転・川船運搬・砂利採取も含む）⑩サービス業⑪公務員⑫主婦⑬その他
（                              ）⑭無職⑮行商
```
◎
○

2．現在の仕事の形態についてうかがいます。次のどれにあてはまりますか。（あてはまるものの番号に○、複数回答、ただし重要なほうに◎）

```
①自営 ②常勤で雇われている ③パートや臨時で雇われている
④日雇い ⑤その他（                              ）
```
◎ ○

3．新潟水俣病発生が発表された前年の頃、お仕事はいかがでしたか。
（あてはまるものに○、ただし重要なほうに◎）

```
①農業②漁業③林業④建設業（大工など）⑤製造業（修理工場を含む）⑥小
```

売・卸業（商店など）⑦不動産業⑧金融。保険業⑨運輸・通信（自動車運転・川船運搬・砂利採取も含む）⑩サービス業⑪公務員⑫主婦⑬その他（　　　　　　　　　　　　　　　　　　　　　　）⑭無職⑮行商

4．新潟水俣病発生が発表された前年ころから、現在までの間に職場やお仕事はかわっておられますか。

①はい　②いいえ

何回ですか。
（　　　）回

4－1．どういうお仕事を経験してこられましたか
自由回答

4－2．お仕事が変わられたことで経済面で変化がありましたか。

①収入が非常に減った　②収入が減った　③収入はほとんど変わらず
④収入が増えた　　　　⑤その他（増えたり減ったりしたなど）

4－3．お仕事が変わった理由として、次の中に当てはまるものがありますか（複数回答）。

①体が不自由になったため（病気のため）
②水俣病を隠すため
③水俣病のことで職場で差別されたため
④転居したため（職場が遠くなった）
⑤結婚や出産
⑥収入が悪かったため
⑦労働時間が長すぎたため
⑧高齢になったため
⑨定年になったため
⑩経営悪化のため
⑪その他（　　　　　　　　　　　　　　　　　　　）
Ｘ非該当（仕事を変わっていない人、無職の人）

```
┌─────────────────────────────────────┐
│ 自由回答                             │
│                                     │
└─────────────────────────────────────┘
```

5．（4－3で①体が不自由になったため、と答えた方へ）お仕事を変わられたきっかけとしては、次のどれか当てはまりますか。（複数回答）

```
┌──────────────────────────────────────┐   ┌───┬───┐
│ ①自分から変わった　②勤め先の命令により │   │   │   │
│ ③勤め先の同僚との関係　④その他（　　）│   ├───┼───┤
│ X非該当（体の不自由を回答していない人） │   │   │   │
└──────────────────────────────────────┘   └───┴───┘
```

6．現在、仕事の場で水俣病であることを隠しておられますか。（ひとつだけ○）

```
┌─────────────────────────────────────────────────┐   ┌───┐
│ ①以前は隠していたが今は隠していない　②隠したり、隠さなかったり、│   │   │
│ 人によって違う　③ずっと隠していない　④ずっと隠している      │   │   │
│ ⑤その他（　　　　　　　　　）X非該当（現在仕事についていない人）│   └───┘
└─────────────────────────────────────────────────┘
```

　6－1　（①②④と答えた方へ）隠しておられる事情はどういうことでしょうか、お聞かせください。）自由回答

```
┌─────────────────────────────────────┐
│                                     │
│                                     │
└─────────────────────────────────────┘
```

7．お体の不自由さが原因で、職場の待遇に変化がありましたか。
7－1．良い方に変わったことがありましたらお答えください。（複数回答）

```
┌──────────────────────────────────────┐   ┌───┬───┬───┐
│ ①上司や同僚が、病気になる前よりも優しくなった │   │   │   │   │
│ ②上司や同僚が励ましてくれた　③同僚が仕事を手伝ってくれた │   ├───┼───┼───┤
│ ④楽な職場や仕事に変えてもらえて良かった    │   │   │   │   │
│ ⑤その他（　　　　　　　　　）⑥なし        │   └───┴───┴───┘
│ X非該当（仕事についたことのない人）        │
└──────────────────────────────────────┘
```

7－2．次に悪い方に変わったことがありましたらお答えください。（複数回答）

```
┌──────────────────────────────┐   ┌───┬───┐
│ ①仕事がいい加減だと、叱責された │   │   │   │
│ ②怠け者だといわれた           │   └───┴───┘
└──────────────────────────────┘
```

③馬鹿にされた
④同僚に迷惑をかけ、人間関係が悪くなった
⑤職場や仕事の中身をかえられた
⑥賃金を少なくされた
⑦賞与を少なくされた
⑧退職を勧められた
⑨退職させられた
⑩その他（　　　　　　　　　　　）
⑪なし
X非該当（仕事についたことのない人）

8．お仕事あるいは職場で体の不自由さと関連して感じられたことにどのようなことがあます（した）か。（複数回答）

①以前はできていた仕事ができなくなったことが辛い　②同僚や上司との人間関係の悪化が辛い　③同僚たちに迷惑をかけて辛い　④仕事の場を変えられて辛い　⑤自分で変えたが仕事の場が変わって辛い　⑥退職させられて辛い　⑦同僚や上司の優しさに触れた　⑧今まで働けて良かった　⑨その他（　　　　　　　　　　　）
X非該当（仕事に就いたことのない人）

9．お仕事をなさるのにお体の不自由はあります（した）か。

①あり（あった）　②なし

9－1．それはどのようなことでしょうか。
自由回答

Ⅳ．今度はお体を悪くされてからの経済的なことについてお尋ねします。

1．現在治療に関する医療費は一回平均でいくらぐらいですか（一つ選択）。

①まったく無し　②1千円以下　③1千円から3千円以下　④3千円から5千円未満　⑤5千円から1万円以下　⑥1万円から5万円以下　⑦5万円以上　X非該当（治療していない）

2．現在、月に何回くらい治療しておられますか。（一つ選択）

①1回　②2回　④3回　④4回以上　X非該当　☐

3．治療費は現在どのような方法で支払っておられますか（複数回答）

①健康保険（厚生、共済、国民、船員など）　②生命保険関係　③医療保護　④高齢者保険　⑤障害者保険　⑥私費　⑦その他（　　　　）⑧水俣病認定者　X非該当

3－1．（3で⑧認定者手帳を使用していないと答えた方へ）なぜ手帳を使わないかその理由をお聞かせください。（複数回答）

①制度上その手帳が使えないから
②費用が少額なので
③手続きが面倒だから
④手帳をだすと認定されていることがわかってしまうから
⑤その他（　　　　　　　　　　　　　）
X非該当（手帳を使っている人）

4．現在治療に関する交通費は1回あたり、どのくらいかかりますか。

①500円以下　②500円から1千円以下　③1千円から2千円以下　④2千円から3千円以下　⑤3千円から5千円以下　⑥5千円以上　⑦通院していない　⑧自家用車　⑨自転車

5．今までの治療の内容をお教えください。（複数回答）

①通院（往診を含む）　②入院　③ハリ、キュウ、マッサージ　④売薬　⑤湯治　⑥保健器具の購入　⑦自家薬草　⑧祈禱　⑨その他（　　　　　　　）

6．現在の治療の内容をお教えください。（具体的な病院名も）(複数回答)

①通院（往診を含む）　②入院　③ハリ、キュウ、マッサージ　④売薬　⑤湯治　⑥保健器具の購入　⑦自家薬草　⑧祈禱

⑨その他（　　　　　　　　）病院名（　　　　　　）

7．そのような治療によってお体の具合はいかがですか。

①あまり変わらない　②良くなる　③悪くなる　④わからない

8．現在、中心的に生計を支えておられるのはどなたですか。（一つ選択）

①自分　②配偶者　③父　④母　⑤子ども　⑥自分と配偶者
⑦自分と子ども　⑩a自分と配偶者と子ども（夫婦）⑩b子ども夫婦と孫
⑩c配偶者と子ども（夫婦）⑩dその他（

9．失礼ですが、ご家族全体の年収（現在）は、おいくらですか。

①収入無し　②50万未満　③50万～100万円未満　④100～150万円未満
⑤150～200万円未満　⑥200～300万円未満　⑦300～500万円未満
⑧500～700万円未満　⑨700～900万円未満　⑩900～1200万円未満
⑪1200万円以上　⑫わからない

10．失礼ですが、あなたの現在の年収をお教えください。

①収入無し　②50万未満　③50万～100万円未満　④100～150万円未満
⑤150～200万円未満　⑥200～300万円未満　⑦300～500万円未満
⑧500～700万円未満　⑨700～900万円未満　⑩900～1200万円未満
⑪1200万円以上　⑫わからない

11．次にあなたの収入源をお教えください。（補償金以外）（複数回答）

①なし　②仕事からの収入　③仕送り
④年金　⑤恩給　⑥生活保護
⑦その他（　　　　　　　　）
⑧わからない

12．昭和40年当時の家族の働き手はどなたでしたか。（一つ選択）

①自分 ②配偶者 ③父 ④母 ⑤子ども ⑥自分と配偶者
⑦自分と子ども ⑧自分と父 ⑨自分と母 ⑩その他（　　　　　）

13. あなたが体を悪くされて家族のどなたかがお仕事につかれましたか。

①はい ②いいえ

13-1. それはどなたでしたか。

①配偶者 ②父 ③母 ④子ども ⑤配偶者と子ども
⑧その他（　　　　） ⑨働き始めた者はいない

14. 失礼ですが、お宅ではあなたがお体を悪くされたことで資産（家や土地）を売ったことがお有りですか。

①はい ②いいえ

15. 失礼ですが、お宅では生活保護を受けたことがありますか。

①ある ②ない

「ある」場合
回数（　　　）回
内容（時期）

Ⅴ．次に阿賀野川の漁業や川魚に関することでお尋ねします。

1. 水俣病が新潟で公表される前は、サケ、マス、ヤツメ以外の川魚をどのように入手しておられましたか（複数回答）。（主なものには◎）

①自分や家族がとってきた ②親戚や知人にもらった
③行商や魚屋から買った ④その他（　　　　　　　）

2. 昭和40年当時、お宅では漁業組合に加入しておられましたか。組合名とその資格についてお教えください。また現在まで変更がありましたら、その時期と内容についてお教えください。

①加入している（　　　　　　　　漁業組合）

ⅰ 正規組合員　ⅱ 準組合員　ⅲ 遊漁権のみ
②加入していない

変更があった場合
（　　　）年頃
内容〔　　　　　　　　　　　　　〕
理由〔　　　　　　　　　　　　　〕

3．漁業はお宅にとって主にどのようなものでしたか（一つ選択）。

①主な収入源であった　②副収入源であった
③自家消費用であった　④その他（　　　）X非該当

4．川魚の料理方法で好きなものはなんですか。（一つ選択）

①煮る　②焼く　③なま（さしみ）　④揚げる　⑤その他（　　　）

<u>Ⅵ．次に水俣病の診断に関することやお体が悪くなった経緯をうかがいます。</u>

1．はじめてお体の異常に気付かれたのはいつごろのことでしたか。

（昭和　　　）年頃（西暦　　　　年頃）

2．医師からはじめて「水俣病（の疑い）」と診断されたのはいつですか。

時期：
病院名（場所）：
医師名：

3．初めて水俣病（の疑い）と診断されたきっかけを次の中から選んでください。

①共闘会議（民水対）が行なった自主検診の受診がきっかけ。
　（時期）　　　　　　　（検診場所）
②船頭組合が要求した集団検診の受診がきっかけ
　（時期）　　　　　　　（検診場所）
③水俣病患者のための活動をしている人が、水俣病に詳しい医師

のところへ勧めたのがきっかけに　（医師名　　　　　　　）
④認定患者が、水俣病に詳しい医師のところへ、行くよう勧めた
⑤認定患者ではないが、家族・親戚・知人・隣人が水俣病に詳し
　医師のところへ行くように勧めた
⑥自分で水俣病に詳しい病院を探して行ったのがきっかけ
⑦自分が日頃、通っていた病院の医師が「水俣病」と診断した
　（病院名）
⑧自分が日頃通っていた病院の医師が、水俣病に詳しい医師に
　紹介してくれた
　（前者の病院）　　　　　　（後者の病院）
⑨行政による一斉検診がきっかけ
　（時期）　　　　　　　　（検診場所）
⑩その他（自由回答）

4．医者から「水俣病（の疑い）と診断される以前に、ご自分で「水俣病かもしれない」
と思われたことはありますか。それはいつごろですか。

①ある　（時期）　　　　　　　　　　②ない

4－1．それで、医者に診てもらわれましたか。

①診てもらった（時期）　　　　　②診てもらわなかった
　　↓
　どこの医者でしたか。
　　①近くの開業医（名前）
　　②大学病院
　　③その他

4－2．その時はどんな診断でしたか。
　自由回答

4-3．（問4で診断以前に、水俣病かもしれないと疑ったことがある、と答えたすべての方に）どういうきっかけで水俣病だと思われたのでしょうか。（複数回答）

①家族・親類に認定患者がおり、症状が同じだから水俣病ではないかと言われた／思った　②近隣や知人に認定患者がおり、症状が同じだから水俣病ではないかと言われた／思った　③近隣の認定患者と同じ魚をたくさん食べ、症状も似ていたから　④認定患者ではないが知人から指摘されたから　⑤その他（　　　　　　　　）

4-4．（問4で「ない」と答えた方に）お体の具合がおかしくても水俣病でないと思われたのはどうしてだったのでしょうか。（複数回答）

①近くに認定患者がおらず、水俣病の症状など知らなかったから　②症状が軽かったので水俣病だと思わなかった　③自分の症状は周囲にいた水俣病患者の症状と異なっていたから　④自分の症状はテレビで見たり世間で言われていた「水俣病の症状」と異なっていたから　⑤その他（自由回答　　　　　　　　　　　）

5．お体を悪くされてから、そのことが原因で、怪我をされたり、他の病気にかかられたことがおありですか。

①ある　②ない

5-1．それはどういうことでしたか。

Ⅶ．検診や申請の関係のことについてうかがいます。

1．新潟県が関係市町村と協力して、昭和40年から昭和47年にかけて行なった集団検診（健康調査）がありますが、（民水対や共闘会議などが行なった自主検診ではありません）あなたはこの検診を受診されましたか。（一つだけ選択）

①受診した　②受診しなかった　③忘れた

1-1．（受診した方へ）受診結果はどうでしたか（一つだけ選択）。

①異常なし、と言われた　②異常があるので、精密検査を大学病院で受けるように言われた。　③その他（　　　）

1-2．「精密検査を大学病院で受けるようにといわれた方へ」実際に精密検査を受けられましたか。

①受けた　②受けていない
↓
結果はどうでしたか。（一つ選択）
①認定申請をした　②最後まで検査を受けて、異常なしと言われた
③精密検査を受けたが、途中でやめた　④その他（　　　）

2．問1で公的集団検診を「受診しなかった」と答えた方へ。集団検診があるのはご存じでしたか。

①自分の地区に集団検診はなかった　②集団検診があるのを知らなかった
③集団検診があるのを知っていた

2-1．（集団検診があるのを知っていた方へ）当時お体の具合はいかがでしたか。

①体の具合は当時、まだおかしくなかった
②体の具合はすでにおかしかった

2-2．（当時すでにおかしかったと答えた方へ）なぜ、受診しなかったのですか。

①まさか自分の症状が「水俣病」だとは思わなかったから
②忙しくていけなかった　③水俣病は下流の話で、中上流は関係ないと聞いていたから　④受診したことを周囲の人に知られたくなかった　⑤もし水俣病だとすると自分や家族、親戚の結婚、就職に障害になると考えたから　⑥もし水俣病だとすると地域からつまはじきにされると思った　⑦もし水俣病だとすると身内や知り合いの昭和電工関係者に迷惑がかかると考えたから　⑧その他（　　　）

3．昭和40年より前の健康状態はどうでしたか。（一つだけ選択）

①きわめて健康　②普通　③病気がち　④大病のあと　⑤その他

4．認定申請を最初にされたのは、いつですか。今までに何回申請されましたか。また認定されたのはいつですか。

・申請回数　　　（　　　）回

・申請時期　　　　　　　　　棄却時期
　　①1回目　（　　　　　）　（　　　　　）
　　②2回目　（　　　　　）　（　　　　　）

・認定時期　（　　　　　）

5．あなたが最初に申請する決意をされたときのきっかけはどういうことでしたか。（複数回答）（最大の理由に◎）

①医師に勧められた（医師名　　　　　　　）②家族・親戚・知人に勧められた　③水俣病患者のために活動している人から勧められた（共闘会議、その他）　④家族・親戚・隣近所に認定患者がいる　⑤体の具合が悪化し、それ以上我慢できなくなった　⑥隣近所の人や知人が申請をした　⑦世間の水俣病への偏見が減ってきた　⑧自分の結婚就職、再就職が決まった　⑨家族、親戚の結婚や就職、仕事が決まった　⑩生活が苦しくなったので認定されて補償を得たかった　⑪その他（　　　　　　　　　　　　　　　　　　　）

6．ご自分の認定申請は、事情が許せばもっと早くしていたと思われますか。

①そう思う　②思わない

6-1．そう思うと答えた方へ、申請が遅れたのはなぜですか。（複数回答、最大の理由には◎）

①水俣病に詳しい医師に出会えなかったから　②水俣病だと思いもしなかった　③家族から認定患者がすでにでており、これ以上増えると世間体が悪いと思った　④人から「金ほしさで」といわれるの

が嫌だった　⑤家族に介護を必要とする者がいて、その介護が大変だった　⑥家族や親戚から反対された　⑦自分の結婚や就職、仕事に支障となると困ると思った　⑧家族、親戚の結婚や就職、仕事に支障となると困ると思った　⑨身内や知人に昭和電工の関係者がいるので、迷惑が掛かると思った　⑩水俣病だとされるのが嫌だった　⑪水俣病だとわかると地域からつまはじきにされると思った
⑫その他（　　　　　　　）

7．現実に棄却された人が多く存在しますが、なぜ棄却者が多いとあなたは思いますか。
（一つ選択）

①申請の時期が遅かったのではないか
②症状が軽い、もしくは水俣病ではないのではないか
③わからない
④その他（　　　　　　　　　　　　　）

8．認定申請の手続きは地元の役所で行なうことになっていますが、役所からの申請書類の入手や提出はどのような方法でなされましたか。

①自分で役所に出向いた　　②知人に代行してもらった（家族代行含む）
③郵便で行なった　　　　　④その他（　　　　　　　　　　　　）

9．申請手続きを行なう時に役所の窓口で申請や手続きをするということで悩んだり、ためらったりということはありましたか。

①ある　　②ない

9-1．あるとしたらその理由は次のなかにありますか。複数回答
①職員の中には顔見知りの人がいるので自分が申請するのを知られるのはいやだと思った　②職員以外にも知人がいるかもしれず、役所にいくのがためらわれた　③その他（　　　　　　　　　）

10．申請したあとの大学病院での検査でイヤな思いした経験がありましたか。

①ある　　②ない

10-1. あると答えた方に、それはどのような体験でしたか。(複数回答)また何科でしたか。

①「うそをつくな」と言われた　②ニセ患者扱いをされた
③自分の言うことを誠実に聞いてもらえなかった
④検査に時間がかかった大変だった
⑤その他（　　　　　　　　　　　　　　　　）

①眼科　②耳鼻科　③神経内科　④整形外科　⑤内科
⑥脳外科　⑦受け付け窓口　⑧その他

Ⅷ. 次に、精神的なご負担やあなたご自身および家族の生活設計についてうかがいます。

1. あなたが水俣病であることを知っているのはどなたですか。(複数回答)

①家族　②親戚　③近所の人のほとんど　④職場の人のほとんど
⑤近所や職場のごくかぎられた人　⑥誰にも話していない
⑦新聞やテレビなどに紹介されたこともあり、だれもが知っている
⑧その他（　　　　　　　　　　　　　　　　　　　　　）

1-1（①②③④⑤に○を付けなかった人および⑥と答えた方へ）その（話してない）事情をお聞かせください。(自由回答)

2. あなたやご家族は、これまで水俣病のことで何かイヤな思いをしたことがおありですか。(複数回答)

①商売がうまくゆかなくなったり、会社の待遇が悪くなったりした
②こどもの結婚や就職がうまくゆかなくなった
③怠け者といわれたことがある　④近所の人に陰口を言われる
⑤村八分になったことがある　⑥子どもや孫がいじめられた
⑦補償金のことに関して何か言われたことがある
⑧ニセ患者と言われたことがある

⑨水俣病なのになんであんなに元気なのかといわれたことがある
⑩嫌な思いはしなかった
⑪その他（　　　　　　　　　　　　　　　　　　　　　　）

3．あなたはこれまでに生きる望みを失った思いになられたことはおありですか。

①<u>ある</u>　②ない

「ある」と回答した方へ、それはお体を悪くしたことと関係がありますか。

①はい　②いいえ

4．現在のあなたの心の支え、生きがいはどういうことにありますか。（複数回答）

①子どもや孫の成長　②趣味　③宗教　④仕事　⑤その他

5．お子さんやお孫さんの今後の健康上の影響について不安をおもちですか。

①とても不安である　②少し不安である
③心配はしていない　④考えたことはない

6．あなたがお体を悪くされたことが原因で、あなたご自身やご家族の生活設計に変更があったでしょうか。当てはまるものをいくつでも選んでください。

1 結婚　①自分　②子ども　③兄弟姉妹　④親戚　⑤その他
2 出産　①自分夫婦　②子ども夫婦　③兄弟姉妹　④親戚　⑤その他
3 仕事　①自分　②子ども　③兄弟姉妹　④親戚　⑤配偶者
　　　　⑥両親　⑦その他
4 学校　①自分　②子ども　③兄弟姉妹　④親戚　⑤その他
5 趣味や余暇活動　①自分　②子ども　③兄弟姉妹　④親戚　⑤配偶者
　　　　　　　　　⑥両親　⑦その他
6 家屋の建設
7 家業
8 その他

IX．認定されたことや補償金のことに関しておうかがいします。

1．認定された時の気持ちをお聞かせください。（一つ選択）

①まさか認定されるとは思わずショックだった
②病名がわかりホッとした
③水俣病だとは思っていたが、やはりショックだった
④水俣病だと思っていたので素直に受けとめた
⑤何も感じなかった　⑥その他（　　　　　　　　　　）

2．水俣病に認定されるということはあなたにとってそのことは、何をあらわしていますか（複数回答）。あてはまるものを選んでください。

①自分の病名がはっきりすること
②世間からニセ患者あつかいされなくてすむこと
③補償金がもらえること
④人には言えないこと
⑤その他（　　　　　　　　　　　　　）

3．あなたにとって補償金はどういう意味をもっていますか。（複数回答）

①患者に対する昭和電工の謝罪のしるしである
②原状回復にはならないが、せめてもの心の慰めになるお金である
③患者の主としての生活補償のためのお金である
④その他（　　　　　　　　　　　　　　　　）

4．一時金、年金、医療費の評価はどうですか。

一時金	①低すぎる	②まあまあの金額	③高すぎる	④わからない	⑤その他
年金	①低すぎる	②まあまあの金額	③高すぎる	④わからない	⑤その他
医療費	①低すぎる(足りない)	②まあまあの金額(十分である)	③高すぎる	④わからない	⑤その他

5．補償金の使途を、もしおさしつかえなければ、金額の大きい順に三つ、その金額とともにお教えください。

①借金の返済　②住宅・宅地の購入　③農地山林の購入　④家財の購入　⑤預金、投資　⑥家族・親類へ分配　⑦生活費　⑧医療・治療費（保健器具・湯治など）　⑨その他（　　　　　　　　　）

＜金額＞

①50万円未満　②50〜100万円未満　③100〜500万円未満　④500〜1000万円未満　⑤1000万円以上

6．あなたは認定された方々の団体に加盟していますか。

①はい　②いいえ

↓

それはなんという団体で、いつ加盟しましたか。
①被災者の会　②明和会　③その他

加盟時期（　　　　　）年

①公式発見から一次訴訟　②一次訴訟中から判決
③判決から補償協定締結まで　④補償協定締結後　⑤その他

6－1　加盟のきっかけはなんですか。

7．現在に至までその団体に所属して活動してきたことや、その交流などをを、さしつかえなければ、お教えください。（時期と内容）

8．現在、あなたはどのように阿賀野川とかかわって生活していますか。

①魚をとる　②土手に散歩にいく　③仕事で関わっている　④もう関わっていない

9．阿賀野川に関して昔からの思いや、現在思っていることなど、よかったら
お聞かせください。

FACE項目
　　最後にご家族の構成など簡単なことをうかがいます。
1．家族の人数
　　現在＿＿＿＿＿人　昭和40年頃＿＿＿＿＿人

2．家族構成（現在）
　①本人のみ
　②本人と配偶者
　③本人と配偶者と未婚の子
　④本人と配偶者と未婚・既婚の子
　⑤本人と配偶者と未婚・既婚の子および孫
　⑥本人と未婚の子
　⑦本人と未婚・既婚の子
　⑧本人と未婚・既婚の子および孫
　⑨本人と配偶者と両親　⑩本人と配偶者と片親
　⑪本人と配偶者と両親および未婚・既婚の子
　⑫本人と配偶者と片親および未婚・既婚の子
　⑬本人と両親および未婚・既婚の子
　⑭本人と片親および未婚・既婚の子
　⑮その他

3．ご家族のなかに水俣病に関係する健康被害者がほかにおられますか。

	配偶者	両親	子ども	その他
①認定患者がいる				
②第一次新潟水俣病訴訟の原告だったものがいる				
③第二次新潟水俣病訴訟の原告がいる				
④認定申請して棄却されたものがいる				
⑤認定申請はしていないが水俣病の影響が疑われるものがいる				

3-1（家族内に認定患者がいる場合）何年に認定されましたか。
　　続柄_____（　　　）年
　　続柄_____（　　　）年

4．本人の結婚（未婚か既婚か）および、既婚者なら結婚年
　　①未婚　②既婚→結婚年（　　　）年

5．本人の子どもの数および最初の子の生まれた年と最後の生まれた年
　　①子どもの数　　（　　　）人
　　②最初の子の生年（　　　）年
　　③最後の子の生年（　　　）年
　　X非該当（未婚・子のない人）

6．子どもたちの生存人数　（　　　）人

7．子どもたちの結婚の有無（全員かどうか）
　　①全員結婚　②一部結婚　③全員未婚　X非該当

8．昭和40年前後に、ご家族で亡くなられた方はおられますか。
　　①死亡者なし　②死亡者あり　（　　　）人

・続柄：①配偶者　②親　③子ども　④その他
・水俣病と関連　①おおいに関係　②やや関係　③関係ない

9．失礼ですが、あなたが卒業された最後の学校は（一つ選択）

①旧制小学校・新制小学校・新制中学校
②旧制中学校・新制高等学校
③旧制高校・新制短大・新制大学など

10.昭和40年当時、飼い犬や飼猫の異常の有無
①あり　②なし　③犬や猫を飼っていなかった
↓
犬（　　）匹　猫（　　）匹

　　　　　　　長時間まことにありがとうございました。

資料2

ケース・レポート

No. _____　新潟水俣病
1995年2・3月

調査日時　1995年　月　日　～

№	氏名	男/女	年齢	住所

(1) 検診歴及び病院通院歴（大学での精密検査を含む）

(2) 認定申請関係

(3) 職業及び生活水準

(4) 日常生活の不自由

(5) 人間関係（家族・職場・近隣）

(6) 水俣病差別の実態

(7) 昭和電工・補償金関係

(8) 裁判運動関係

［コメント（特記事項）］

単純集計結果

※ ● Nは有効回答数を表す。
　● ——は該当なしを示す。
　● 自由回答はスペースの都合上省略した。

F 2（性別、N=50）　1（男）46.0%　2（女）54.0%
F 3（生年、N=50）　49歳以下 2.0%　50-59歳 16.0%　60-69歳 30.0%　70-79歳 44.0%
　　　　　　　　　80歳以上 8.0%
F 4（住所、N=50）　新潟市 68.0%（松浜 12.0%、一日市 16.0%、下山 2.0%、大形 4.0%、大平 6.0%、津島屋 20.0%、その他 8.0%）
　　　　　　　　　豊栄市 32.0%
G 1（移動の有無、N=50）　1 22.0%　2 78.0%
G 2（船の所有、N=50）　1 70.0%　2 30.0%
G 3（田の所有、N=49、非該当=1）　1 40.8%　2 59.2%
G 4（畑の所有、N=49、非該当=1）　1 34.7%　2 65.3%

I.
1.（N=50）　①4.0%　②4.0%　③50.0%　④34.0%　⑤8.0%
2.（N=50）　1 48.0%　2 14.0%　3 20.0%　4 36.0%　5 34.0%　6 14.0%　7 14.0%　8 24.0%　9 62.0%　10 60.0%　11 46.0%　12 74.0%　13 84.0%　14 90.0%　15 78.0%
3. 1.（N=23、非該当=27）　①21.7%　②8.7%　③34.8%　④34.8%
　 2.（N=22、非該当=28）　①13.6%　②4.5%　③18.2%　④63.6%
　 3.（N=22、非該当=28）　①18.2%　②13.6%　③22.7%　④45.5%
　 4.（N=21、非該当=29）　①38.1%　②9.5%　③23.6%　④28.6%
　 5.（N=23、非該当=27）　①69.6%　②17.4%　③13.6%　④——
4. 1.（N=50）　①20.0%　②36.0%　③44.0%　④⑤⑥——
　 2.（N=50）　①28.0%　②20.0%　③52.0%　④⑤⑥——

Ⅱ.
1. (N＝48、非該当＝2)　①43.8%　②56.3%
1－1. (N＝21、非該当＝29)　①42.0%　②──　③95.2%　④19.0%(複数回答)
2. (N＝48、非該当＝2)　①10.4%　②89.6%
2－1. (N＝5、非該当＝45)　①～③──　④60.0%　⑤80.0%　⑥40.0%(複数回答)
3. (N＝46、非該当＝4)　①28.3%　②71.7%
4.　親戚(N＝50)　①98.0%　②2.0%
　　隣近所(N＝50)　①92.0%　②8.0%
　　友人(N＝49、非該当＝1)　①98.0%　②2.0%
4－1　親戚(N＝49、非該当＝1)　①100.0%　②～⑦──
　　　隣近所(N＝47、非該当＝3)　①93.6%　②2.1%　③──　④2.1%　⑤──　⑥2.1%　⑦──
　　　友人(N＝49、非該当＝1)　①95.9%　②2.0%　③～⑤──　⑥2.0%　⑦──
5. 1. (N＝50)　①2.0%　②96.0%　③──　④2.0%
　 2. (N＝50)　①──　②98.0%　③2.0%　④──
　 3. (N＝50)　①──　②86.0%　③2.0%　④12.0%
　 4. (N＝50)　①18.0%　②82.0%　③④──
　 5. (N＝50)　①──　②98.0%　③──　④2.0%
　 6. (N＝50)　①──　②98.0%　③──　④2.0%
　 7. ──

Ⅲ.
1. (◎N＝50)　①14.0%　②8.0%　③──　④2.0%　⑤2.0%　⑥6.0%　⑦──　⑧──　⑨2.0%　⑩2.0%　⑪──　⑫8.0%　⑬2.0%　⑭54.0%　⑮──
　 (○N＝7、非該当＝43)　①42.9%　②③──　④14.3%　⑤～⑪──　⑫14.3%　⑬14.3%　⑭14.3%　⑮──
2. (◎N＝19、非該当＝31)　①78.9%　②5.3%　③10.5%　④──　⑤5.3%

(○N=5、非該当=45) ①60.0% ② ── ③40.0% ④⑤ ──

3. (◎N=50) ①48.0% ②10.0% ③ ── ④2.0% ⑤18.0% ⑥6.0% ⑦⑧ ── ⑨4.0% ⑩2.0% ⑪4.0% ⑫2.0% ⑬2.0% ⑭2.0% ⑮ ──

(○N=21、非該当=29) ①23.8% ②19.0% ③④ ── ⑤4.8% ⑥〜⑪ ── ⑫52.4% ⑬〜⑮ ──

4. (N=50) ①82.0% ②18.0%

回数 (N=41、非該当=9) 1回 26.8% 2回 53.7% 3回 14.6% 4回 4.9%

4-2. (N=42、非該当=8) ①21.4% ②40.5% ③33.3% ④2.4% ⑤2.4%

4-3. (N=41、非該当=9) ①61.0% ② ── ③2.4% ④2.4% ⑤4.9% ⑥2.4% ⑦2.4% ⑧12.2% ⑨12.2% ⑩ ── ⑪22.0% (複数回答)

5. (N=24、非該当=26) ①95.8% ② ── ③4.2% ④4.2% (複数回答)

6. (N=3、非該当=47) ①② ── ③66.7% ④33.3% ⑤ ──

7-1. (N=16、非該当=34) ①18.8% ②31.3% ③ ── ④12.5% ⑤18.8% ⑥62.5% (複数回答)

7-2. (N=16、非該当=34) ①〜⑨ ── ⑩6.3% ⑪81.3% (複数回答)

8. (N=49、非該当=1) ①28.6% ②2.0% ③4.1% ④2.0% ⑤⑥ ── ⑦6.1% ⑧6.1% ⑨6.1% (複数回答)

9. (N=50) ①64.0% ②36.0%

Ⅳ.

1. (N=50) ①88.0% ②8.0% ③2.0% ④ ── ⑤2.0% ⑥⑦ ──

2. (N=50) ①6.0% ②36.0% ③6.0% ④52.0%

3. (N=50) ①28.0% ②③ ── ④20.0% ⑤ ── ⑥10.0% ⑦2.0% ⑧98.0% (複数回答)

3-1. (N=22、非該当=28) ①22.7% ②18.2% ③40.9% ④ ── ⑤18.2% (複数回答)

4. (N=50) ①6.0% ②12.0% ③2.0% ④6.0% ⑤2.0% ⑥8.0% ⑦14.0% ⑧48.0% ⑨2.0%

5. (N=50) ①100.0% ②78.0% ③76.0% ④32.0% ⑤76.0% ⑥76.0% ⑦46.0% ⑧14.0% ⑨16.0%(複数回答)
6. (N=50) ①100.0% ②2.0% ③18.0% ④12.0% ⑤38.0% ⑥32.0% ⑦22.0% ⑧2.0% ⑨2.0%(複数回答)
7. (N=50) ①56.0% ②8.0% ③36.0% ④──
8. (N=50) ①14.0% ②4.0% ③④── ⑤60.0% ⑥12.0% ⑦2.0% ⑩a── ⑩b 2.0% ⑩c 6.0% ⑩d──
9. (N=50) ①②── ③6.0% ④4.0% ⑤4.0% ⑥16.0% ⑦8.0% ⑧8.0% ⑨── ⑩2.0% ⑪2.0% ⑫50.0%
10. (N=50) ①10.0% ②32.0% ③24.0% ④8.0% ⑤6.0% ⑥8.0% ⑦6.0% ⑧── ⑨2.0% ⑩⑪── ⑫4.0%
11. (N=50) ①12.0% ②34.0% ③── ④74.0% ⑤6.0% ⑥── ⑦4.0% ⑧2.0%(複数回答)
12. (N=50) ①10.0% ②4.0% ③〜⑤── ⑥62.0% ⑦4.0% ⑧2.0% ⑨── ⑩4.0%〔自分と配偶者と子ども 10.0%、自分と配偶者と父 4.0%〕(複数回答)
13. (N=50) ①8.0% ②92.0%
13-1. (N=50) ①〜③── ④6.0% ⑤2.0% ⑧── ⑨92.0%(複数回答)
14. (N=50) ①18.0% ②82.0%
15. (N=50、非該当=1) ①18.4% ②81.6%
　時期　61年1名　64年1名　65年3名　67年1名　70年1名　71年1名

V.
1. (N=50) 〇+◎:①76.0% ②46.0% ③24.0% ④──(複数回答)
　　　　　　◎:①56.0% ②26.0% ③10.0% ④──(複数回答)
2. (N=49、非該当=1) ①55.1% ②44.9%
　変更(N=32、非該当=18)　変更あり 43.8%　変更なし 56.3%
3. (N=50) ①24.0% ②22.0% ③54.0% ④──
4. (N=50) ①28.0% ②28.0% ③44.0% ④⑤──

Ⅵ.
1. (N＝17、非該当＝33) ①1964年以前 5.9%　②65-69年 35.3%　③70-75年 41.2%　④他の表現 17.6%
3. (N＝50) ①～③ ──　④14.0%　⑤8.0%　⑥4.0%　⑦⑧ ──　⑨50.0%　⑩42.0%
4. (N＝50) ①32.0%　②68.0%
4−1. (N＝24、非該当＝26) ①62.5%　②37.5%
　　診察した医師(N＝15、非該当＝35)　①近くの開業医 66.7%　②大学病院 33.3%　③その他 ──
4−3. (N＝16、非該当＝34) ①75.0%　②56.3%　③25.0%　④6.3%　⑤25.0% (複数回答)
4−4. (N＝34、非該当＝16) ①58.8%　②26.5%　③ ──　④5.9%　⑤61.8% (複数回答)
5. (N＝50) ①28.0%　②72.0%

Ⅶ.
1. (N＝50) ①64.0%　②26.0%　③10.0%
1−1. (N＝34、非該当＝16) ①2.9%　②82.4%　③5.9%
1−2. (N＝29、非該当＝21) ①89.7%　②10.3%
　　結果(N＝28、非該当＝22) ①75.0%　②③ ──　④10.7%
2. (N＝16、非該当＝34) ① ──　②18.8%　③62.5%
2−1. (N＝16、非該当＝34) ①18.8%　②62.5%
2−2. (N＝11、非該当＝39) ①18.2%　②～④ ──　⑤9.1%　⑥⑦ ──　⑧54.5%
3. (N＝50) ①40.0%　②58.0%　③2.0%　④⑤ ──
4. 回数(N＝50)　1回 100.0%
　　時期(N＝50)　65年 6.0%　70年 4.0%　71年 4.0%　73年 4.0%　74年 2.0%　忘れた 80.0%
5. (N＝50) ◎＋○：①48.0%　②26.0%　③ ──　④40.0%　⑤32.0%　⑥～⑩ ──　⑪38.0% (複数回答)
　　　　　　◎：①8.0%　②2.0%　③ ──　④4.0%　⑤2.0%　⑥～⑪

資料2　273

　　　　　——（複数回答）
6.（N＝50）　①50.0%　②50.0%
6－1.（N＝25、非該当＝25）①16.0%　②56.0%　③4.0%　④——　⑤8.0%　⑥8.0%　⑦4.0%　⑧20.0%　⑨——　⑩20.0%　⑪4.0%　⑫48.0%（複数回答）
7.（N＝50）　①16.0%　②8.0%　③56.0%　④20.0%
8.（N＝38、非該当＝12）①23.7%　②③——　④76.3%
9.（N＝43、非該当＝7）①——　②100.0%
10.（N＝50）①20.0%　②80.0%
10－1.（N＝12、非該当＝38）①16.7%　②——　③25.0%　④58.3%　⑤16.7%（複数回答）
　受診科（N＝11、非該当＝39）①36.4%　②9.1%　③～⑧——

Ⅷ.
1.（N＝50）　①98.0%　②98.0%　③88.0%　④4.0%　⑤～⑧——（複数回答）
2.（N＝50）　①10.0%　②8.0%　③8.0%　④48.0%　⑤——　⑥6.0%　⑦36.0%　⑧14.0%　⑨20.0%　⑩32.0%　⑪36.0%（複数回答）
3.（N＝49、非該当＝1）①34.7%　②65.3%
　体調との関連（N＝49、非該当＝1）①34.7%　②65.3%
4.（N＝50）　①74.0%　②10.0%　③2.0%　④12.0%　⑤22.0%　⑥（なし）8.0%（複数回答）
5.（N＝49、非該当＝1）①2.0%　②26.5%　③61.2%　④10.2%
6.（N＝50）　1.　①2.0%　②10.0%　③～⑤——
　　　　　　　2.　①4.0%　②③——　④2.0%　⑤2.0%
　　　　　　　3.　①30.0%　②～⑥——　⑦18.0%
　　　　　　　4.　①——　②22.0%　③～⑤——
　　　　　　　5.　①22.0%　②～④——　⑤2.0%
　　　　　　　6.　10.0%
　　　　　　　7.　4.0%
　　　　　　　8.　2.0%

IX.
1. (N＝48、非該当＝2)　①22.9%　②──　③22.9%　④18.8%　⑤6.3%
　　　　　　　　　　　⑥29.2%
2. (N＝50)　①80.0%　②2.0%　③8.0%　④54.0%　⑤16.0% (複数回答)
3. (N＝50)　①58.0%　②48.0%　③80.0%　④16.0% (複数回答)
4. 一時金 (N＝50)　①12.0%　②60.0%　③──　④24.0%　⑤4.0%
　　年　金 (N＝50)　①16.0%　②58.0%　③──　④22.0%　⑤4.0%
　　医療費 (N＝50)　①12.0%　②68.0%　③──　④16.0%　⑤4.0%
5. (延べ人数)　①8名　②16名　③──　④1名　⑤5名　⑥9名　⑦46名
　　　　　　　⑧21名　⑨6名　NA・DK 38名
6. (N＝50)　①100.0%　②──
　　団体名 (N＝50)　①98.0%　②2.0%　③──
　　加盟時期 (N＝50)　①28.0%　②10.0%　③26.0%　④34.0%　⑤2.0%
8. (N＝50)　①12.0%　②16.0%　③6.0%　④58.0%　その他8.0%

FACE項目
1. 現　在 (N＝50)　2人 10.0%　3人 20.0%　4人 4.0%　5人 14.0%　6人
　　　　　　　　　26.0%　7人 16.0%　8人 8.0%　9人以上 2.0%
　　S40年 (N＝50)　2人 2.0%　3人 8.0%　4人 8.0%　5人 2.0%　6人
　　　　　　　　　28.0%　7人 24.0%　8人 20.0%　9人以上 8.0%
2. (N＝50)　①──　②8.0%　③16.0%　④4.0%　⑤46.0%　⑥──　⑦
　　　　　　2.0%　⑧10.0%　⑨──　⑩2.0%　⑪──　⑫2.0%　⑬──
　　　　　　⑭12.0%　⑮8.0%
3. (N＝43)　配偶者　①46.5%　②20.9%　③4.7%　④20.9%　⑤7.0%
　　　　　　両　親　①51.2%　②20.9%　③──　④2.3%　⑤20.9%
　　　　　　子ども　①13.9%　②4.7%　③2.3%　④7.0%　⑤13.9%
　　　　　　その他　①79.1%　②30.0%　③7.0%　④13.9%　⑤23.2%
3-1. (延べ人数)　65年 8名　68年 1名　69年 4名　70年 1名　71年 4名　72
　　　　　　　　年 5名　73年 8名　不明 38名
4. (N＝50)　①──　②100.0%

5. (N＝40、非該当＝3)　1人 2.5%　2人 27.5%　3人 30.0%　4人 25.0%　5人 7.5%　6人 2.5%　7人 5.0%
6. (N＝40、非該当＝3)　1人 5.0%　2人 32.5%　3人 25.0%　4人 22.5%　5人 10.0%　6人 4.7%
7. (N＝46、非該当＝4)　①65.2%　②28.3%　③6.5%
8. (N＝43)　①18.6%　②81.4%(1人 25.6%　2人 34.9%　3人 18.6%　4人 2.3%)

　続柄（N＝70：家族成員の病死者数）①8.6%　②64.3%　③11.4%　④15.7%

　水俣病との関連（N＝70）①58.6%　②10.0%　③25.7%

　結婚年（N＝70）　69年以前 25.7%　70-74年 11.4%　80-84年 5.7%　85年以降 11.4%
9. (N＝50)　①96.0%　②2.0%　③──
10. (N＝42、非該当＝1)　①40.5%　②14.3%　③45.2%

　①(N＝17)の場合　1匹 58.8%　2匹 29.4%　3匹 5.9%　4匹 5.9%　忘れた 5.9%

資料3　新潟水俣病問題に関する協定書(1973年補償協定書)

（付帯細目協定書・覚書・確認書）

昭和48年6月21日締結

新潟水俣病被災者の会
新潟水俣病共闘会議
昭 和 電 工 株 式 会 社

協　定　書

　新潟水俣病被災者の会および新潟水俣病共闘会議と昭和電工株式会社とは、新潟水俣病補償などの解決にあたり、新潟水俣病問題について、下記のとおり協定する。

一、昭和電工株式会社は、同社が熊本水俣病問題を知りながら同社旧鹿瀬工場の廃液の処理を怠って阿賀野川の自然環境を汚染、破壊し、その結果二度目の水俣病を発生させたものであることを認め、直接の被害者である死亡者、患者とその家族ならびに漁業関係者に多大の損害を与えると同時に、原因究明および訴訟の過程において遺憾な点があり、よって解決を長びかせて社会に迷惑をかけた責任を自覚、反省し、被害者および社会に心から謝罪する。

二、昭和電工株式会社は、加害者としての責任を果たすため、過去、現在および将来にわたる被害者の健康と生活上の全損害をその生涯にわたり償いつづけるため、後記協定事項の履行を確約すると同時に、患者の最大のねがいが健康の回復－完全治癒にあることを正しく理解し、治療法の発見、患者の健康保持のための万全の措置を積極的に講ずる。

三、昭和電工株式会社は、新潟水俣病を発生させるに至った経過を深く反省し、今後自社工場はもちろん、鹿瀬電工株式会社を含む同社が支

配力を有する関連会社工場の産業廃棄物（排水、排気、残滓等）について厳重な点検と管理を行なって公害発生の防止に努め、明らかに上記工場に起因して危険が予想されるときは、操業停止をも行なって絶対に住民に危害を及ぼさないことを誓約する。
四、水俣病は、人類がいまだかつて経験したことのない人間破壊であり、その病理についても被害の全貌についても未解明の部分が多く残っている。本協定は、あくまで現段階までに解明し得た事実にもとづくものであって、本協定の成立により補償問題は解決したとはいえ、水俣病被害が更に拡大し、深刻化している情況に鑑み、被害者に対する償いが、本協定にもとづく補償金の支払いのみによってすべて解決するものでないとの認識に立ち、今後においても新たな問題が生じたときは、新潟水俣病被災者の会および新潟水俣病共闘会議との交渉に応じ、上記各項の精神にのっとり誠意をもって問題を協議し、解決にあたる。
五、最近第三、第四の水俣病が問題とされているときにあたり、昭和電工株式会社も新潟水俣病共闘会議も、さらに水俣病問題の全貌を解明し、再発生防止の資料として後世に残すことは、当事者としての義務である。また、すべての被害者に救済の手をさしのべることが人間としての道である。このため、昭和電工株式会社は、一切の関係資料を提供すると同時に、今後可能な範囲で潜在患者の発見に努め、発見されたすべての患者に対しても、本協定の精神に基づき責任をもってその救済にあたる。
六、昭和電工株式会社は、以上の基本精神の立場に立って下記各協定事項を誠意をもって実行することを誓約する。

協　定　事　項

　昭和電工株式会社は、次の各項に定める一時補償金、継続補償金、特別一時補償金および症状変化に対する措置によって補償を行なう。

第一　一時補償金・継続補償金

一、一時補償金
　　訴訟に参加した患者を除く認定患者に対して次の区分によって支払う。
　　1　死亡者および他の介助なしに日常生活のできない者(以下「重症者」と略)に対して一律　　　　　　　　　　　　　　1,500万円
　　2　その他の者(以下「一般認定患者」と略)に対して一律　1,000万円
二、継続補償金
　　訴訟に参加した患者を含むすべての生存患者に対して、生涯にわたって支払う。
　　1　金額は、年額一律50万円とする。
　　　この金額は、総理府統計局作成の「消費者物価指数年報」の「都市階級・地方・県庁所在都市別総合指数」に示される「新潟市」の昭和47年度指数を100とし、この指数に30パーセント以上の著しい変動があった場合は改訂する。
　　2　実施期日は、昭和48年1月1日からとし、毎年3月末日および9月末日を支払期日として、各支払期日現在の認定患者に対して年額の2分の1づつを支払う。
　　3　実施期日以前に認定された者に対しては、それぞれの認定期日から昭和47年12月末日までの期間に対し、年額50万円の月割で計算した継続補償金相当額を、特別一時補償金として支払う。
　　4　実施の細部については、付帯細目協定書による。

第二　症状変化に関する事項
一、訴訟に参加した患者および一般認定患者が重症者となったとき、または死亡(原因が新潟水俣病による場合、新潟水俣病の余病または併発症による場合および新潟水俣病に関係した事故による場合)したときは、その時点において第一、一の1の一時補償金との差額を支払う。
二、重症化の確認は、新潟県または新潟市が法にもとづく介護手当の支給を決定した場合、その決定をもって行なうものとし、細部は付帯細

目協定書による。

第三　訴訟に参加した患者に関する事項

一、判決時に死亡していた者(判決後昭和48年4月21日(確認書締結日)までに死亡した者を含む)および判決において重症者と認められた者に対して、特別一時補償金として、それぞれ判決で認められた金額と死亡者および重症者に対する一時補償金との差額相当額を支払う。

二、その他の訴訟に参加した患者に対しては、それぞれ、判決で認められた金額と一般認定患者に対する一時補償金との差額相当額を特別一時補償金として支払う。

第四　医療費に関する事項

本協定にもとづいて支払われる補償金には、医療費は一切含まないものとする。

第五　今後の交渉に関する事項

一、本協定で合意した協定事項を除き、次の事項については今後とも新潟水俣病被災者の会および新潟水俣病共闘会議と昭和電工株式会社との間で、その都度協議決定する。
 1　今後の認定患者の取扱いに関する事項
 2　本協定の運営に関する事項
 3　阿賀野川の、汚染排除を含む公害防止等の事項
 4　患者の健康の維持、回復等に関する事項
 5　その他必要と認めた事項

二、前各等について双方いずれかから協議の申入れがあった場合、相手方は直ちにこれに応ずるものとする。

三、交渉申入れの窓口は、それぞれ、新潟水俣病共闘会議事務局および昭和電工株式会社本社とする。

四、交渉のルール、協議内容等細部については付帯覚書による。

第六　補償金の支払いに関する事項

本協定にもとづく補償金の支払い方法、時期については付帯細目協定

書による。

以上協定の証として、本協定書3部を作成し、当事者署名捺印の上、各その1部を保有する。

昭和48年6月21日

　　　　　　　　　　　　　　　新潟水俣病被災者の会
　　　　　　　　　　　　　　　　　会長代行　　（署名　印）
　　　　　　　　　　　　　　　新潟水俣病共闘会議
　　　　　　　　　　　　　　　　　議　　長　　（署名　印）
　　　　　　　　　　　　　　　昭和電工株式会社
　　　　　　　　　　　　　　　　　取締役社長　（署名　印）

細　目　協　定　書

　新潟水俣病被災者の会および新潟水俣病共闘会議と昭和電工株式会社とは、昭和48年6月21日付をもって三者の間に締結された「協定書」に付帯して、協定事項の実施の細部について、次のとおり細目協定を締結する。

第一　継続補償金、特別一時補償金の取り扱い

一、協定事項第一、の継続補償金の実施については、次のとおり取り扱う。

　1　物価指数が準備指数（新潟市の昭和47年度指数、改訂があった場合は、改訂後の指数をいうものとし、小数点1位までとする。）に対して30パーセント以上の増減を生じた場合は、30パーセントを基準指数に組み入れ、その後は改訂された基準指数を基礎として新たな指数を算出する。この場合、基準指数に組み入れない30パーセントを超える指数は、新たな指数に換算して繰り越すものとする。

　2　基準指数の改訂により、その後の物価指数算出の際、小数点2位

以下の端数を生じた場合は、これを四捨五入する。
　３　基準指数の改訂に伴う金額の改訂により、将来継続補償金の額に100円未満の端数を生じた場合は、これを四捨五入する。
　４　認定患者が死亡したとき、または認定を解除されたときは、その時点から支払いを停止する。
二、協定事項第一、の特別一時補償金については、月割計算の結果、100円未満の端数を生じた場合、これを四捨五入する。

第二　症状変化に関する事項

一、協定事項第二の「重症者となったとき」は、認定患者が介護手当を受けた月が継続して3ケ月以上になった場合をいうものとする。ただし、症状によっては協議の上支払時期を決定する。
二、重症化の確認は、新潟県または新潟市が介護手当の支給を決定した場合、その決定通知を新潟水俣病共闘会議事務局および昭和電工株式会社が受領することにより行なう。
三、死亡した場合の死因の確認は、医師の診断書によって行なう。

第三　訴訟に参加した患者に関する事項

　重症者とは、判決において(a)ランク患者とされた者をいう。

第四　補償金の支払いに関する事項

　協定事項第一、ないし第三、の補償金の支払い方法および支払時期は、次のとおりとする。
一、第一、の重症者に対する一時補償金は、昭和48年4月28日に支払った内金500万円および昭和48年5月31日に支払った内金250万円を除き、残額のうち250万円を昭和48年6月30日までに、その余の残額500万円については、細目協定第二の一の事実を確認した時に支払う。
二、第一、の一般認定患者に対する一時補償金は、昭和48年4月28日に支払った内金500万円および昭和48年5月31日に支払った内金250万円を除き、残額250万円を昭和48年6月30日までに支払う。
三、昭和48年3月末日現在の認定患者に対する継続補償金および継続補

償金の実施期日以前に認定された者に対する特別一時補償金は、昭和48年6月30日までに支払う。
四、第三、の判決時に死亡していた者（判決後確認書締結日までに死亡した者を含む。）および判決において重症者と認められた者に対して支払う差額相当額は、昭和48年5月30日までに支払う。この場合、死亡者については、その遺族（共同相続人があるときはその代表者）に対して支払うものとする。

以上協定の証として本細目協定書3部を作成し、当事者署名捺印の上、各その1部を保有する。

昭和48年6月21日

        新潟水俣病被災者の会
          会　長　代　行　　（署名　印）
        新潟水俣病共闘会議
          議　　　　　長　　（署名　印）
        昭　和　電　工　株　式　会　社
          取　締　役　社　長　　（署名　印）

覚　書

新潟水俣病被災者の会および新潟水俣病共闘会議と昭和電工株式会社とは、昭和48年6月21日付をもって三者の間に締結された協定書前文第四項および同協定事項第五、（今後の交渉に関する事項）の取扱いについて、下記のとおり覚書を交換する。

  記

一、「今後の認定患者の取扱い」については、昭和電工株式会社は、協定事項に準じて補償するものとし、新潟水俣病被災者の会および新潟水俣病共闘会議は、円満解決に協力する。

二、「本協定の運営に関する事項」とは、協定事項の解釈適用上疑義を生じた場合の協議をいうものとし、円満解決を旨として協議決定するものとする。
三、「阿賀野川の、汚染排除を含む公害防止等の事項」については、現在具体的な問題が生じているものではないが、昭和電工株式会社の責に帰すべき事由によって、阿賀野川が汚染されるようなおそれがある場合は、協定書前文の精神にのっとり、協議解決する趣旨であることを確認する。
四、「患者の健康の維持、回復等に関する事項」については、国、公共団体等の行なう治療法の研究に対する促進協力などをいう趣旨であることを確認する。
五、協定書前文第四項およびこの覚書に基づく協議とは、新潟水俣病被災者の会を含む新潟水俣病共闘会議および昭和電工株式会社とも、それぞれ7名以内の交渉委員をもって行なう話合いをいうものとする。

以上覚書の証として本書3部を作成し、当事者署名捺印の上、各その1部を保有する。

　　昭和48年6月21日

　　　　　　　　　　　　新潟水俣病被災者の会
　　　　　　　　　　　　　　会 長 代 行　　（署名　印）
　　　　　　　　　　　　新潟水俣病共闘会議
　　　　　　　　　　　　　　議　　　長　　（署名　印）
　　　　　　　　　　　　昭 和 電 工 株 式 会 社
　　　　　　　　　　　　　　取締役社長　　（署名　印）

　　注）縦書きの原文を本書に横書きで掲示するに際して、漢数字の多くはアラビア数字に、「左のとおり」「右」「左記」はそれぞれ「下記のとおり」「上記」「下記」に改めてある。

資料4　協定書（1995年解決協定書）

平成12月11日締結

新潟水俣病被害者の会
新潟水俣病共闘会議
昭和電工株式会社

協　定　書

　新潟水俣病被害者の会（以下「被害者の会」という。）及び新潟水俣病共闘会議（以下「共闘会議」という。）と昭和電工株式会社（以下「昭和電工」という。）とは、新潟水俣病をめぐる諸問題を解決するため、以下のとおり協定する。

前　　文

　新潟水俣病が発生してから既に30年の年月が経過した。この間、「公害健康被害の補償等に関する法律」（公健法）によって水俣病と認定された患者は690名の多数に及んだ。
　昭和48年6月21日、新潟水俣病の原因となるメチル水銀を排出した昭和電工は新潟水俣病被災者の会及び共闘会議と補償協定書を締結し、一旦、その解決をみた。
　その後、公健法の認定申請を棄却された人々が続出し、これらの人々を中心とした231名が、水俣病であるとして、昭和電工と国を相手に提訴し、長年の間、補償と救済を求めてきた（新潟水俣病第2次訴訟）。
　新潟地方裁判所は、平成4年3月31日、新潟水俣病第2次訴訟第1陣原告ら91名の殆どを水俣病と認めたが、昭和電工はこの判断を不服として控訴し、現在も引き続いて、東京高等裁判所で審理が継続されている。

一方、国は、その後、水俣病総合対策医療事業を実施し、その対象者は、原告を含め300名を超えた。

　新潟水俣病発生後、長年月が経過し、原告ら231名のうち41名が死亡し、平均年齢が70歳になるなど、高齢化が進む中で、このまま原告らが未解決のまま放置され続けることは人道的にも許されず、早期解決の声は今や国民的世論になっている。

　他方、熊本水俣病問題が同じように長期化した中で、平成7年9月28日の与党三党合意「水俣病問題の解決について」（以下「熊本案」という。）を、関係諸団体が受け入れたこともあり、水俣病問題の早期全面解決の機運は一挙に高まった。

　こうした中で、被害者の会及び共闘会議と昭和電工は、基本的な主張は主張としても、早期解決の要請を最大限に尊重し、本問題を解決することに合意した。

1. 協定の趣旨

　本協定は、新潟水俣病に関する様々な紛争を早期に解決するため、熊本案に記載された内容を受け入れ、この熊本案にそって新潟関係に適用し得る事項を以下のとおり合意することにより、新潟水俣病をめぐる諸問題の最終的かつ全面的な解決を図ることを目的とするものである。

(1)　昭和電工は、本問題の最終的、全面的解決に当たり、改めて、自らが排出したメチル水銀が新潟水俣病を引き起こした原因者としての責任を重く受け止め、原告をはじめ阿賀野川流域に居住する住民並びに広く社会に対し、深く陳謝する。

　　なお、昭和電工は、企業活動において、地域環境、地球環境の保全に関し、その社会的責務を果たすことを、改めて表明する。

(2)　本協定の基本となる、解決対象者の考え方及び昭和電工が支払う一

時金の性格は次のとおりとする。

ア．解決対象者の考え方

過去に通常レベルを超えるメチル水銀の曝露を受けた可能性があり、四肢末梢優位の感覚障害に有すると認められる者の中には、公健法において水俣病と認定される者と認定申請が棄却される者がある。

水俣病の診断は、メチル水銀曝露を前提として、症候の組合せによる症候群的診断により行われる。

今回の解決対象者は、認定申請が棄却される人々であるが、水俣病の診断が蓋然性の程度の判断であり、公健法の認定申請の棄却は、メチル水銀の影響が全くないと判断したことを意味するものではないことなどに鑑みれば、救済を求めるに至ることには無理からぬ理由があることから、本協定の解決対象者とするものである。

イ．一時金の性格

昭和電工は、自らが排出したメチル水銀が新潟水俣病を引き起こしたことの責任を重く受け止めた上で、2．(1)に掲げる要件に該当する者に対して、判決など昭和電工の排出したメチル水銀と個々人の健康障害との因果関係の有無を確定させる方法によらず、話し合いにより本問題の早期の最終的かつ全面的な解決を図るため、汚染者負担の原則にのっとり本問題が生ずる原因となったメチル水銀の排出をした者としての社会的責務を認識して、一時金を支払うものである。

2．一時金

(1) 一時金の対象者

昭和電工は、救済を求める者のうち次のいずれかに該当する者(原告又は非原告を問わない。)に一時金を支払う。

① 現に総合対策医療事業の対象である者
（総合対策医療事業の対象者であった者で既に死亡した者にあっては、その遺族）
② 申請受付再開後の総合対策医療事業において新潟県知事が判定検討会の意見を聴いて対象とした者
（①以外の死亡者にあっては、総合対策医療事業と同様の手続により、その判定検討会と同一の委員によって構成される判定委員会が、総合対策医療事業の対象者と同等の者であると判断した者の遺族）

(2) 一時金の額

ア．昭和電工が支払う一時金の額は、次により計算する。
　① (1)の要件に該当する者についての1人当たりの金額は、260万円。
　② 被害者の会に所属している(1)の要件に該当する者に関しては、①の金額の他に一定の金額を加算することとし、その総額は4億4千万円とする。

イ．被害者の会への一括支払
　① 被害者の会の代表から、一時金の一括支払及び紛争の終結について救済を受ける被害者の会構成員の合意を得た上で、被害者の会として一括して支払を受ける旨申し出があった場合には、その構成員である一時金の対象者に係るア．①の一時金の総額に相当する金額を、被害者の会に一括して支払うことができるものとする。
　② 一時金のうち、ア．②により加算される金額については、4．に定めるすべての紛争の終結を条件として、一括して支払うものとする。
　③ 被害者の会は、①又は②により一括して支払われる一時金の総額を各人に対して配分するものとする。この場合、その配分は、司法の和解協議の場又は被害者の会の自主的な判断により行う。

(3) 一時金支払請求期間

ア．(2)ア．①の一時金
　昭和電工は、次に掲げる日から3か月以内に請求があった場合に限り、一時金を支払うものとする。
　① 現に総合対策医療事業の対象である者（既に死亡した者の遺族を含む。）にあっては、総合対策医療事業申請受付再開の日
　② 申請受付再開後に総合対策医療事業の対象となる者（同事業の対象者と同等の者であると判断される死亡者の遺族を含む。）にあっては対象となった日

イ．(2)ア．②の一時金
　4．に定めるすべての紛争終結後、遅滞なく一括して支払われるものとする。

3. 国・県の施策への対応

(1) 総合対策医療事業

ア．被害者の会、共闘会議及び昭和電工は、国及び新潟県が実施する総合対策医療事業について、熊本案にあるようにそれが今後新潟関係に関しても継続実施されることを支持し、国及び新潟県に対して要請する。

イ．総合対策医療事業の申請の受付再開について、新潟関係が熊本案と同様に扱われることに被害者の会、共闘会議及び昭和電工は同意する。

(2) 地域の再生・振興

ア．被害者の会、共闘会議及び昭和電工は、熊本案にあるようにはり・きゅう及び温泉療養に要する費用の補助を行う事業など地域の再生・振興の施策が実施されるよう、国及び新潟県に要請する。

イ．昭和電工は、地域の再生・振興に参加・協力する趣旨から、新潟県に対し、総額2億5千万円を寄附する。

ウ．被害者の会など救済を求める者及び共闘会議は、地域住民とともに、新潟県が行う当該寄附を用いた水俣病問題の教訓を活かした事業の運営に参加・協力する。

4. 紛争の終結

　一時金を受領する者（原告又は非原告を問わない。）、被害者の会及び共闘会議並びにそれらの構成員は、一時金を受領するに当たり、下記（注）により、紛争を終結させるとともに、今後損害賠償を求める訴訟及び自主交渉並びに公健法による認定を求める活動を行わないものとする。

　　（注）　終結する紛争及びその終結の形態
　　　①　昭和電工への損害賠償請求訴訟：仮執行金を返還しての和解又は訴訟の取下げ
　　　②　昭和電工に補償を求める自主交渉：本協定の締結
　　　③　公健法の認定に関する認定申請、行政不服審査請求及び行政訴訟：申請等の取下げ
　　　④　国家賠償請求訴訟：請求の放棄又は訴訟の取下げ

　この協定の締結を証するため、本書3通を作成し、署名押印の上、各

自1通を保有する。

平成7年12月11日

　　　　　　　　　　　　　新潟水俣病被害者の会
　　　　　　　　　　　　　　　会　　長　　（署名　印）
　　　　　　　　　　　　　新潟水俣病共闘会議
　　　　　　　　　　　　　　　議　　長　　（署名　印）
　　　　　　　　　　　　　昭和電工株式会社
　　　　　　　　　　　　　　　取締役社長　　（署名　印）

あ と が き

　初めて阿賀野川を見たのは1991年の7月であった。当時、第二次訴訟弁護団団長であった坂東克彦先生に連れられて、下流から昭和電工のある上流まで60kmを車で移動した。上流といっても細い流れではなく、むしろこれが上流なのかと思うくらい川幅が広く驚いたことを覚えている。下流に至っては日本海と間違えたほど広かった。阿賀野川と、そこで暮らす人々に出会って10年がたってしまった。

　新潟水俣病の社会調査を始めたきっかけは、大学院で社会調査ゼミ(担当は舩橋晴俊先生)に参加したことだった。履修登録したものの社会調査未経験でついていけるのかと不安だった。しかし、この調査ゼミに参加して社会調査の方法を一から十まで学び、独自に調査ができるようになった。

　なぜ新潟水俣病問題がゼミのテーマとなったのか、また調査内容に関しては『新潟水俣病問題』(飯島・舩橋編、1999、東信堂)のあとがきに詳しいが、ここでその流れを簡単に述べておきたい。新潟水俣病未認定患者の被害の実態を明らかにすることを一つの目的として1991年から都立大学飯島伸子研究室(当時)と法政大学舩橋晴俊研究室の共同調査が開始された。聞き取り調査、資料収集を中心とした予備調査から始まり、1992年には未認定患者を中心に100名のアンケート調査を面接調査法で行っ

た。翌年にはその報告書を出した(飯島・舩橋編、1993)。

　以後単独で、上記の調査で得られた資料をもとにして対象者をしぼり、未認定患者に対する生活史調査を1994年から開始した。同年には今までなされていなかった認定患者の聞き取り調査も可能となり、1995年1月から3月まで、一人新潟に滞在し認定患者50名に対してアンケート調査を面接調査法で行った。なおアンケート調査はSLマイクロにより解析した。検定はエクセル統計のStatcelを使用した。その他、運動支援者、弁護士、医師、関係自治体など関係者に多数の聞き取り調査・資料収集も行った。聞き取りなどの合計回数は94年以降の単独調査のみあげると被害者84回、支援団体・支援者4回、弁護士3回、医師6回、その他1回であった。後半の2年間は一人で調査したとはいえ、この調査の成功は長年にわたる共同調査チームと対象者に対する信頼関係によるところが大きいことは言うまでもない。

　公害被害とは身体的被害にとどまらず長い年月にわたって多くの派生的被害を構造的にもたらす。多くの聞き取り調査からそれは明らかにされ、統計調査でも確認された。しかし、そのような被害の実態を明らかにしただけでは、本当に公害被害を理解できたと言えるのだろうか、被害を受けた当事者たちは、その後どのようにこの重い被害とともに生きてきたのかをとらえることなしに本当の公害被害の姿は見えてこないのではないかと、新潟に通い続けるうち、いつしか自問自答するようになった。

　そのため単独調査を展開するにあたって「受容と克服」をキーワードとした。当事者たちは公害被害をどのように受容し、どのように克服しようとしたのか、誤解を恐れずに言えば、公害被害の実態をマイナスの側面とすれば、そのマイナスを当事者たちはいかにしてプラスの側面に転換していくかをとらえようとした。このような発想が生まれたのは、おそらくわたし自身が労災被害者家族として育ち、「いつまでも過去を

ひきずらないで、今ある環境の中で精一杯生きる」という姿勢を両親から学んだからかもしれない。

　聞き取り調査の過程で多くの人の深い思いに触れ、わたしが聞いていいのだろうかと、とまどいを感じることもあった。逆の立場だったら、自分は果たして語ることができるだろうかという思いも常にあった。中には過去のことを思い出して涙ぐむ人もいて、調査が中断したこともあった。言葉にして語られるその重さに、自分自身も身を切られるようであり、途中でやめたいと思ったことが何度かあった。調査に出かけるたびに精神的にも身体的にも疲れ切って帰ってきた。お会いしたすべての人が、公害被害を受容し克服への道を歩もうとした人たちばかりではなかった。途中で自らの生を断ち切った人もいた。それが現実だった。それほど公害被害は重いものであった。

　しかし、日々の暮らしの中で新潟水俣病という大きな危機的出来事を経験しながらも、それぞれの形で乗り越えようとした人々がいたことはわたしにとって一つの意味ある現実だった。大きな困難に出会い、多くの関係性に傷つきながらも、その関係性によって自ら乗り越えようとしているその人々の姿、その存在を何とかしてあらわしたかった。語られる言葉の重さ、公害被害の重さに直面すればするほどその思いは強くなっていった。ただ学術論文という範囲の中で、感情的にならずにどれだけ表現できたかはいささか不安だが、あまりにも重い出来事であったからこそ、力ある克服の姿をあらわしたかった。

　当事者の方々からみれば、失礼な記述や不適切な把握があるかもしれない。それらについては、率直なご叱正、ご批評をお寄せいただくことを願うとともに、学術的研究としてやむをえない場合もあることをお許しいただけるようお願いするものである。

　本書は法政大学学位請求論文「公害病における生活世界の変容とその

再構築過程―新潟水俣病問題を事例に―」(1998年5月)を大幅に加筆修正したものであるが、本書ができあがるまでに実に多くの人々のご指導、ご助言、そしてご協力があった。特に今も阿賀野川とともに暮らしている当事者の方たち――認定患者、未認定患者、そしてご家族の方たち――との出会いなくしては本書の完成はなかった。心から感謝を申し上げたい。本来なら一人ずつお名前をあげてお礼を申し上げるところだが、現在も地域社会に微妙な問題が残り続けているため、それぞれのお名前を差し控えることをお許しいただきたい。すでに亡くなられた方も多く、もっと早く書き上げられなかった自分の非力さを恥じるとともに、亡くなった方々に心からお悔やみ申し上げたい。

　そして共同調査の時以来、お世話になった元新潟水俣病第二次訴訟弁護団団長の坂東克彦弁護士、新潟水俣病共闘会議議長の清野春彦弁護士、同事務局の高野秀男氏、下越病院富樫昭次院長、安田町の旗野秀人氏、五十嵐昭子氏、安田民俗資料館館長の神田武先生、関係自治体担当者などのあたたかいご援助やご協力、特に木戸病院検診センター所長の斎藤恒医師と同センター事務の方々、沼垂診療所所長の関川智子医師と同診療所の看護婦さんを始め事務の方々のご協力なくしては、認定患者への調査はまったく不可能だった。あらためて厚くお礼を申し上げたい。

　また共同調査チームの飯島伸子都立大学教授(当時)、舩橋晴俊法政大学教授の多大なるご指導に心からお礼を申し上げたい。お二人からは社会調査を通じて多くのことを教えていただいた。まさにお二人との出会いがなければ今のわたしはなかったように思う。さらに他大学だったが、院生時代からともに調査に出かけた現奈良教育大学助教授渡辺伸一氏、帯広畜産大学講師関礼子氏、そして名古屋大学講師田淵六郎氏との研究会での活発な議論や助言にも支えられた。あわせて感謝したい。

　学部時代から博士課程に至るまで、長い目であたたかく見守ってくださり、適切なご指導、ご助言で私を導いてくださった田中義久法政大学

教授、口頭試問で的確なご助言をいただいた石川淳志教授にも、心から深くお礼を申し上げたい。

　なお、本書は平成13年度科学研究費補助金（研究成果公開促進費）の助成を受けた。このような情報を提供してくださり、かつ院生時代から未完成だった博士論文をぜひ出版しようと大きなチャンスを与えてくださった東信堂社長、下田勝司氏にも心から感謝申し上げたい。

　最後に、わたしに生を与えてくれた両親と、博士論文執筆から本書の書き直しに至るまで、常に支えてくれた夫、昌伸にありがとうと伝えたい。

　　2001年9月　産休直前の長崎にて

堀田　恭子

索　引

※(1) 同義・同種の用語の場合、→で示す見出し語に一括して頁数を記した。
(2) 見出し語と密接に関連する用語を頁数の下に⇨で示した。
(3) 見出し語中の（　）内は追加語句または補足説明、〔　〕内は同義・同種の別称・別語である。

【ア】

赤い水〔昭電の赤水〕……………………………………………47, 48
『阿賀に生きる』……………………………………………………75
阿賀野川 ………………3, 10, 15-17, 19, 20, 22, 25, 27-33, 35, 44-49, 51,
　　　　　　　　54, 65, 66, 113, 121, 129, 131, 135-138, 144, 147, 151,
　　　　　165-167, 171, 177, 181, 184, 185, 189, 193, 207, 209, 214, 215, 223
　　　　　　　　　　（⇨ 下流、川、上流、中下流、中上流、中流）
　——の汚染……………………………………………………47
　——の存在……………………………………………………30, 32
　——流域………………………………………………………3, 11, 53
　内在的な——…………………………………………………32
阿賀野川漁業連合会………………………………………………57, 64
阿賀野川水銀汚染調査等専門家会議……………………………66
商い船………………………………………………………………18
揚川ダム……………………………………………………………18, 50
アセチレン…………………………………………………………42
アセトアルデヒド…………………………………………………43, 44, 46, 157

新しい関係性 …………………………………………………204, 214
新しい社会運動論 …………………………………………7, 204, 223
　　　　　　　　　　　　　　　　　（⇨ 運動論、社会運動）
アユ……………………………………………………………………21
荒れ川 ……………………………………………………………16, 25
安全宣言……………………………………………………………66, 212

【イ】

筏………………………………………………………………………50
　――師 ………………………………………………………17, 18
　――流し ……………………………………………………………17
　――道 ………………………………………………………………18
「生きているうちに救済を」………………………………………70
イタイイタイ病〔イ病〕………………………………51, 62, 64
一時金…………………………………………………………63, 111
一次訴訟〔新潟水俣病第一次訴訟〕……11, 12, 54, 58, 59, 62, 81, 93, 115, 124, 127, 130, 132, 136, 138, 142, 143, 159, 161, 164, 175, 180, 183, 186, 190, 191, 197, 199, 202, 204
　　　　　　　　　　　　　　　（⇨ 第二次訴訟、水俣病訴訟）
一次訴訟原告 …………76, 77, 82, 88, 107, 128, 133, 140, 142, 144, 182, 189, 203-207, 214
　　　　　　　　　　　　　　　　　　　　（⇨ 二次訴訟原告）
一陣分離判決〔新潟水俣病第一陣分離判決〕…………11, 71-73, 169, 172, 187, 202
一律補償 ………………………………………………………64, 149, 213
　　　　　　　　　　　　　　　　　　　　　　　　（⇨ 補償）
一斉検診………………………………………………………………61
井戸水 ……………………………………………………………27-29
命の時間……………………………………………………………218
医療手当……………………………………………………………55, 59
医療費 …………………………………………………………113, 153, 213
医療補償……………………………………………………………94
　　　　　　　　　　　　　　　　　　　　　　　　（⇨ 補償）

【ウ】

ヴァルネラヴィリテ ………………………………………………211
「疑わしきは認定せよ」………………………………………………65

索　引　299

　　　　　　　　　　　　　　　　　　　　　　　　　　　（⇨ 認定）
産湯………………………………………………………………………………29
海魚 ……………………………………………………………19, 25, 132
海漁 ………………………………………………25, 49, 55, 185, 212
運賃船…………………………………………………………………………18
運動 ………7-10, 144, 115, 129, 131, 140, 142-144, 150, 152, 153, 159, 169, 170, 172, 177,
　　　　　181, 184, 187, 188, 190, 191, 193, 195, 197, 202, 204-208, 212-214, 218, 222, 223, 225
　　　　　　　　　　（⇨ 公害反対運動、社会運動、住民運動、被害者運動）
　　──集団 ……………………………………………………………………195
　　──（集団）主体 ………………10, 126, 129-131, 134, 144, 163, 177, 190, 202, 207, 223
　　──と主体 ……………………………………………………………8, 9, 204
　　──の過程 …………………………………………………………………174
　　──の自我支援作用 ………………………………………………………206
　　──のジレンマ ……………………………………………………………134
　　──の潜在的機能〔作用〕………………………………………………8, 204
　　──の担い手 ……………………………………………………8, 207, 217, 223
　　──の豊かさ ………………………………………………………………206
　　──要求 ……………………………………………………………202, 214
　　──リーダーの存在 ………………………………………………………207
　　公的状況変革── …………………………………………………………204
　　体制変革── ………………………………………………………………204
運動論………………………………………………7, 10, 204, 217, 223, 224
　　　　　　　　　　　　（⇨ 新しい社会運動論、社会学的潮流）

【エ】

疫学………………………………………………………………………………59
疫学性（新潟水俣病研究のための特別研究班の）………………………………55
越後平野……………………………………………………………………15, 16
Ｌトリプトファン問題…………………………………………………………73

【オ】

オイルショック ……………………………………………………37、41, 44
横雲橋 ………………………………………………………………………16, 28
大石武一………………………………………………………………………59

陸砂利……………………………………………………………………………49

【カ】

解決………………………11, 119, 121, 152, 154, 165, 174, 192, 193, 207, 211, 221
　　　　　　（⇨ 結果としての解決状態、克服－解決過程、受諾、和解）
　――勧告 ……………………………………………………………75、202
　――協定 …………………………3, 169, 192, 193, 202, 205, 213, 217, 222
　――目標 ……………………121, 126, 134, 135, 150, 153, 154, 176, 212, 225
　経済的―― ………………………………………………………………212
　社会的―― ………………………………………………………………213
　政治的―― …………………………………………………73, 82, 188, 216
　制度的な―― ……………………………………………………………153
　対症療法的―― ……………………………………………………205, 212
　不本意な―― ……………………………………………………………189
「蓋然性の高い場合のみ認定」……………………………………………65
　　　　　　　　　　　　　　　　　　　　　　　　　　（⇨ 認定）
加害………………………………………………………………………………10
　――構造 ……………………………………………………………………10
化学工場……………………………………………………………………49, 50
学童検診…………………………………………………………………………63
鹿瀬町 ………………………………………………44, 45, 48, 50, 57, 71, 157-162
鹿瀬電工…………………………………………………………………………46
河川改修……………………………………………………………………26, 31
河川環境…………………………………………………………………………54
語り………………………………………………………………………………9, 10
かなけ……………………………………………………………………………27
カーバイド(系肥料)……………………………………………41, 42, 45, 157
　――残渣場…………………………………………………………46-48, 54, 166
カーバイド法………………………………………………………………43, 44, 46
　　　　　　　　　　　　　　　　　　　　　　　　　　（⇨ 石油法）
亀田(町)………………………………………………………………………24
下流(域) …………11, 15, 16, 23, 25, 26, 28, 48, 49, 51, 54, 57, 68, 81, 100, 101, 103, 110,
　　　　　　126, 127, 129, 134, 143, 157, 161, 167, 175, 177, 185, 189-191, 196, 199
　　　　　　　　　（⇨ 阿賀野川、上流、中下流、中上流、中流）

索　引

川 …………………………………………………………29, 30, 177, 185, 210
　　――の沖……………………………………………………………………27
　　――の後継者……………………………………………………………165
　　――の流れ…………………………………………………………………27
　　――水………………………………………………………………27, 30, 50
「川が魚でふたをした」……………………………………………………48
川木 ………………………………………………………21, 26-30, 50, 136, 137
川魚 ……………………………5, 17, 19, 22, 24, 25, 30, 49, 50, 65, 66, 98, 99,
　　　　　　132, 137, 147, 151, 153, 154, 167, 168, 184, 185, 212, 215
川砂利 → 砂利
川船 …………………………………………………………………17, 50, 157
　　――運搬業 …………………………………………………………19, 50, 157
　　――業 ……………………………………………………………17-19, 170
川漁 …………………………………………………19, 25, 31, 49, 55, 121, 185, 212
環境共存の社会学 ……………………………………………………………224
　　　　　　　　　　　　　　（⇒ 環境社会学、環境問題の社会学）
環境社会学 ……………………………………………10, 12, 217, 221, 223, 224
　　　　　（⇒ 社会学的研究、環境共存の社会学、環境問題の社会学）
環境庁……………………………36, 59, 65, 68, 70, 71, 74, 107, 140, 188, 216, 217
　　――案………………………………………………………………………74
環境問題の社会学 ……………………………………………………………224
　　　　　　　　　　　　　　（⇒ 環境共存の社会学、環境社会学）
換金用……………………………………………………………………………19
　　　　　　　　　　　　　　　　　　　　　　（⇒ 自家消費用）
関係性の克服 …………………………………………………………………153
　　　　　　　　　　　　　　（⇒ 社会的克服、社会諸関係の変更）
関係性のゆがみ…………………………………………………………………82
患者の発掘 → 潜在患者発掘
寒の水……………………………………………………………………………27
蒲原平野…………………………………………………………………………15
寒ヤツメ…………………………………………………………………………24

【キ】

機械船 ……………………………………………………………………20, 21

機会と制約条件 …………………………………………………………154
危機的出来事 ……………………………………3, 8-11, 77, 119, 121, 185, 196, 207, 224
棄却 ………………………………59, 66, 68, 70, 76, 80, 81, 103, 107, 112, 113, 115, 146, 151,
　　　　　　　　159, 163, 164, 168, 172, 176, 177, 179, 180, 182, 183, 186, 192, 206
　　　　　　　　　　　　　　　　　　　　　　　　　　　（⇒ 申請、認定）
企業城下町……………………………………………………………57, 157, 161
企業補償 …………………………………………………………………65, 80
　　　　　　　　　　　　　　　　　　　　　　　　　　　　　（⇒ 補償）
基底的存在 → 根源的存在
木戸病院 …………………………………………………………………171
奇病 …………………………………………………………53, 65, 77, 81, 100, 171
救済制度…………………………………………………………………65
救済法 → 公害に係る健康被害の救済に関する特別措置法
共苦の関係 ……………………………………………………………193, 207
行商 ……………………………………………………23, 25, 121, 131, 148
行政交渉………………………………………………………………………73
行政指導 ……………………………………………………………55, 59, 63, 66
行政の責任………………………………………………………………71
行政不服（審査請求） ………………………………68, 107, 159, 163, 168, 172, 177
共闘会議〔新潟水俣病共闘会議〕 …………………62, 66-73, 170, 199, 205, 212
共鳴 ……………………………………………………………………207, 211
漁獲規制…………………………………………………………………55
漁協…………………………………………24, 55, 57, 59, 62, 64, 98, 132, 133, 135, 141, 212
　　──の取り決め ……………………………………………134, 149, 151, 185
漁業 ……………………………………………………23, 25, 121, 136, 140, 154, 185
　　──権 ………………………………………………………………181
勤医協 ……………………………………………………………………62, 68

【ク】

苦渋の決断 …………………………………………………………75-77, 189
苦渋の選択 …………………………………………………………………4, 205
苦難の過程 ………………………………………………………………210
国の責任 ………………………………………………………………202, 203, 218
熊本水俣病……………………………………………………3-5, 9, 43, 51, 54, 59, 64

――関西訴訟 ……………………………………………………………………4
　　　　　　　　　　　　　　　　　　　　　　　　　(⇨ 水俣病訴訟)
――患者 …………………………………………………………………………193
――京都訴訟………………………………………………………………………75
　　　　　　　　　　　　　　　　　　　　　　　　　(⇨ 水俣病訴訟)
――第三次訴訟 ………………………………………………………………69, 75
　　　　　　　　　　　　　　　　　　　　　　　　　(⇨ 水俣病訴訟)
――第二次訴訟 …………………………………………………………………69
　　　　　　　　　　　　　　　　　　　　　　　　　(⇨ 水俣病訴訟)
――東京訴訟 ………………………………………………………………69, 71
　　　　　　　　　　　　　　　　　　　　　　　　　(⇨ 水俣病訴訟)

【ケ】

経済企画庁……………………………………………………………35, 37, 55
経済成長 …………………………………………………………………40, 41
劇症型水俣病 ………………………………57, 58, 104, 108, 137, 138, 142, 175
　　　　　　　　　　　　　　　　　　　　　　　　　(⇨ 慢性型水俣病)
　――患者 …81, 87, 91, 94, 101, 102, 114, 122, 125, 136, 139, 144, 145, 152, 154, 181, 189
血縁(関係) ………………110, 114, 115, 126, 136, 142, 143, 145, 150, 154, 193, 195, 196
　　　　　　　　　　　　　　　　　　　　　　　　　　　　　(⇨ 地縁)
結果としての解決状態 ……………………………………………………………120
　　　　　　　　　　　　　　　　　　　　　　　　(⇨ 解決、受諾、和解)
県衛生部(長) → 新潟県衛生部(長)
限界状況と主体性の社会学 ………………………………………………………9
　　　　　　　　　　　　　　　　　　　　　　　　　(⇨ 社会学的研究)
原告勝利〔勝訴〕の判決 ……………………………………………51, 62, 64, 199
顕在化の困難 ……………………………………………………………………191
現前する自然 ……………………………………………………………………209
　　　　　　　　　　　　　　　　　　　　　　　　(⇨ 象徴化された自然)
現地診断………………………………………………………………………………62

【コ】

行為・意識・制度(の相互作用) ………………………………………195, 222, 225
公害健康被害の補償等に関する法律〔補償法〕 ……………36, 64, 65, 80, 212, 213, 217

公害対策基本法 ……………………………………………………………38, 59
公害に係る健康被害の救済に関する特別措置法〔救済法〕………59, 61, 64, 80, 212, 217
公害反対運動……………………………………………………………………7, 36
　　　　　　　　　　　　　（⇨ 運動、社会運動、住民運動、被害者運動）
公害被害者〔被害者〕………………………3, 4, 6, 8, 10-12, 59, 65, 66, 114, 127-130,
　　　　　　　　　165, 166, 169, 174, 188, 194, 195, 203, 205, 207, 210, 211, 217, 221, 223
　──との連帯 ………………………………………………………………62, 75
公害防止条例………………………………………………………………………37
後期認定 ……………………………………………81-83, 107, 110, 111, 113, 114, 119
　　　　　　　　　　　　　（⇨ 初期認定、中期認定、認定、未認定）
後期認定患者 ……………………………………………101, 106, 149, 150, 154
　　　　　　（⇨ 初期認定患者、新認定患者、中期認定患者、認定患者、未認定患者）
工場廃水説……………………………………………………………………………62
工場誘致条例の廃止決議……………………………………………………………38
厚生省 ………………………………………………………………55, 57-59, 62, 140
構造化された場 ……………………………………………………154, 196, 222, 225
後天性水俣病の判断条件……………………………………………………………65
高度経済成長（期）…………10, 11, 33, 35-37, 39, 41, 42, 46, 47, 49-51, 77, 206, 210, 221
　──以前 ……………………………………………………………………15, 32
克服……………………………3, 6, 10, 11, 77, 120, 121, 135, 144, 150, 151, 191, 213, 215
　　　　　　　　　　　　　　　　　　　　　　　　　　　　　　（⇨ 受容）
　──行為 ……………10, 12, 120, 135, 153, 154, 162, 163, 176, 177, 192, 221-223, 225
　経済的── ……………………………………………………………120, 152, 192
　社会諸関係の── ……………………………………………………120, 153, 214
　　　　　　　　　　　　　　　　　　　　　　　　　（⇨ 社会諸関係の変更）
　身体的── ………………………………………………120, 126, 143, 152, 154, 213
　精神的──（過程）………………………………………120, 126, 143, 152-154, 192
　対外的な── …………………………………………………………………177
　対内的な── …………………………………………………………………177
克服－解決過程 …………………………………………………………………225
克服過程 …………………………………………10, 120, 127, 129, 134, 152-154,
　　　　　　　　　　191-193, 195, 196, 204-206, 210-212, 217, 218, 222-224
　　　　　　　　　　　　　　　　　　（⇨ 克服－解決過程、受容－克服過程）
　──の規定要因……………………………………………………………………12

索　引　305

克服過程論 …………………………………………10, 12, 217, 221, 223-225
個人主体……………………………………………………11, 152, 192, 223
　　　　　　　　　　　　　　　　　　　　　　　　　　（⇒ 集団主体）
国家賠償請求訴訟 ……………………………………………………………199
米の生産調整……………………………………………………………………39
根源〔基底〕的存在 ……………………………………………………30, 33

【サ】

再受容 …………………………………………………………………………144
　　　　　　　　　　　　　　　　　　　　　　　　　　　　（⇒ 受容）
再申請……………………………………………………………………68, 177
　　　　　　　　　　　　　　　　　　　　　　　　　　　　（⇒ 申請）
斎藤恒 ……………………………………………………100, 133, 149, 178
裁判活動……………………………………………12, 165, 172, 180, 191, 197
裁判参加 ………………………………………………………………………183
裁判提訴 ……………………………………………………………12, 196, 197
魚 ……………19, 24, 25, 33, 48, 76, 123, 135, 136, 145, 147, 148, 166, 177, 179, 181, 216
サケ ………………………………………………21, 23-25, 47, 48, 121, 127, 185
差別のまなざし ………………………………………………………174, 204
　　　　　　　　　　　　　　　　　　　　（⇒ 水俣病に対する差別意識）
三種の神器………………………………………………………………………36
「三寸流れれば水清し」………………………………………………………27

【シ】

支援者 ……………53, 61, 71, 75, 107, 129, 148, 159, 162, 170, 174, 193, 203, 206
　──自身の豊富化 …………………………………………………………207
　──の参集過程 …………………………………………………207, 211, 223
支援団体 ………………………………………56, 57, 62, 68, 128-131, 134, 193, 206
塩原勉 …………………………………………………………………………204
自我過程 …………………………………………………………………8, 204
自家消費用 …………………………………………………………19, 23, 99
　　　　　　　　　　　　　　　　　　　　　　　　　　　（⇒ 換金用）
資源 ……………………………………………………154, 193, 196, 222, 224, 225
資源動員論 ………………………………………………………………7, 223

自主検診 ……………………………………………62, 68, 164, 168, 172
自主交渉………………………………………………………63, 188, 189
自然環境 ………………………………………10, 32, 40, 49, 50, 193
自然災害 …………………………………………………25, 27, 31, 182
自然と人間の関係……………………………………37, 209, 210, 217
死の川…………………………………………………………………………31
死に至る過程 ……………………………………………………………125
新発田の与茂七 (義民) ……………………………………………58, 129
地震沈下………………………………………………………………………37
社会意識 ………………………………126, 161, 176, 177, 190, 195, 213
社会運動………………………………………8, 12, 161, 163, 175, 176, 195
　　　　　(⇒ 新しい社会運動論、運動、公害反対運動、住民運動、被害者運動)
社会学的研究 …………………………………………………………………5
　　　　　　　　　　　　　　　(⇒ 環境社会学、社会学的潮流)
社会学的視点 …………………………………………………………………5
社会学的潮流 ………………………………………………………10, 12, 221
　　　　　　　　　　　　　　(⇒ 運動論、被害構造論、生活史)
社会環境………………………………………………………………………32
社会諸関係の変更……………………………………………………………222
　　　　　　　　　　　　　　　　(⇒ 克服〈社会諸関係の〉)
社会資本の整備………………………………………………………………36
社会的認知の拡大 ……………………………………………207, 211, 223
社会的不利益への警戒心 ………………………………………………114, 222
社会的病 ……………………………………………………………214, 216
視野狭窄………………………………………………………………………79
砂利 ………………………………………………………18, 20, 21, 30, 31, 49
　──運搬業 (者) ……………………………………………………19, 21, 49
　──運搬船 …………………………………………………………………21, 49
　──採取業 (者) ………………………………………………………16, 20-22, 49
集合行動論 ……………………………………………………………………7
集団検診………………………93, 99, 103, 114, 120, 128, 131, 132, 139, 140, 143,
　　　　　144, 146-147, 149, 151, 158, 163, 167, 168, 175, 176, 186, 189, 195
集団主体……………………………………………11, 152-154, 192, 212, 223, 224
　　　　　　　　　　　　　　　　　　(⇒ 個人主体)

住民運動……………………………………………………………………7, 35
　　　　　　　　　(⇨ 運動、公害反対運動、社会運動、被害者運動)
住民検診……………………………………………………………………63
受苦の共有………………………………………………………………62, 203
主体間の有機的関係性 ……………………………………………………215
主体性の発揮 ………………………………………………………………196
受諾……………………………11, 119-121, 126, 152-154, 189, 192, 193, 205, 221, 225
　　　　　　　　　(⇨ 解決、結果としての解決状態、和解)
受容 ……………………………………3, 6, 10, 11, 77, 121, 125, 126, 134, 135, 143,
　　　　　　　　　144, 150, 162, 176, 177, 189, 190, 208, 221, 224, 225
　　　　　　　　　(⇨ 克服、受容－克服過程)
　不確かな―― ……………………………………………………………176
受容－克服過程 ……………………………11, 115, 119, 125, 126, 134, 143, 150-154,
　　　　　　　　　162, 176, 190, 192, 194, 196, 204-207, 211, 213, 221
　　　　　　　　　(⇨ 克服、受容)
症状によるランク分け……………………………………………………71
象徴化された自然 …………………………………………………………209
　　　　　　　　　(⇨ 現前する自然)
昭電交渉……………………………………………69, 72, 75, 133, 139, 169, 173
昭電鹿瀬工場……………………………………………………45-47, 54, 55, 68
上流(域) ………………………………………11, 15, 17-19, 23, 26, 27, 44-46, 49-51,
　　　　　　　　　68, 147, 157, 159, 161, 162, 190, 191, 196, 199
　　　　　　　　　(⇨ 阿賀野川、下流、中下流、中上流、中流)
昭和電工 …………………………3, 44, 45, 48, 50, 51, 53, 57-59, 62-64, 68, 71-74, 110,
　　　　　　　　　127, 129-131, 139, 141, 157, 158, 160-162, 169, 180, 188, 197, 199, 202
昭和肥料(鹿瀬工場) ……………………………………………………44, 45
昭和油化………………………………………………………………………45
諸関係のゆがみ ……………………………………………………………214
初期認定 …………………………………………11, 81-83, 93, 107-110, 114, 119, 124, 132
　　　　　　　　　(⇨ 後期認定、中期認定、認定、未認定)
初期認定患者……………………………………………57, 113, 134, 136, 142-145, 150, 154
　　　　　　　　　(⇨ 後期認定患者、新認定患者、中期認定患者、認定患者、未認定患者)
食のエネルギー源…………………………………………………………22
食品衛生調査会……………………………………………………………59

白川健一 ･･･100, 133
不知火海･･53
白い水･･･48
新産業都市建設促進法････････････････････････････････････35
新産業都市指定･･38
新三種の神器･･40
申請〔認定申請〕 ･･････････････････････70, 76, 112, 113, 120, 135, 139, 142, 143, 146,
　　　　149, 151, 159, 161-163, 167, 169, 171, 176, 178, 179, 182, 183, 186, 190-192
　　　　　　　　　　　　　　　　　　　　　　　　　　　　　　（⇨ 棄却、認定）
　──行為〔行動〕････････････104, 112, 115, 143, 148, 151, 176, 189, 195, 212, 215, 222
　──者数 ･･･64, 66
　──制度･･･80
　──に至る過程 ･･････････････････････････････････113, 114
　──－認定過程･･150
　　　　　　　　　　　　　　　　　　　　　　　　　　　　（⇨ 認定）
　「金ほしさで──」････････････････････････････････････149
身体的苦痛･･･72
新認定患者 ･････････････････････････････････63, 64, 131, 133, 207

【ス】

水害 ･･･26, 27, 39, 88, 181
水銀〔有機水銀〕･･･5, 31, 32, 46, 49, 53, 57, 161, 168, 169, 178, 185, 188, 197, 209, 212, 216
水銀汚染･･72
水銀説･･･58
水銀中毒患者及び水銀保有者に対する特別措置要項･･････････55
水原（町） ･････････････････････････････････････23, 24, 68, 163
スクラップアンドビルド ･････････････････････････････43, 46
砂田明･･71
炭焼き･･･18

【セ】

生活環境 ･･･10, 32
生活環境部（新潟県） ･････････････････････････････････････41
生活史････････････････････････････････8, 10, 204, 207, 209, 221, 224

(⇨ 社会学的潮流)
　　——研究 ……………………………………………………………………9
　　——的手法 ………………………………………………………………224
生活者 ………………………………………129, 130, 193, 203, 206, 208, 210, 217
生活主体 …………………………………………8, 9, 129, 131, 134, 163, 188
生活世界 ………………3, 9, 11, 29, 30, 33, 115, 120, 150, 162, 189, 204, 207, 209, 210, 217
　　——の再構築 ……………………………10, 119, 120, 127, 135, 144, 157, 163, 192
　　——の変容(過程) …………………………………11, 12, 119, 157, 176, 191, 192, 221
生活設計の変更 ……………………………………………………………222
生活保護 ………………………………………………………55, 81, 93, 128, 129
生活補償 ………………………………………………………94, 110, 213, 222
(⇨ 補償)
生業 …………………………………………………16, 25, 29, 31, 49, 50, 145
　　——資金 ………………………………………55, 59, 61, 63, 79, 81, 93, 129
政治的機会構造論 …………………………………………………………8
精神的な受苦 ………………………………………………………………115
精神の暗黒時代 ……………………………………………………124, 125
制度創出 ……………………………………………………………………95
制度的対応 …………………………………………………………………153
制度の適用・不適用 ………………………………………………………115
聖なる水 ……………………………………………………………………28
生の支え ……………………………………………………………30, 205, 222
生の変容過程 ………………………………………………………………207
政府見解 ……………………………………………………………59, 61, 80
生命への感受性 ……………………………………………………………211
石炭から石油への転換 ……………………………………………………42
石油化学計画 ………………………………………………………………42
石油法 ………………………………………………………………43, 44, 46
(⇨ カーバイド法)
世論(形成) …………………………………………………………………193, 205
専業漁業〔漁師〕 ………………………………………………131, 148, 175, 177
全国連絡会議〔全国連〕 ……………………………………………71, 72, 75
潜在患者 ……………………………………………………………64, 115, 151
　　——の顕在化 ……………………………………………76, 207, 211, 213, 223

──発掘 …………………………………………55, 61, 62, 106, 131, 150, 159, 215

【ソ】

総合対策医療事業（制度、法）…………………74-76, 82, 96, 173, 202, 213, 222
想像力 …………………………………………………………………210, 215
総房水産 ………………………………………………………………………44
組織過程 ……………………………………………………………………8, 204
遡上魚 …………………………………………………………………………19

【タ】

胎児性水俣病 ………………………………………………………………55, 138
第二の新潟水俣病問題 …………………………………………………………64
第二の水俣病 ……………………………………………………………3, 4, 51, 202
台風 ……………………………………………………………………………26
団体加算金 ……………………………………………………………………74

【チ】

地域社会での関係性 …………………………………………………………126
地域社会の潤滑油 ……………………………………………………5, 25, 29, 147
地域社会の目に見える関係 …………………………………………………151
地域集積性 ……………………………………………………………………4
地縁（関係）…………………110, 114, 115, 126, 136, 142, 143, 145, 150, 154, 193, 195, 196
　　　　　　　　　　　　　　　　　　　　　　　　　　　　　　（⇨ 血縁）
チッソ ……………………………………………………………44, 53, 59, 71, 73
中央公害審議会〔中公審〕………………………………………………………70, 71
中下流（域）………………………………………………………………27, 163
　　　　　　　　　　　　　　　　（⇨ 阿賀野川、下流、上流、中下流、中流）
中期認定 ……………………………………………11, 81-83, 101, 110, 111, 114, 119, 157
　　　　　　　　　　　　　　　　　（⇨ 後期認定、初期認定、認定、未認定）
中期認定患者 …………………………………………………………140, 142, 143, 150
　　　　　　　　（⇨ 後期認定患者、初期認定患者、新認定患者、認定患者、未認定患者）
中上流（域）………………………………………25, 28, 101-103, 150, 162, 167, 189, 191
　　　　　　　　　　　　　　　　（⇨ 阿賀野川、下流、上流、中下流、中流）
中範囲の理論 …………………………………………………………………7, 8

索　引　311

中流(域) ……………11, 15, 16, 18, 19, 21, 22, 26-28, 33, 49, 51, 68, 175, 190, 191, 196
　　　　　　　　　　(⇒ 阿賀野川、下流、上流、中下流、中上流)
治療環境 …………………………………………………………………113

【ツ】

通産省 ……………………………………………………………………42, 59
津川(町) ……………………………………………17, 18, 57, 68, 160, 161
津島屋 ……………………………………………………………47, 144, 145
椿忠雄 ……………………………………………………………………123

【テ】

抵抗の力 …………………………………………………………………126
天井川 ……………………………………………………………………16
伝染病 ………………………………………………………53, 65, 81, 100

【ト】

統計調査 ……………………………………………………11, 79, 83, 113, 115
同時代を生きるわたくしたち ……………………………………………9
同心 ………………………………………………………………207, 211
東信電気 ………………………………………………………………44, 45
特別研究班(新潟水俣病問題のための) ……………………………55, 58
土石流 ……………………………………………………………………26
豊栄(市、町) …………………………………………………23, 88, 135, 181
　──胡桃山 ……………………………………………………………48
ドルショック ……………………………………………………………36

【ニ】

新潟県 ……………………………………………11, 15, 37-40, 51, 54, 63, 107
　──衛生部(長) ……………………………………………41, 54, 55, 57
　─総合開発計画 ………………………………………………………38
新潟地震 ……………………………………………20, 21, 38, 48, 88, 122, 140, 147
新潟昭和 …………………………………………………………………46
新潟大学(医学部)〔新大〕……54, 55, 72, 100, 105, 122, 123, 128, 133, 154, 163, 167, 172
『新潟日報』 ……………………………………………………………127

新潟水俣学校……………………………………………………………………71
新潟水俣病患者第一号………………………………………………………54, 121
新潟水俣病共闘会議 → 共闘会議
新潟水俣病研究会 ……………………………………………………………68, 71
新潟水俣病公式発表……………………………………………………………54
新潟水俣病第一次訴訟 → 一次訴訟
新潟水俣病第二次訴訟 → 二次訴訟
新潟水俣病第一陣分離判決 → 一陣分離判決
新潟水俣病被害者の会 → 被害者の会
新潟水俣病被災者の会 → 被災者の会
新潟水俣病問題のための特別研究班 → 特別研究班
新井郷川……………………………………………………………16, 135, 136
新津（市）………………………………………………………………24, 166
二次訴訟〔新潟水俣病第二次訴訟〕 ………11, 12, 68, 136, 168, 191, 199, 202-207
二次訴訟原告………………………………76, 77, 82, 86, 141, 144, 152, 161-163,
　　　　　　　　　　　　　169, 177, 180, 182, 183, 186, 189, 190, 197, 199, 207, 214
ニセ患者 ……………………………………………………………108, 109, 172, 188
二段階の経済成長………………………………………………………………40
日常の科学知 …………………………………………………………………216
乳児検診…………………………………………………………………………55
人間の内的自然…………………………………………………………………33
人間のもつ再生の力 …………………………………………………………121
認識・情報の不足 ……………………………………………………………114
妊娠規制…………………………………………………………………………55
認定…………………4, 11, 54, 59, 65, 79-82, 92, 94, 95, 97, 103, 107, 109, 110, 113-115, 124,
　　　　　　　　125, 129, 131-133, 135, 137-141, 143-151, 154, 164, 179-182, 187, 189, 202
　　　（⇨「疑わしきは認定せよ」、棄却、後期認定、初期認定、申請、中期認定、未認定）
　　――基準 ……………………………………………………………64-66, 217
　　――（申請）制度 ……………………………………………59, 71, 80, 82, 119, 153
　　――に至る経緯 ……………………………………………………………110
認定患者……………………3, 6, 11, 12, 31, 63, 65, 66, 68, 71, 77, 79-109, 112-114, 119, 121,
　　　　　　　　128, 131, 132, 136, 140-143, 148, 151-154, 157, 161-163, 168, 169,
　　　　　　　　171, 175-178, 183, 184, 186, 190-193, 195, 196, 202, 203, 207, 214
　　（⇨ 後期認定患者、初期認定患者、新認定患者、中期認定患者、未認定患者）

索　引　313

認定者手帳 …………………………………………………………………96, 97
認定申請 → 申請

　　　　　【ヌ】

沼垂診療所 …………………………………133, 136, 146, 147, 149, 167, 178, 179

　　　　　【ノ】

農閑期 …………………………………………………………………………24, 25
農業 ……………………………21, 22, 24, 25, 28, 38, 39, 49, 127, 136, 137, 157, 170, 181
　――から工業への移行〔転換〕 …………………………………………35, 39, 40
農薬説……………………………………………………………………………57

　　　　　【ハ】

発動機船 ………………………………………………………………………18, 19
判断基準外の水俣病 …………………………………………………………188
半農半漁 ………………………………………………24, 54, 121, 127, 145, 147

　　　　　【ヒ】

被害……………………………………………………………………4-6, 8-10, 108
　――の実態 ……………………………………………………………6, 7, 11, 83
　――の本質 …………………………………………………………………………7
　身体的―― ………………………………………………………6, 108, 113, 162
　派生的―― …………………………………………83, 88, 102, 103, 108, 113, 138
被害構造…………………………………………………………6, 10, 222, 223
被害構造論 ……………………………………………………6, 10, 217, 223, 224
　　　　　　　　　　　　　　　　　　　　（⇒ 社会学的潮流）
被害者 → 公害被害者
被害者運動 ……………………………12, 53, 134, 194, 196, 204, 211, 223, 224
　　　　　　　　　　　　（⇒ 運動、公害反対運動、社会運動、住民運動）
　――の意味……………………………………………………………………95, 204
被害者の会〔新潟水俣病被害者の会〕 ………………………11, 68, 71, 72, 75, 169,
　　　　　　　　　　　　　　184, 187, 188, 193, 199, 201-204, 213, 214
　　　　　　　　　　　　　　　　　　　　（⇒ 被災者の会）
被害者の言葉 …………………………………………………………………215

東蒲原郡 …………………………………………………………17, 50
非原告…………………………………………………………76, 82, 83
被災者の会〔新潟水俣病被災者の会〕……………11, 57, 58, 63, 64, 66, 68, 114, 126,
　　　　　　129-131, 134, 139, 146, 152, 153, 184, 188, 190, 197, 202, 204, 212, 213
　　　　　　　　　　　　　　　　　　　　　　　　　(⇨ 被害者の会)
「人と魚は別」………………………………………………………57
一日市……………………………………………………48, 127, 133, 136, 145
非日常的な関係 ……………………………………………………193
非日常的な行為 ……………………………………………………153
病像〔水俣病像〕……………………79, 81-83, 100, 104, 125, 142, 148, 150, 175, 202

【フ】

福島潟……………………………………………………………16
フナ………………………………………………………………21
船主………………………………………………………………24
船乗り……………………………………………………………17
風呂水……………………………………………………………28

【ヘ】

米作依存度………………………………………………………39
米作政策の転換…………………………………………………39
変容過程…………………………………………………………51
　第一の——……………………………………………………11, 35
　第二の——……………………………………………………11, 53, 77

【ホ】

補償 ………………………………………………………95, 97, 130, 166
　　　　　　　　　(⇨ 一律補償、医療補償、企業補償、生活補償)
　——協定………………………………………11, 64, 65, 68, 81, 82, 107, 111, 127,
　　　　　　　　　139, 142, 144, 150, 152, 154, 179, 188, 213, 222
　——金……………91, 92, 98, 108, 110, 111, 133, 141, 146, 148, 168, 170, 186, 192, 212
　——金制度 ……………………………………………………113, 149, 192
　——交渉……11, 48, 57, 64, 81, 109-111, 131, 134, 140, 143, 152, 161, 190, 199, 202, 212
　——制度…………………………………………………………83, 129, 195

補償法 → 公害健康被害の補償等に関する法律
細川一 ··53
保存食 ··19
ボテフリ ··23

【マ】

マス ··23, 24
末期の水 ···28, 29, 50
松浜 ··················23, 24, 68, 131, 132, 134, 135, 140, 141, 143, 145, 151, 185-187
松浜漁協 ···57, 186
松浜未認定患者の会 ··································149, 186
　　　　　　　　　　　　　　　　　　（⇨ 未認定患者の会）
慢性型水俣病 ····································81, 82, 142, 149
　　　　　　　　　　　　　　　　　　（⇨ 劇症型水俣病）

【ミ】

三川村 ··18
水俣会館 ··68
水俣隠し ························68, 132-135, 140, 185, 186
水俣市 ···51, 53, 62
水俣病小委員会 ··70
水俣病訴訟 ································4, 70, 106, 206
　　　　　（⇨ 一次訴訟、〈熊本水俣病〉関西訴訟・京都訴訟・
　　　　　　第三次訴訟・第二次訴訟・東京訴訟、二次訴訟）
水俣病対策特別委員会 ····································70
水俣病特別医療事業 ····································70, 72
水俣病とともに生きる（人々） ·········120, 149, 210, 211
水俣病に関する医学専門家会議 ····················70
水俣病に対する差別意識 ·····························5, 143
　　　　　　　　　　　　　　　　　　（⇨ 差別のまなざし）
水俣病に対する社会意識 ·····························195, 213
水俣病に対するまわりの無理解 ····················146
水俣病の教訓を生かす事業 ············166, 181, 189, 193
水俣病の社会的意味 ·······················131, 135, 213

水俣病プロジェクトチーム……………………………………………73
未認定 ………………………………………………11, 79, 81, 82, 131
　　　（⇨「疑わしきは認定せよ」、棄却、後期認定、初期認定、申請、中期認定、認定）
未認定患者 ………………3, 4, 11, 12, 68-71, 77, 79, 82-109, 112-115, 149, 150, 154,
　　　　　　157, 163, 171, 176, 184, 189-193, 195, 196, 199, 203, 204, 207, 214, 222
　　　（⇨ 後期認定患者、初期認定患者、新認定患者、中期認定患者、認定患者）
　――の会……………………………………68, 151, 165, 168, 175, 190
　　　　　　　　　　　　　　　　　（⇨ 松浜未認定患者の会）
　――問題……………………………6, 11, 64, 68-71, 82, 212, 213, 215, 217
　後期――……………………………………………………………11, 154
見舞金……………………………………………………55, 197, 212
　――契約……………………………………………………………53, 64
民医連………………………………………………………………62, 68
民主団体水俣病対策会議〔民水対〕……………………57, 58, 62, 128
　――訴訟小委員会……………………………………………………58

【ム】

無自覚な水俣病患者……………………………………………………154
「村で誰もなりたくない病気」…………………………………145, 146

【メ】

「名誉ある」仕事………………………………………………………25
恵みの川…………………………………………………………………30

【モ】

毛髪水銀値………………………………………79, 128, 138, 139, 145
森盲昶………………………………………………………………44, 45
問題の社会化……………………………………………………………210
問題の慢性化……………………………………………………………180

【ヤ】

やさしさ…………………………………………………………………211
安田町………………………………………………………………21, 68

【ユ】

有機水銀 → 水銀
有機水銀中毒(症)……………………………………………4, 54, 123
有機水銀中毒症患者診査会……………………………………55, 79, 92
雪代水……………………………………………………………20, 24, 26

【ヨ】

横越町〔村〕……………………………………………………………16
四日市(公害)………………………………………………………51, 62
与党解決案…………………………………………………………73, 188
与党環境調整会議……………………………………………………73
与党3党最終解決案(熊本案)………………………………………74
与党水俣病対策会議…………………………………………………73
四大公害裁判………………………………………………………11, 51

【リ】

漁……………………………………………25, 121, 132, 142, 185
漁師…………………………………………………24, 141, 145, 186

【ワ】

和解………………………………………4, 11, 73, 82, 169, 180
　　　　　　　　　　　　　（⇨ 解決、結果としての解決状態、受諾）
　──勧告……………………………………………………………69, 70
　──協議……………………………………………………………69, 71
　──申し立て………………………………………………………75, 202
「わたくしたちの問題」……………………………………210, 211, 224
「わたくしの問題」………………………………………………210, 224

著者紹介

堀田 恭子（ほった きょうこ）
1965年　埼玉県生まれ
1988年　法政大学社会学部卒業
1990年　法政大学大学院社会科学研究科社会学専攻修士課程修了
1996年　法政大学大学院社会科学研究科社会学専攻博士課程修了
現　在　長崎大学環境科学部助教授。博士（社会学）

主要著作論文

「危機的出来事とその受容－克服過程～新潟水俣病を事例に～」（『年報 社会学論集』8号、1995年）、「自然保護のあり方―法制度・諸問題・人々の動きから考える―」（『長野県自然保護研究所紀要』2、1999年）、「自然保護行政の現状と課題―長野県北信地域を事例として―」（『都市問題』90-11、1999年）、「阿賀野川流域における生活世界の変容」（飯島伸子・舩橋晴俊編『新潟水俣病問題―加害と被害の社会学』東信堂、1999年）、「公害・環境問題」（地域社会学会編『キーワード地域社会学』ハーベスト社、2000年）、「公害・環境問題への社会学的アプローチ」（長崎大学文化環境／環境政策研究会編『環境科学へのアプローチ』九州大学出版会、2001年）、「公害被害者の生活経験と被害者運動―新潟水俣病の事例より―」（舩橋晴俊編『加害・被害と解決過程』有斐閣、2001年）

Sociological Study of the Sufferers from Niigata Minamata Disease:
Processes of Accepting and Overcoming the Problem

新潟水俣病問題の受容と克服

2002年2月20日　初　版第1刷発行　　＊定価はカバーに表示してあります。〔検印省略〕

著者©堀田恭子／発行者 下田勝司　　印刷・製本／中央精版印刷

東京都文京区向丘1-20-6　郵便振替00110-6-37828
〒113-0023　TEL(03)3818-5521　FAX(03)3818-5514　　発行所 株式会社 東信堂
Published by TOSHINDO PUBLISHING CO., LTD.
1-20-6, Mukougaoka, Bunkyo-ku, Tokyo, 113-0023, Japan
E-mail : tk203444@fsinet.or.jp

ISBN4-88713-425-8　C3036　¥4800E　© K. Hotta, 2002

── 東信堂 ──

[現代社会学叢書]

書名	副題	著者	価格
開発と地域変動	開発と内発的発展の相克	北島滋	三二〇〇円
新潟水俣病問題	加害と被害の社会学	飯島伸子・舩橋晴俊編	三八〇〇円
在日華僑のアイデンティティの変容	華僑の多元的共生	過放	四四〇〇円
健康保険と医師会	社会保険創始期における医師と医療	北原龍二	三八〇〇円
事例分析への挑戦	個人・現象への事例媒介的アプローチの試み	水野節夫	四六〇〇円
海外帰国子女のアイデンティティ	生活経験と通文化的人間形成	南保輔	三八〇〇円
有賀喜左衛門研究	社会学の思想・理論・方法	北川隆吉編	三六〇〇円
現代大都市社会論	分極化する都市？	園部雅久	三二〇〇円
インナーシティのコミュニティ形成	神戸市真野住民のまちづくり	今野裕昭	五四〇〇円
ブラジル日系新宗教の展開	異文化布教の課題と実践	渡辺雅子	八二〇〇円
イスラエルの政治文化とシチズンシップ		奥山真知	続刊
福祉国家の社会学［シリーズ社会政策研究1］	21世紀における可能性を探る	三重野卓編	二〇〇〇円
戦後日本の地域社会変動と地域社会類型	都道府県・市町村を単位とする統計分析を通して	小内透	七九六一円
新潟水俣病問題の受容と克服		堀田恭子著	四八〇〇円
ホームレス　ウーマン	知ってますか、わたしたちのこと	E・リーボウ　吉川徹・蘒里香訳	三二〇〇円
タリーズ　コーナー	黒人下層階級のエスノグラフィ	E・リーボウ　吉川徹監訳	二三〇〇円
盲人はつくられる	大人の社会化の研究	R・A・スコット　三橋修監訳・解説　金治憲訳	二八〇〇円

〒113-0023　東京都文京区向丘1−20−6　☎03(3818)5521　FAX 03(3818)5514／振替 00110-6-37828

※税別価格で表示してあります。

── 東信堂 ──

【シリーズ 世界の社会学・日本の社会学 全50巻】

タルコット・パーソンズ──近代主義者最後の	中野秀一郎	一八〇〇円
ゲオルク・ジンメル──現代分化社会における個人と社会	居安 正	一八〇〇円
ジョージ・H・ミード──社会的自我論の展開	船津 衛	一八〇〇円
奥井復太郎──都市社会学と生活論の創始者	藤田弘夫	一八〇〇円
新明正道──綜合社会学の探究	山本鎭雄著	一八〇〇円
アラン・トゥーレーヌ──現代社会のゆくえと新しい社会運動	杉山光信著	一八〇〇円
アルフレッド・シュッツ──主観的時間と社会的空間	森 元孝	一八〇〇円
エミール・デュルケム──社会の道徳的再建と社会学	中島道男	一八〇〇円
レイモン・アロン──危機の時代の透徹した警世思想家	岩城完之	一八〇〇円
米田庄太郎	中 久郎	続刊
高田保馬	北島 滋	続刊

白神山地と青秋林道──地域開発と環境保全の社会学	橋本健二	四三〇〇円
現代環境問題論──理論と方法の再定置のために	井上孝夫	三二〇〇円
現代日本の階級構造──理論・方法・計量分析	井上孝夫	二三〇〇円
【研究誌・学会誌】		
社会と情報 1〜4	「社会と情報」編集委員会編	二〇六〇円〜
東京研究 3〜5	東京自治問題研究所編	二三八一円〜
日本労働社会学会年報 4〜12	日本労働社会学会編	三九一三円〜
現代社会学研究 1〜3	社会学会編	各一八〇〇円
社会政策研究 1・2	「社会政策研究」編集委員会編	二三八〇円

〒113-0023 東京都文京区向丘1-20-6　☎03(3818)5521　FAX 03(3818)5514／振替 00110-6-37828

※税別価格で表示してあります。

― 東信堂 ―

教材 憲法・資料集	清田雄治編	二九〇〇円
東京裁判から戦後責任の思想へ〈第四版〉	大沼保昭	三三〇〇円
〔新版〕単一民族社会の神話を超えて	大沼保昭	三六八九円
「慰安婦」問題とアジア女性基金	大沼保昭・下村満子・和田春樹編	一九〇〇円
なぐられる女たち―世界女性人権白書	有澤・小寺・米田訳・鈴木米国国務省編	二八〇〇円
地球のうえの女性―男女平等のススメ	小寺初世子	一九〇〇円
借主に対するウィンディキアエ入門	城戸由紀子訳 S・I・ブルトゥス	三六〇〇円
比較政治学―民主化の世界的潮流を解読する	H・J・ウィーアルダ 大木啓介訳	二九〇〇円
ポスト冷戦のアメリカ政治外交―残された「超大国」のゆくえ	阿南東也	四三〇〇円
巨大国家権力の分散と統合―現代アメリカの政治制度	今村浩編	三八〇〇円
プロブレマティーク国際関係	三好陽編	二〇〇〇円
クリティーク国際関係学	関下稔他編	二二〇〇円
太平洋島嶼国論	中永英俊編・川下秀雄	三四九五円
アメリカ極秘文書と信託統治の終焉	小林泉	三七〇〇円
刑事法の法社会学―マルクス、ヴェーバー、デュルケム	小林泉 J・インヴァラリティ 松本・呂澤・川上・土井訳	四四六六円
軍縮問題入門〔第二版〕	黒沢満編	二三〇〇円
PKO法理論序説	柘山堯司	三八〇〇円
時代を動かす政治のことば―尾崎行雄から小泉純一郎まで	読売新聞政治部編	一八〇〇円
世界の政治改革―激動する政治とその対応	藤本一美編	四六六〇円
〔現代臨床政治学叢書・岡野加穂留監修〕		
村山政権とデモクラシーの危機	岡野加穂留・藤本一美編	四二〇〇円
比較政治学とデモクラシーの限界	岡野加穂留・大六野耕作編	四三〇〇円
政治思想とデモクラシーの検証	伊藤重行・岡野加穂留編	続刊

〒113-0023 東京都文京区向丘1-20-6 ☎03(3818)5521 FAX 03(3818)5514 振替 00110-6-37828

※税別価格で表示してあります。

― 東信堂 ―

国際法新講〔上〕	田畑茂二郎	二九〇〇円
国際法新講〔下〕	田畑茂二郎	二七〇〇円
ベーシック条約集〔第2版〕	編集代表 田畑茂二郎・高林秀雄	三三〇〇円
判例国際法	編集代表 松井芳郎・坂元茂樹・薬師寺公夫・小畑郁	三五〇〇円
プラクティス国際法―市民のための国際法入門	松井芳郎	二八〇〇円
国際法から世界を見る	松井芳郎	一九〇〇円
資料で読み解く国際法	編集代表 大沼保昭	五八〇〇円
国際人権規約先例集（1）（2）	編集代表 宮崎繁樹	（1）七七〇〇円 （2）一二六〇〇円
国際人権法入門	T・バーゲンソル 訳 小寺初世子	二八〇〇円
人権法と人道法の新世紀	坂松井芳久樹編	六二〇〇円
国際人道法の再確認と発展	竹本正幸	四八〇〇円
海上武力紛争法サンレモ・マニュアル解説書	人道法国際研究所 竹本正幸監訳	二五〇〇円
国際法の新展開―太寿堂鼎先生還暦記念	編集代表 香西茂・竹本正幸	五八〇〇円
海洋法の新秩序―高林秀雄先生還暦記念	編集代表 香山林秀雄	六七〇〇円
国連海洋法条約の成果と課題	高林秀雄	四五〇〇円
摩擦から協調へ―後の日米関係	太壽堂鼎	三八〇〇円
領土帰属の国際法 ウルグアイラウンド	中川淳司編	四五〇〇円
国際法における承認―その法的機能及び効果の再検討	王志安	五二〇〇円
国際社会と法〔現代国際法叢書〕	高野雄一	四三〇〇円
集団安保と自衛権〔現代国際法叢書〕	高野雄一	四八〇〇円
国際経済条約・法令集〔第二版〕	編 小室程夫・山手治之	改訂中・近刊
国際機構条約・資料集〔第二版〕	編 香西茂・安藤仁介	改訂中・近刊
国際人権条約・宣言集〔第三版〕	松井芳郎・薬師寺公夫・竹本正幸編	改訂中・近刊

〒113-0023　東京都文京区向丘1-20-6　☎03(3818)5521　FAX 03(3818)5514　振替 00110-6-37828

※税別価格で表示してあります。

――― 東信堂 ―――

【横浜市立大学叢書(シーガル・ブックス・開かれた大学は市民と共に)】

書名	副題	著者	価格
ことばから観た文化の歴史	―アングロ・サクソン到来からノルマンの征服まで	宮崎忠克	一五〇〇円
独仏対立の歴史的起源	―スダンへの道	松井道昭	一五〇〇円
ハイテク覇権の攻防	―日米技術紛争	黒川修司	一五〇〇円
ポーツマスから消された男	―朝河貫一の日露戦争論	矢吹晋著・編訳	一五〇〇円
グローバル・ガバナンスの世紀	―国際政治経済学からの接近	毛利勝彦	続刊
青の系譜		今西浩子	続刊

〈社会人・学生のための親しみやすい入門書〉

書名	副題	著者	価格
国際法から世界を見る	―市民のための国際法入門	松井芳郎著	二八〇〇円
国際人権法入門		T・バーゲンソル 小寺初世子訳	二八〇〇円
地球のうえの女性	―男女平等のススメ	小寺初世子	一九〇〇円
軍縮問題入門 【第二版】		黒沢満編	二三〇〇円
入門 比較政治学	―民主化の世界的潮流を解読する	H・J・ウィーアルダ 大門啓介訳	二九〇〇円
クリティーク国際関係学		関下稔 中川涼司 永田秀樹編	二三〇〇円
時代を動かす政治のことば		読売新聞政治部編	一八〇〇円
福祉政策の理論と実際	―尾崎行雄から小泉純一郎まで(現代社会学研究〈入門〉シリーズ)	三重野卓編	三〇〇〇円
バイオエシックス入門 【第三版】	―福祉社会学研究入門	香川知晶編 平岡公一編	二三八一円
知ることと生きること	―現代哲学のプロムナード	今井道夫 岡田雅昭 本間謙二編	二〇〇〇円

〒113-0023 東京都文京区向丘1-20-6 ☎03(3818)5521 FAX 03(3818)5514／振替 00110-6-37828
※税別価格で表示してあります。